DK

Mit YOGA Schmerzen lindern

EINFACHE ASANAS FÜR MEHR WOHLBEFINDEN UND BEWEGLICHKEIT

Erin Motz
BAD YOGI

INHALT

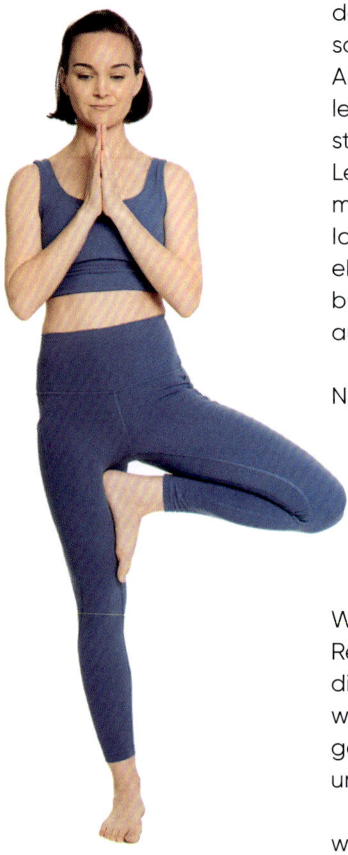

WER ICH BIN

»Machst du Witze?«, fragte ich meinen Mann. »Mit diesem Namen wäre ich die meistgehasste Yogalehrerin der Welt!« Er hatte mir vorgeschlagen, eine Kolumne für ein Online-Journal unter dem Pseudonym »Bad Yogi« zu schreiben. Ich hielt ihn für verrückt. Als ich vor 20 Jahren als Yogalehrerin begann, war die Branche starr, exklusiv und von männlichen Lehrern dominiert, denen ihr Image mehr bedeutete als ihre Arbeit. Ich hatte Angst davor, aus der ehrwürdigen Tradition auszubrechen, auch wenn mir das authentischer vorkam.

Mein Artikel (den ich unter dem Namen Erin Motz veröffentlichte, nicht unter Bad Yogi) nahm die Yoga-Community unter die Lupe und sprach aus, dass die meisten Yogastudios nicht lebten, was man von Yogis erwartete: Aufgeschlossenheit, Warmherzigkeit und einen Hauch Rebellion. Vielmehr erschienen mir die meisten Studios als exklusiv, wertend und eher ablehnend gegenüber allen, die nicht ganz und gar ins Bild passten.

Ich hatte erwartet, mein Artikel werde im Internet untergehen, stattdessen wurde er bereits am Tag seiner Veröffentlichung viele Tausend Male geteilt. Wir erkannten, dass dieser Gedanke die Grundlage für eine Yoga-Marke sein könnte, die darauf abzielt, Menschen zusammenzubringen und so anzunehmen, wie sie sind, und die mir ermöglichen würde, auf meine Weise zu unterrichten. Die Kritik, die ich gefürchtet hatte, blieb nicht aus, aber viel lauter als diese waren die Stimmen der Menschen, die sich online und in meinen Studiokursen meldeten, um in der einen oder anderen Form auszudrücken: Danke, ich bin froh, dass endlich einmal jemand dieses Thema angesprochen hat. Mit Zunahme meiner Präsenzkurse wuchs auch meine Online-Community.

Heute bin ich zusammen mit meinem Mann Inhaberin von Bad Yogi. Unser Unternehmen gehörte zu den ersten der Branche, die sich den digitalen Bereich erschlossen. Unsere Kurse auf YouTube gingen viral, und unsere Community wurde zu dem, was sie heute ist: über 700 000 Follower stark, Tendenz steigend, mit mehreren Hundert Millionen Aufrufen unserer Inhalte und Zehntausenden verkauften Trainingsprogrammen.

EINFÜHRUNG

Ich praktiziere sogenanntes Functional Yoga (mehr dazu gleich), bin zertifizierte Personal Trainerin der National Academy of Sports Medicine (NASM) mit Spezialisierung auf korrektivem Training sowie zertifizierte Ernährungsberaterin im Bereich Präzisionsernährung. Seit ich unterrichte, beschäftige ich mich mit dem menschlichen Körper. Unsicherheit aufgrund mangelnden Wissens hat mich dazu gebracht, alles über Anatomie, Biomechanik und Kinesiologie zu lernen, um Menschen zu helfen, besser zu altern und ihr Leben durch intelligente Bewegung zu verbessern. Meine Erfahrung im Unterrichten der unterschiedlichsten Menschen – von Profisportlern und -sportlerinnen bis hauptberuflichen Müttern – hat mich gelehrt, wie man Ergebnisse erzielt. Ich bin Mutter, trinke gelegentlich Wein, esse Käse und bin keine typische Yogalehrerin. Von mir wirst du nicht viel Sanskrit hören, und ich nehme es dir nicht übel, wenn dir das Wort »Asana« nichts sagt. Ich glaube, dass sich Yoga für alle eignet, ob Grünkohl essende Veganer oder Fleisch bevorzugende Grillfreunde.

WAS IST FUNCTIONAL YOGA?

Functional Yoga bezeichnet Yogaübungen, die die Beweglichkeit im Alltag fördern. Die Übungen sollen dir zu vollständiger Beweglichkeit verhelfen.

Warst du schon einmal in einem Yogakurs und hast gesehen, wie die Lehrerin eine scheinbar unmögliche Haltung einnahm? Vielleicht war es ein Handstand, oder sie hat ein Bein über ihre Schulter geworfen wie einen Rucksack? Das macht Eindruck, bringt aber für den Alltag nicht viel. Was du brauchst, ist keine extreme Beweglichkeit, sondern ein gesunder Bewegungsumfang, das bedeutet, in die Hocke gehen, sich beugen, die Gliedmaßen bewegen, nach oben greifen, sich drehen, etwas drücken oder ziehen können. Du sollst Sport treiben und deinen Hobbys nachgehen können. Mit einem funktionstüchtigen Körper können wir alle Dinge tun, die wir tun müssen – leicht und schmerzfrei –, aber auch Dinge, die uns Freude bereiten, denn auch das ist wichtig. Auf diese Weise können wir uns heute und in den nächsten Jahren in unserem Körper wohlfühlen.

Dies ist kein typisches Yogabuch. Es ist praktisch und benutzerfreundlich, enthält viel Informationen, ohne zu überfordern, und ist dafür gedacht, als Nachschlagewerk verwendet zu werden, wenn Schmerzen auftreten, die nicht durch eine Verletzung bedingt sind. Es vermittelt einiges Wissen darüber, wie Bewegung funtkioniert, aber auch über die möglichen Ursachen von Beschwerden. Lies hier, wie das Buch aufgebaut ist und wie du es optimal nutzt.

SO BENUTZT DU DIESES BUCH

KÖRPERREGIONEN
Das Buch ist in acht Kapitel unterteilt, die jeweils eine Körperregion behandeln. Der Grundgedanke ist, dass du z. B. bei verspannten Beinrückseiten direkt S. 120 aufschlägst, wo du Folgendes findest:

ANATOMIE
Ich erkläre die Grundlagen der Anatomie der jeweiligen Körperregion und spreche die Bereiche an, die am häufigsten Probleme bereiten.

SCHMERZEN
Ich nenne typische Schmerzen der jeweiligen Körperregion, basierend auf meiner 20-jährigen Erfahrung als Yogalehrerin von Zehntausenden von Schülern und Schülerinnen, und analysiere die möglichen Ursachen.

FUNKTIONELLE KORREKTUREN
Hier findest du Sequenzen, mit denen sich die Ursachen der Schmerzen beseitigen lassen. Sie sind einfach ausführbar und lassen sich bei Bedarf anpassen.

FUNKTIONELLE GEWOHNHEITEN
Im letzten Abschnitt jedes Kapitels stelle ich leicht umsetzbare Optimierungen für den Alltag vor, die das allgemeine Wohlbefinden deutlich verbessern.

Du kannst das Buch Kapitel für Kapitel durchgehen oder direkt eine Körperregion bearbeiten, die dir Probleme bereitet. So oder so wirst du viel lernen und verstehen, wie du Schmerzen und Beschwerden, die zunehmen, je älter wir werden, linderst. Doch zuvor wollen wir kurz einschätzen, wo du heute stehst. Gleich im Anschluss stelle ich eine Morgen- und Abendroutine für jeden Tag vor; sie sind ein guter Anfang, wenn du dich mehr bewegen möchtest, aber nicht weißt, wie du einsteigen sollst.

TESTE DICH

HINWEIS

Eine Yogamatte, Widerstandsbänder, ein Yogablock, ein Sitzkeil, eine Schaumstoffrolle, ein Tennisball und ein Gurt sind nützliche Hilfsmittel. Du wirst sie in vielen Sequenzen sehen, aber nicht immer sind sie unverzichtbar. In manchen Fällen kannst du sie durch gewöhnliche Haushaltsgegenstände ersetzen, z.B. den Block durch eine Trittstufe oder eine Plastikflasche, die Schaumstoffrolle durch einen Tennisball und den Gurt durch ein Handtuch.

STATUS QUO DOKUMENTIEREN

Zu wissen, wo man steht, ist sehr hilfreich. Mach dir bewusst, wie du dich gerade fühlst, um es mit deinem Körpergefühl nach dem Üben vergleichen zu können. Wiederhole diesen Test auf dem Weg zu einem schmerzfreien Körper öfter.

KÖRPERHALTUNG PRÜFEN

Eine schlechte Körperhaltung ist nicht nur unattraktiv, sondern vor allem ungesund. Eine chronisch schlechte Haltung führt zu muskulären Dysbalancen – ein Muskel oder eine Muskelgruppe wird überlastet, andere werden unterbeansprucht. Die Folge sind Schmerzen und Verletzungen. Mach dir deine Haltung bewusst, um sie bei Bedarf zu korrigieren und solchen Problemen vorzubeugen.

- Ist dein Kopf nach vorne gestreckt?
- Sind deine Knie durchgedrückt?
- Steht deine Hüfte vor und ragt über die Zehen?
- Wölbt sich dein Brustkorb vor?
- Sind deine Fußgewölbe eingesunken?

WIE FÜHLST DU DICH?

Bevor du dich in die Übungen stürzt, lass uns deine Ausgangslage beurteilen. Beantworte folgende Fragen und notiere deine Antworten, damit du später Vergleiche ziehen kannst:

- Wie fühlt es sich an, morgens aus dem Bett zu steigen?
- Wie beschreibst du auf einer Skala von 1 bis 10 deinen Allgemeinzustand, wobei 1 schrecklich und 10 fantastisch bedeutet?
- Gibt es regelmäßige Aufgaben oder Aktivitäten, die dir Probleme bereiten?
- Kannst du die Arme über den Kopf strecken?
- Kannst du schwere Sachen tragen?
- Kannst du dich drehen, um nach hinten zu schauen?
- Bist du im Alltag verletzungsanfällig?

VITALISIERENDE MORGENSEQUENZ

Wenn du mit Wohlfühldehnungen in den Tag starten möchtest, ist dies die perfekte Morgensequenz.

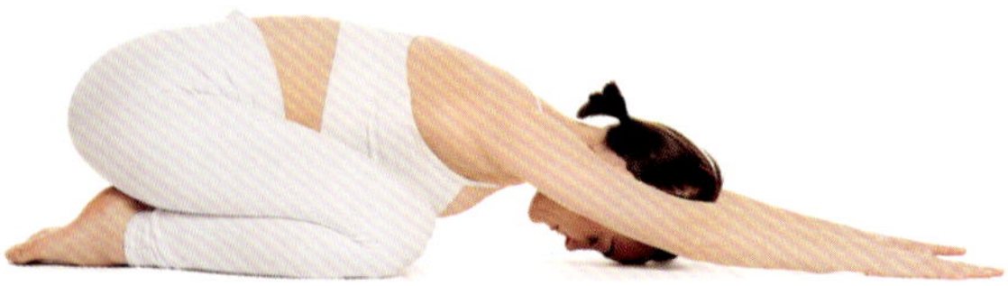

1. Kindhaltung (30-60 Sekunden halten) Öffne die Knie so weit, dass der Oberkörper dazwischenpasst. Bring das Gesäß an oder nahe an die Fersen und lass den Oberkörper schwer werden.

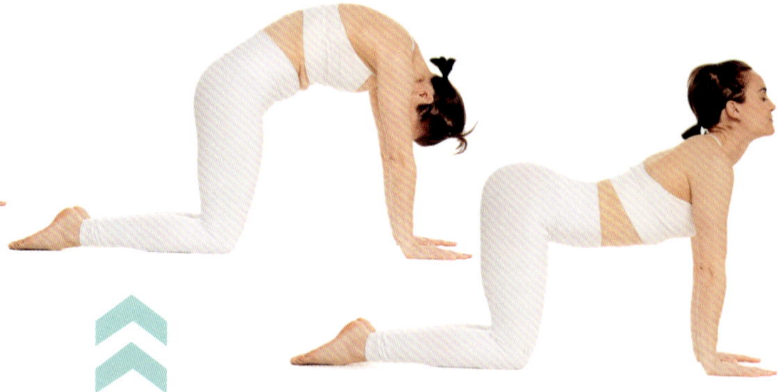

2. Katze/Kuh (10 x) Bei der Katze ziehst du das Steißbein unter den Körper und spreizt die Schulterblätter. Bei der Kuh presst du die Schulterblätter zusammen und lässt den Bauch Richtung Boden sinken.

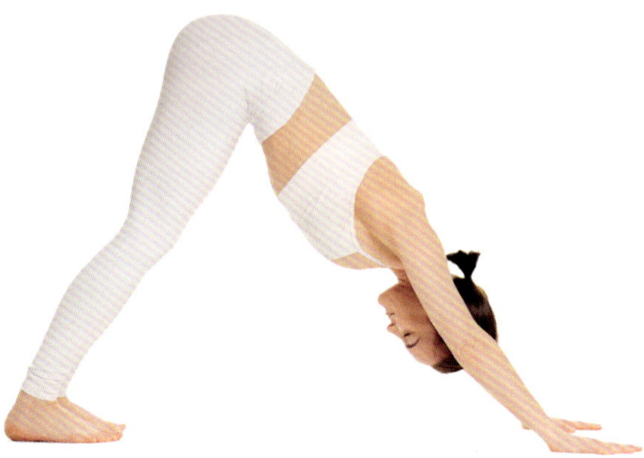

3. Herabschauender Hund (30 Sekunden halten) Stelle die Hände schulterbreit und die Füße hüftbreit auf. Beuge die Knie so weit wie nötig, um die Wirbelsäule neutral zu halten. Ziehe die unteren Rippen sanft ein, damit sie nicht vorstehen. Die Ohren sollten sich etwa auf Höhe der Ellbogen befinden.

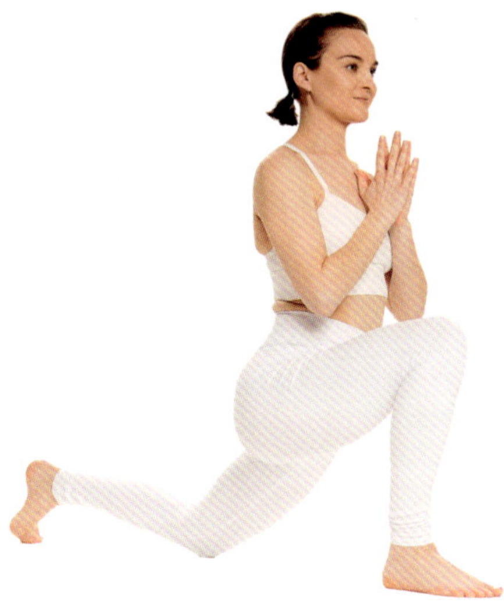

4. Kniender Ausfallschritt (je Seite 30 Sekunden halten) Setze das vordere Bein einen großen Schritt nach vorne, sodass das hintere Sprunggelenk um 90 Grad gebeugt und das hintere Knie tief ist. Die Hände kannst du auf den Hüften, über dem Kopf oder in Gebetshaltung halten.

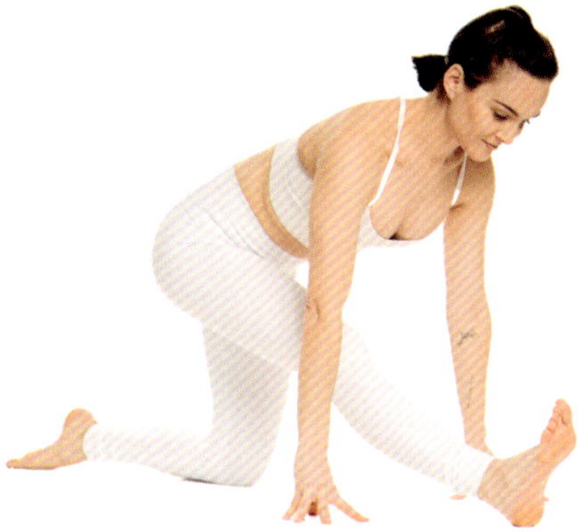

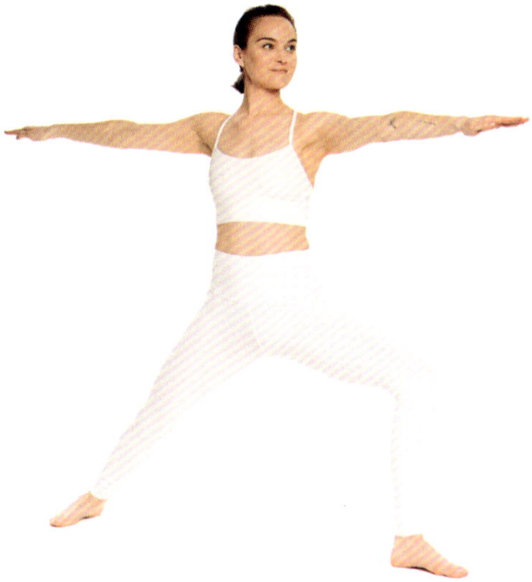

5. Läufer-Ausfallschritt (je Seite 30 Sekunden halten) Beuge das hintere Knie um 90 Grad und neige den Oberkörper aus dem Hüftgelenk gerade nach vorne, bis du eine Dehnung in der Beinrückseite des vorderen Beins spürst. Die Intensität spielt keine Rolle – bemerkst du die Dehnung, halte inne.

6. Krieger 2 (je Seite 30 Sekunden halten) Setze einen Fuß einen Schritt nach vorne und beuge das Knie um 90 Grad, die Zehen zeigen zum vorderen Mattenrand. Strecke das hintere Bein und richte den Fuß parallel zum kurzen Mattenrand aus. Halte Schultern und Hüften parallel zum langen Mattenrand.

7. Dreieck (je Seite 15–30 Sekunden halten) Setze einen Fuß weit nach vorne und richte die Zehen zum vorderen Mattenrand aus, stelle den hinteren Fuß parallel zum kurzen Mattenrand auf. Beuge das vordere Knie leicht und neige dich aus der Hüfte nach vorne. Halte den Oberkörper lang und die Taille möglichst gerade. Setze die vordere Hand auf das Schienbein oder den Boden.

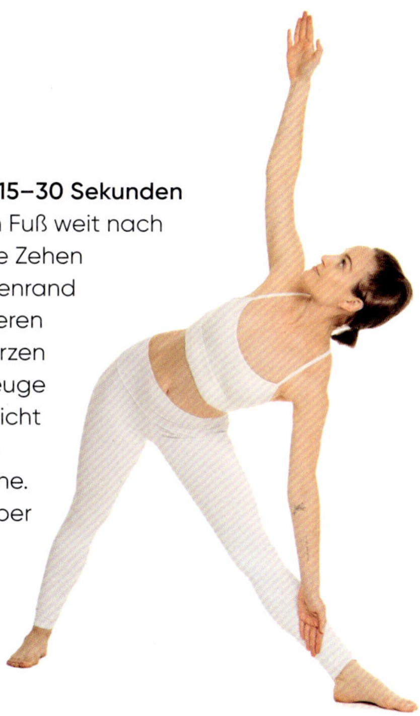

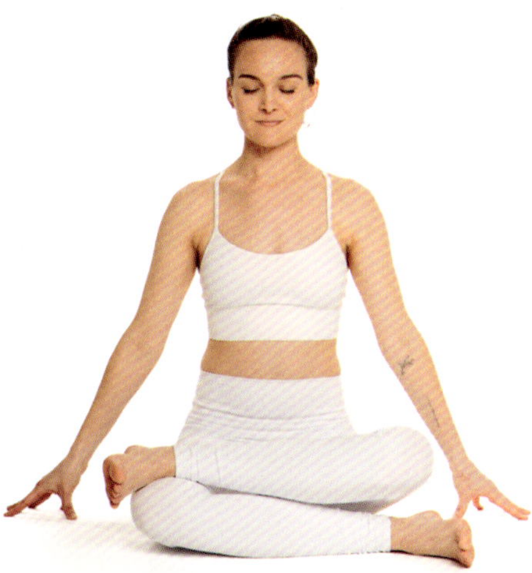

8. Doppelte Taube (je Seite 1 Minute halten) Bring ein Schienbein parallel zum Mattenrand und lege das Sprunggelenk des anderen Beins auf das Knie. Lass das obere Knie zum unteren Sprunggelenk sinken oder schiebe einen Block dazwischen. Um aufrecht zu sitzen, kannst du einen Keil oder ein Kissen unterlegen.

BERUHIGENDE ABENDSEQUENZ

Die Sequenz entspannt dich vor dem Schlafengehen ideal, insbesondere wenn es dir schwerfällt, deinen Geist zu beruhigen.

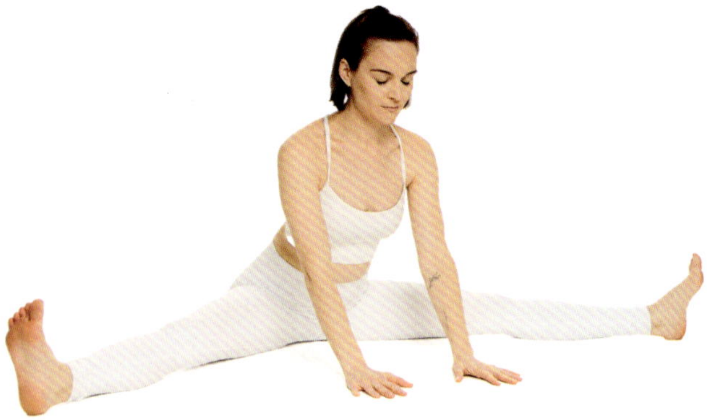

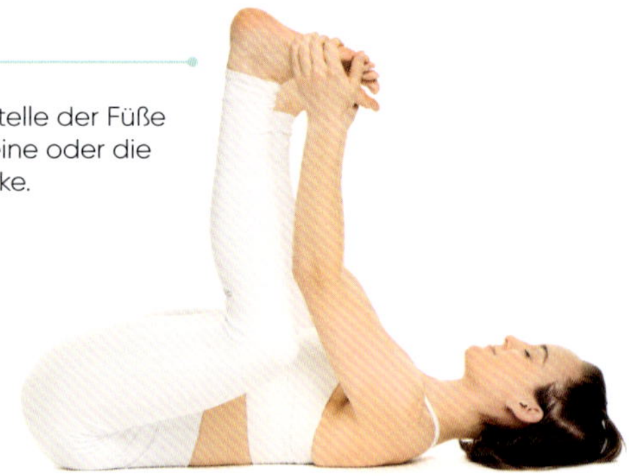

VARIANTE
Umfasse anstelle der Füße die Schienbeine oder die Sprunggelenke.

1. Vorbeuge im sitzenden Winkel (30–60 Sekunden halten) Öffne die Beine möglichst weit, ohne die Wirbelsäule zu runden, und halte das Gleichgewicht. Knie und Zehen zeigen zur Decke. Weiter geöffnet ist nicht besser; es genügt, eine Dehnung in den Oberschenkelinnenseiten zu spüren. Stelle die Hände vor oder hinter dem Körper auf und entspanne dich.

2. Happy Baby (30 Sekunden halten) Begib dich in Rückenlage und umfasse die Außenkanten der Füße. Hinterkopf, Schultern und unterer Rücken bleiben in Kontakt mit dem Boden. Beuge die Knie möglichst im 90-Grad-Winkel und halte die Sprunggelenke über den Knien.

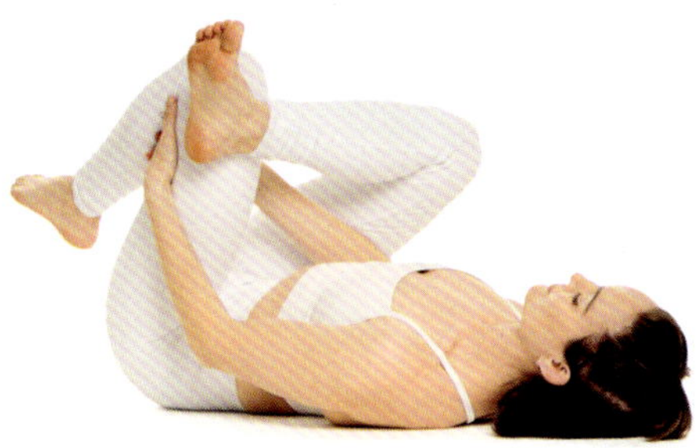

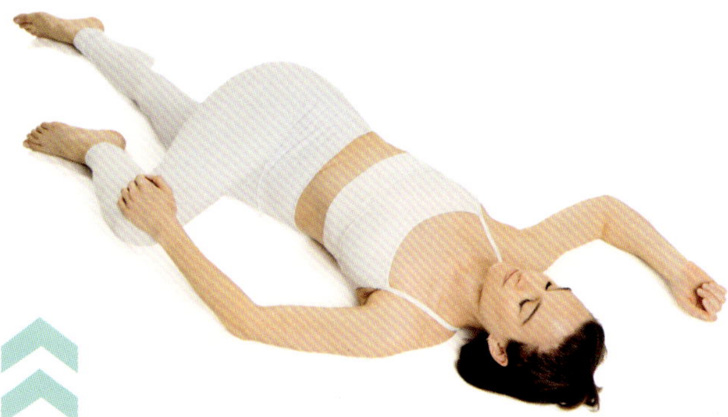

3. Gesäßmuskeln im Liegen dehnen (je Seite 30 Sekunden halten) Lege das rechte Sprunggelenk nah am Knie über den linken Oberschenkel. Wenn dir die Dehnung genügt, stoppe hier. Um die Dehnung zu intensivieren, greife mit der rechten Hand zwischen den Beinen durch, umfasse das Schienbein oder den Oberschenkel des linken Beins und ziehe das Bein näher zum Körper heran.

4. Unteren Rücken im Liegen dehnen (je Seite 30–60 Sekunden halten) Begib dich in Rückenlage, beuge ein Knie über der Hüfte und strecke das andere Bein. Senke das gebeugte Knie zur gegenüberliegenden Seite und halte Hüften, Rippen und Schultern auf einer Linie. Schau gerade nach oben oder drehe den Kopf von den Beinen weg, um die Intensität zu erhöhen.

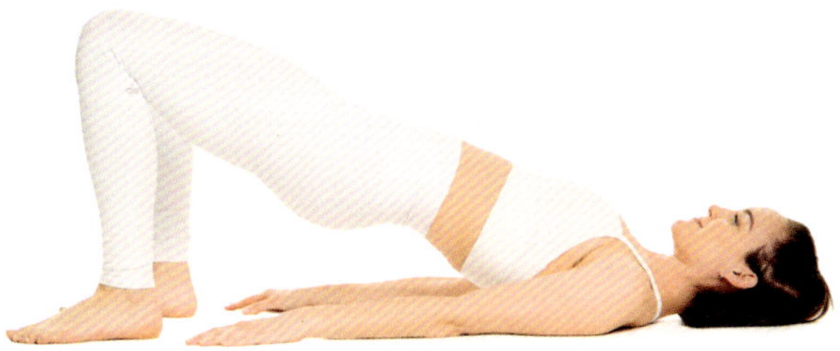

5. Halbe Brücke (30 Sekunden halten) Stelle die Füße hüftbreit auf und hebe die Hüften an, sodass sie über dem Boden schweben.

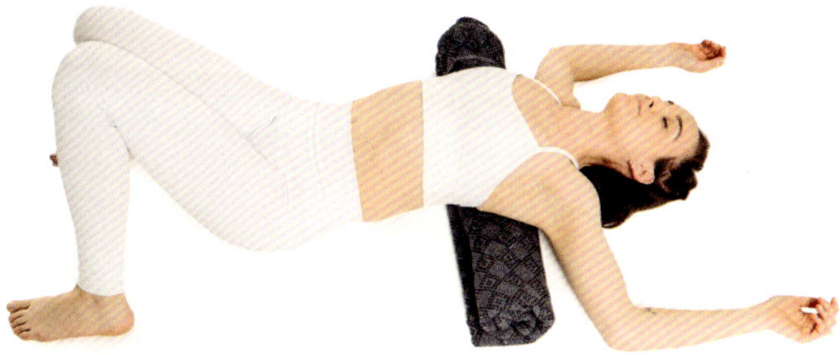

6. Leichter Brustöffner (1 Minute halten) Falte ein Handtuch oder eine Decke zu einer wenige Zentimeter dicken Rolle. Lege dich so darauf, dass sich die Rolle unter den Achseln befindet. Entspanne die Beine und lass den Oberkörper flach aufliegen. Beuge die Arme, wenn dir das angenehm ist.

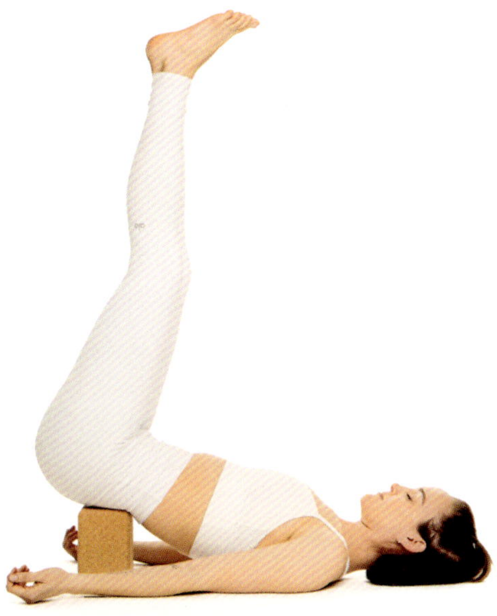

7. Halbe Kerze (1–2 Minuten halten) Du kannst dir einen Block unter die Hüften legen oder die Beine gegen eine Wand lehnen. Schiebe die Hüften direkt an die Wand oder auf den Block. Beine und Oberkörper bleiben vollkommen entspannt.

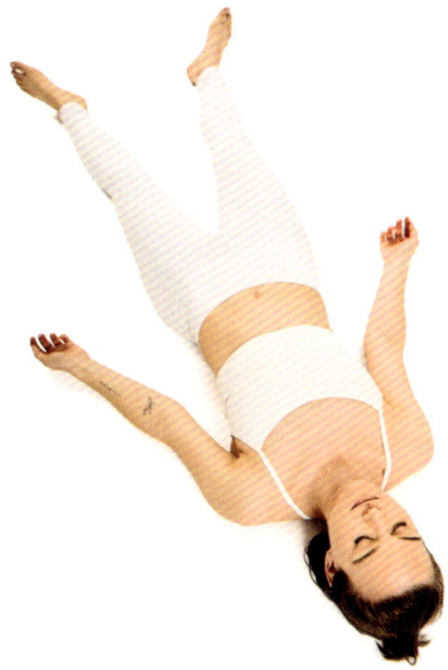

8. Totenhaltung (mindestens 2 Minuten halten oder länger, wenn angenehm) Lege dich bequem auf den Rücken. Öffne die Füße etwas mehr als hüftbreit und lass die Zehen locker nach außen sinken. Spreize die Arme leicht vom Körper ab und erlaube den Fingern, sich zu krümmen. Schließe die Augen und konzentriere dich auf deinen Atem.

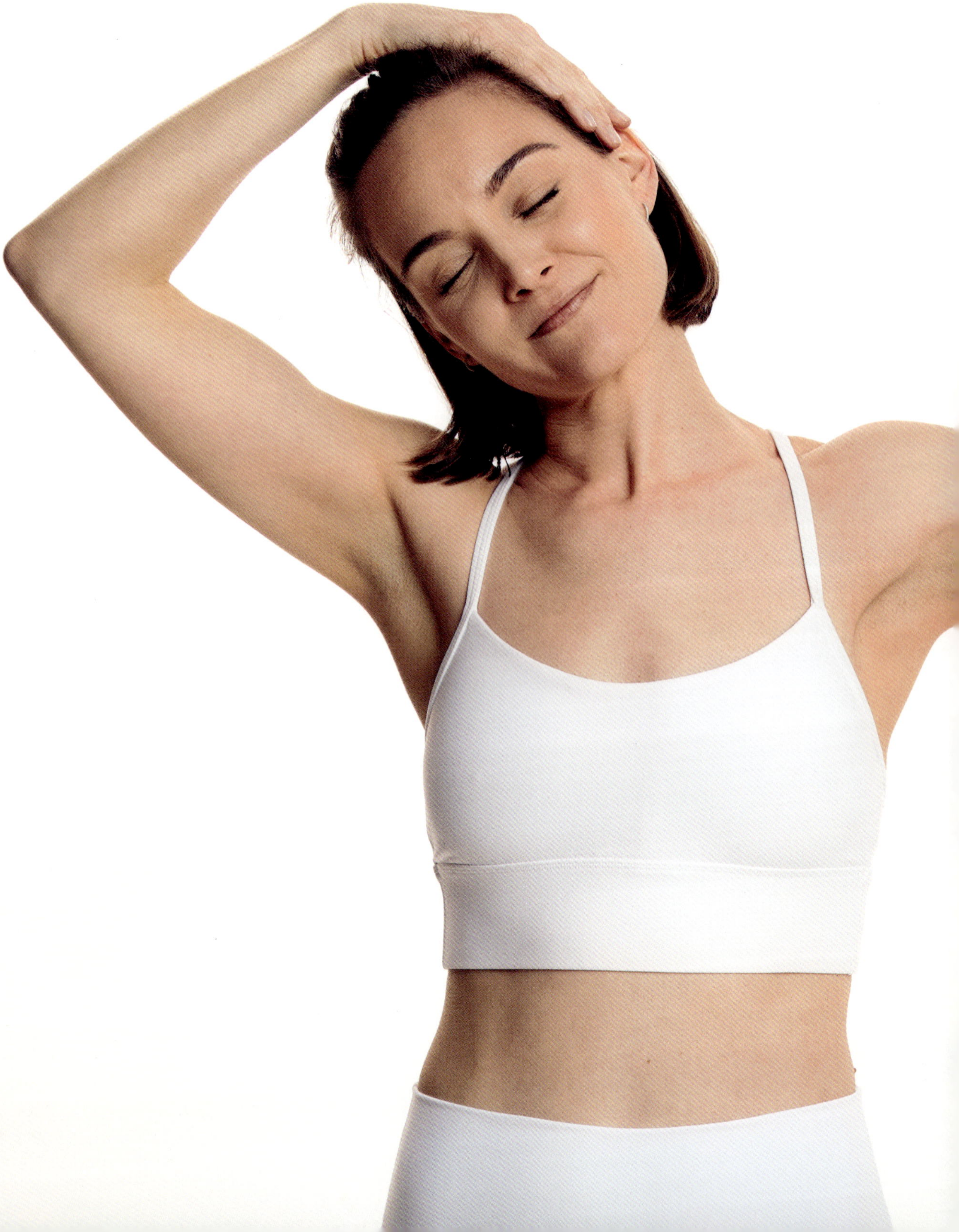

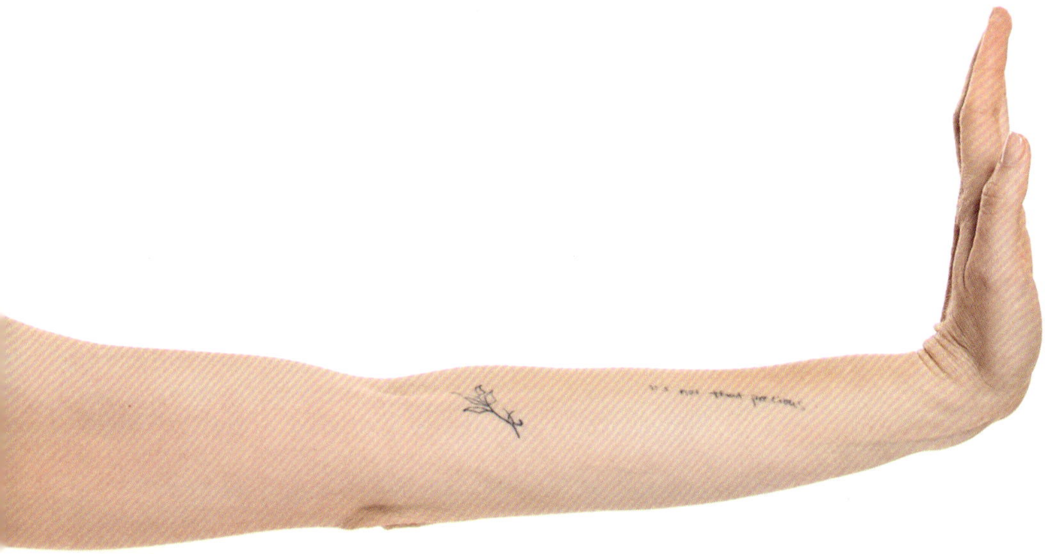

KOPF & HALS

Unser Körper ist ein höchst effizienter Apparat. Jeder Teil erfüllt einen bestimmten Zweck.

Was meine ich, wenn ich vom »Nacken« spreche? Wie überall im Körper gibt es mehr Teile, die das Ganze ausmachen, als man denkt. Die Halswirbelsäule besteht aus sieben Wirbeln. Sie beginnt an der Schädelbasis und endet kurz vor der Brustwirbelsäule (dem mittleren Rücken). In dem Bereich zwischen Schädel bzw. Kiefer, Schulterblättern und Schlüsselbeinen liegen mehr als 20 Muskeln. Einige werden zum Schlucken, Kauen und Atmen benötigt, andere tragen den Schädel und bewegen den Kopf. Der Hals bildet eine Brücke zwischen dem Kopf und dem Rest des Körpers. Im Hals liegen unter anderem die Schilddrüse, Lymphknoten und Luftröhre. Unser Körper ist ein höchst effizienter Apparat. Jeder Teil erfüllt einen bestimmten Zweck. Meistens arbeiten sie reibungslos zusammen, aber durch Fehlhaltungen oder Überbelastung – z. B. weil wir in einer krummen Haltung geschlafen oder etwas Schweres getragen haben – können Kopfschmerzen oder Verspannungen rund um die Augen bis in die Schultern, Arme und sogar Hände auftreten. Wenn du deinen Nacken abtastest, fühlst du Muskel- und Bindegewebe. Wenn man nicht weiß, wonach man sucht, ist das Gewebe schwer zu unterscheiden. Die hier gezeigten Muskeln lassen sich leicht ertasten und sind die häufigsten Verursacher von Nackenschmerzen und Funktionsstörungen.

ANATOMIE VON KOPF & HALS

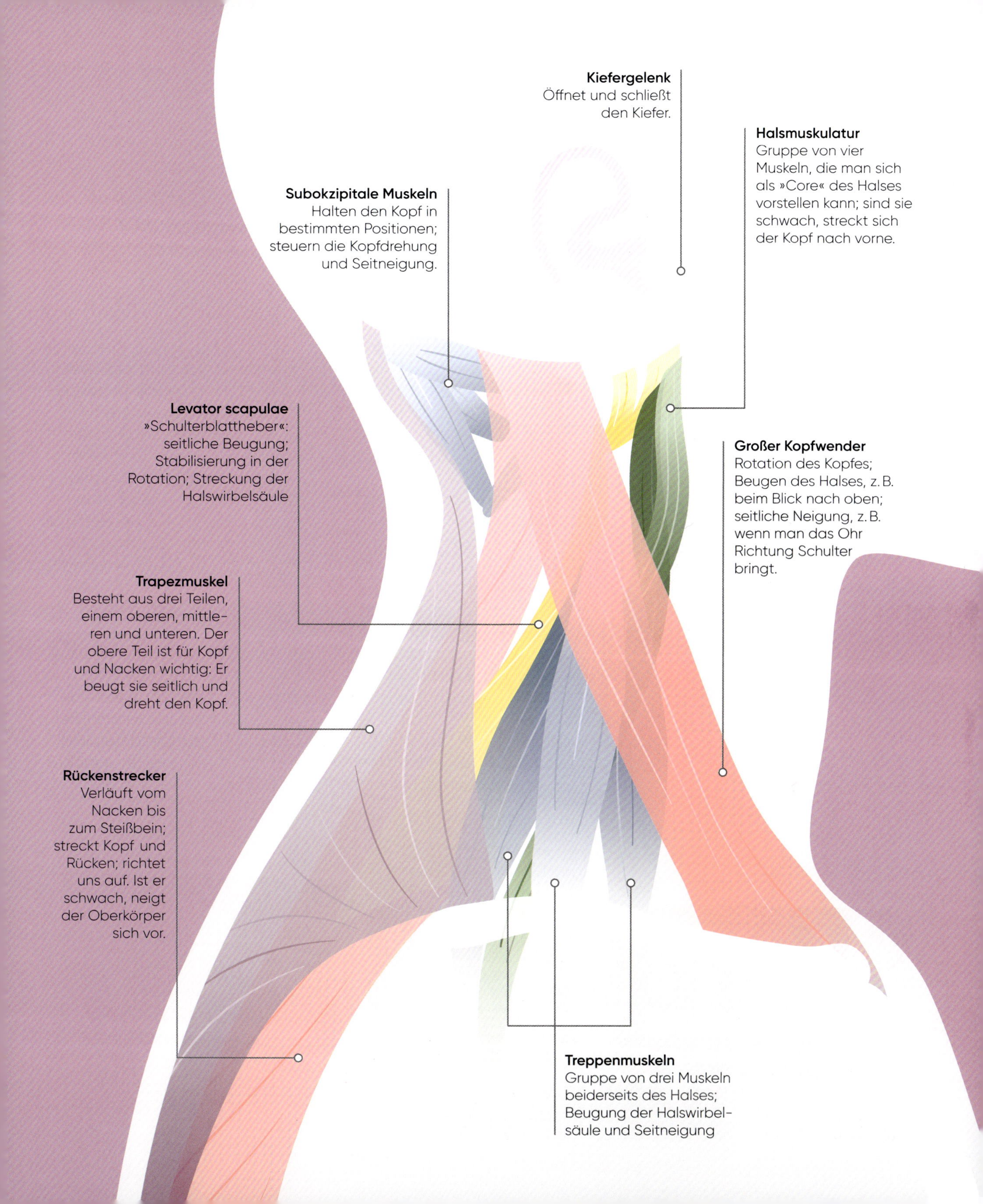
Kiefergelenk
Öffnet und schließt den Kiefer.
Halsmuskulatur
Gruppe von vier Muskeln, die man sich als »Core« des Halses vorstellen kann; sind sie schwach, streckt sich der Kopf nach vorne.
Subokzipitale Muskeln
Halten den Kopf in bestimmten Positionen; steuern die Kopfdrehung und Seitneigung.
Levator scapulae
»Schulterblattheber«: seitliche Beugung; Stabilisierung in der Rotation; Streckung der Halswirbelsäule
Großer Kopfwender
Rotation des Kopfes; Beugen des Halses, z. B. beim Blick nach oben; seitliche Neigung, z. B. wenn man das Ohr Richtung Schulter bringt.
Trapezmuskel
Besteht aus drei Teilen, einem oberen, mittleren und unteren. Der obere Teil ist für Kopf und Nacken wichtig: Er beugt sie seitlich und dreht den Kopf.
Rückenstrecker
Verläuft vom Nacken bis zum Steißbein; streckt Kopf und Rücken; richtet uns auf. Ist er schwach, neigt der Oberkörper sich vor.
Treppenmuskeln
Gruppe von drei Muskeln beiderseits des Halses; Beugung der Halswirbelsäule und Seitneigung

Wenn du morgens mit einem steifen Hals aufwachst (das passiert jedem, egal wie gut wir liegen!), hat das meistens mehr mit der Schlafposition zu tun als mit der Anatomie.

WAHR ODER FALSCH?

Schwache oder verspannte Halsmuskeln können das Atemmuster verändern.

WAHR. Vor allem bei älteren Menschen, bei denen sich eine Fehlhaltung über viele Jahre hinweg verfestigt hat, beeinträchtigt diese die Ein- und Ausatmung. Mit anderen Worten, wenn der Hals nicht richtig ausgerichtet ist, kann es schwierig sein, vollständig ein- und auszuatmen.

Manchmal muss man muskuläre Dysbalancen beheben, das heißt, ein Muskel ist deutlich stärker oder schwächer als der gleiche Muskel auf der anderen Seite. Oft reichen aber schon kleine Veränderungen bei den Schlafgewohnheiten oder in der Schlafumgebung aus, um entspannt aufzuwachen. Bevor wir uns unsere Gewohnheiten vornehmen (siehe S. 30), zeige ich dir, wie du Schmerzen beim Aufwachen, wenn du nicht einmal mehr deinen Kopf Richtung Wecker drehen kannst, linderst. Ich erinnere in diesem Zusammenhang immer daran, dass sich kein Teil der Wirbelsäule isoliert bewegt. Was du im unteren und mittleren Rücken machst, wirkt sich auf den Hals aus und umgekehrt. Viele Menschen sind im unteren oder mittleren Rücken leicht verspannt und schlafen in einer Haltung, die das ausgleicht. Sie wachen mit steifem Nacken auf und wundern sich, dass ein wenig Dehnen das Problem nicht behebt. In unserer ersten Korrektur bewegen wir uns durch den gesamten Bewegungsumfang, öffnen die Brust und verbessern die Beweglichkeit der Schulterblätter. Die zweite Korrektur ist eine strategische Dehnung von Nacken und mittlerem Rücken, die Verspannungen im ganzen Körper löst.

STEIFER HALS AM MORGEN

STEIFER HALS KORREKTUR 1

Wiederhole die Sequenz 3x. Praktiziere sie jedes Mal, wenn du mit einem steifen Hals aufwachst.

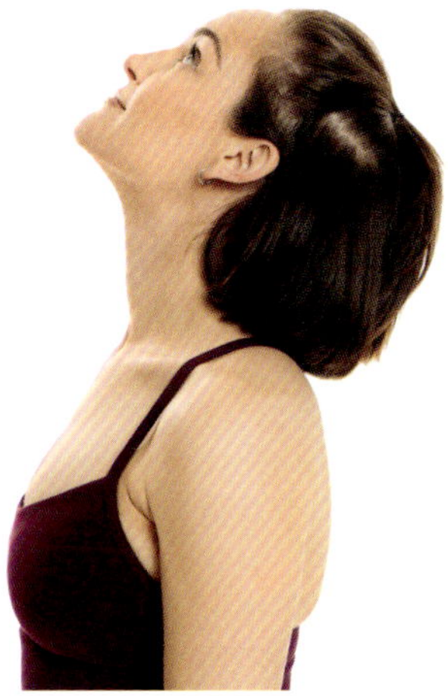

1. Streckung (10 Sekunden halten) Hebe das Kinn himmelwärts. Stelle dir vor, wie der Hinterkopf zu den Fersen hinabfällt.

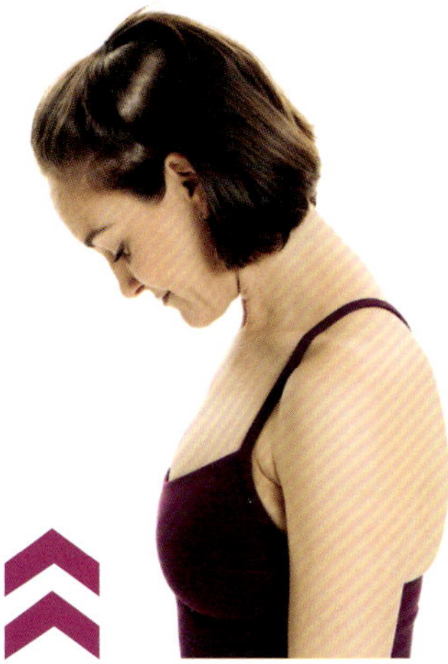

2. Beugung (10 Sekunden halten) Blicke nach unten zu den Zehen, indem du das Kinn zum Hals ziehst. Der Kopf sollte dabei möglichst nicht nach vorne ragen.

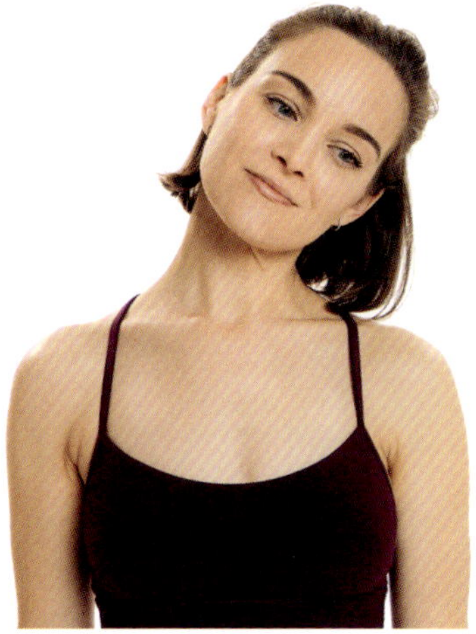

3. Seitbeuge (je Seite 10 Sekunden halten) Nähere das Ohr der Schulter an, ohne dabei die Schulter zu bewegen (ziehe sie nicht nach oben Richtung Ohr).

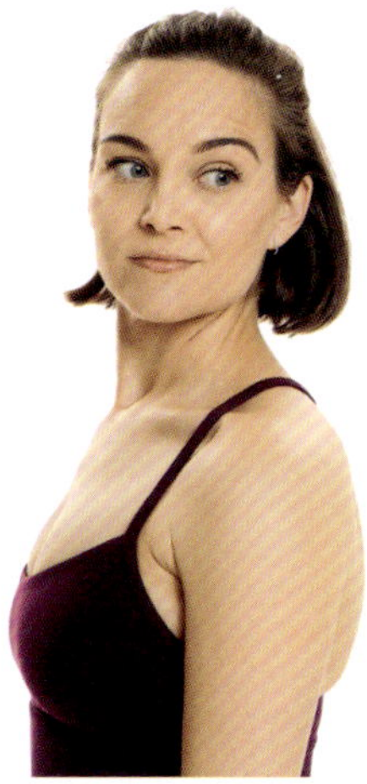

4. Rotation (je Seite 10 Sekunden halten) Drehe den Kopf so, dass das Kinn in dieselbe Richtung zeigt wie die Schulter. Ziel sollte es sein, den Kopf 70 bis 90 Grad zu drehen.

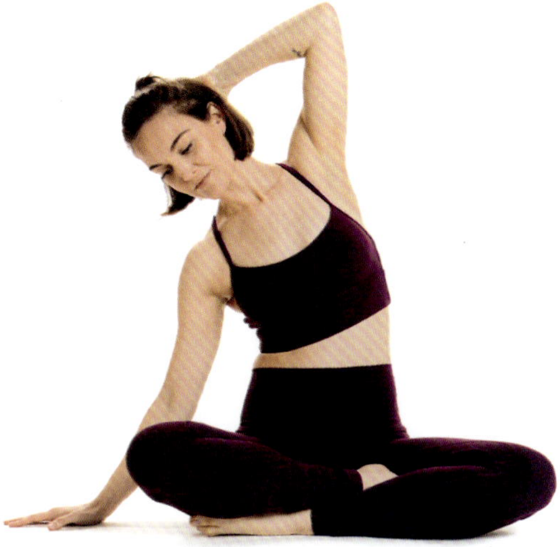

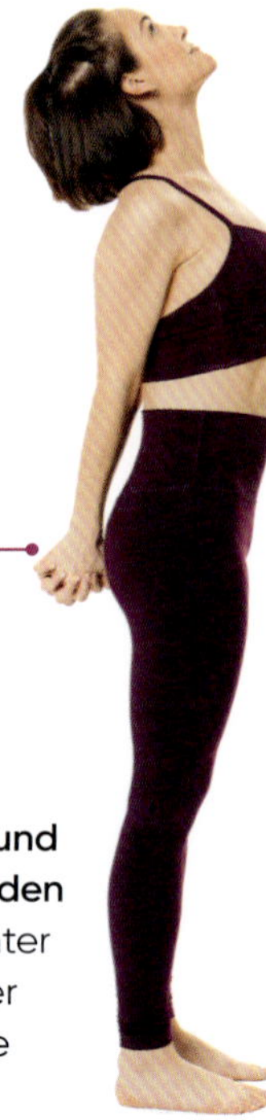

VARIANTE
Fällt es dir schwer, die Hände zu verschränken, greife stattdessen ein Handtuch. Das Ergebnis ist dasselbe.

5. Seitbeuge im Sitzen (je Seite 15–20 Sekunden halten) Schiebe die aufgestellte Hand von dir weg und beuge dich seitlich. Strecke den anderen Arm nach oben und lege die Hand an den Hinterkopf. Spüre eine Streckung in der Körperseite, zwischen den Rippen und unter dem Arm.

6. Im Stehen Hände verschränken und nach unten schieben (15–20 Sekunden halten) Verschränke die Hände hinter dir, drücke sanft die Schulterblätter zusammen und schiebe die Hände Richtung Fersen.

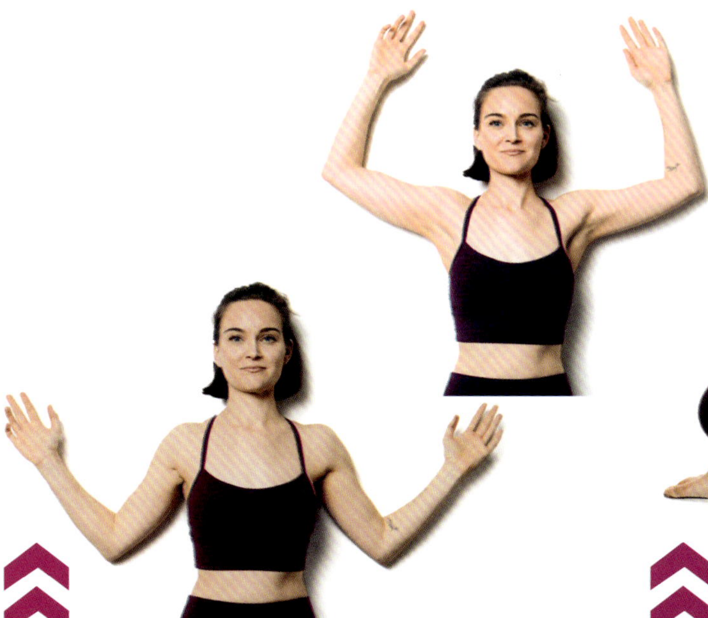

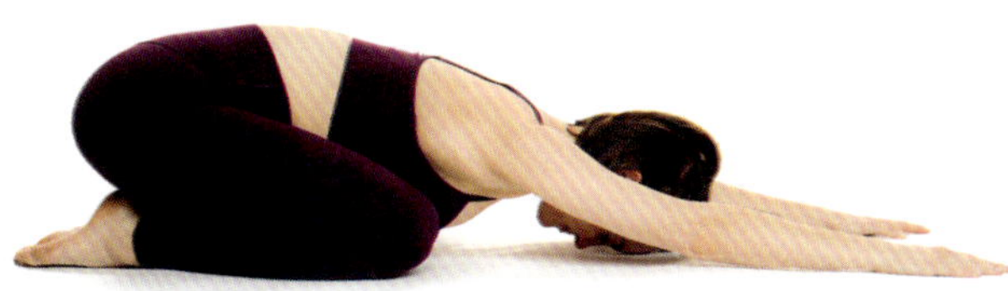

7. Engel an der Wand (10 x) Stelle dich mit den Füßen einige Zentimeter vor einer Wand auf und lehne Gesäß, mittleren Rücken und Kopf an. Bewege die Hände im »V« auf und ab und bleibe dabei in Wandkontakt.

8. Kindhaltung (10 Sekunden halten) Öffne die Knie so weit, dass der Oberkörper dazwischenpasst. Bring das Gesäß an oder nahe an die Fersen und lass den Oberkörper schwer werden.

STEIFER HALS KORREKTUR 2

Wiederhole die Sequenz 3x. Führe sie jeden Tag aus, wenn du Verspannungen im Hals verspürst.

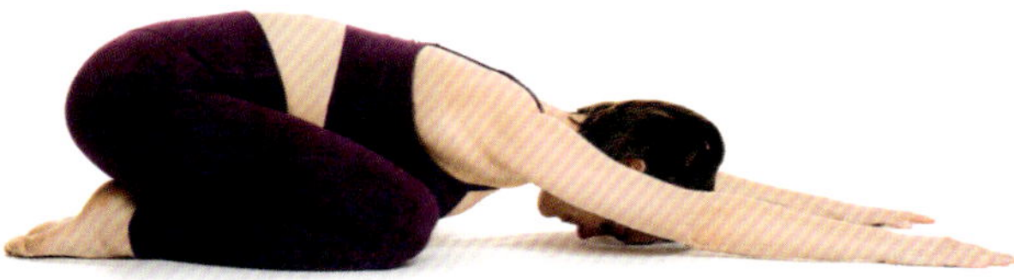

1. Kindhaltung (10 Sekunden halten) Öffne die Knie so weit, dass der Oberkörper dazwischenpasst. Bring das Gesäß an oder nahe an die Fersen und lass den Oberkörper schwer werden.

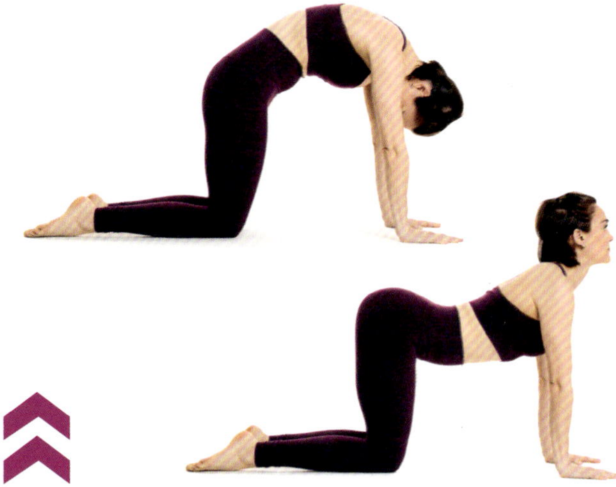

2. Katze/Kuh (jeweils 10 Sekunden halten) Bei der Katze ziehst du das Steißbein unter den Körper und spreizt die Schulterblätter. Bei der Kuh presst du die Schulterblätter zusammen und lässt den Bauch Richtung Boden sinken.

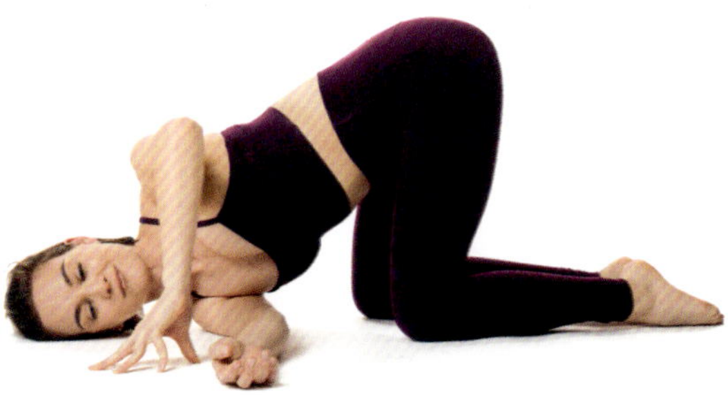

3. Nadel-Faden-Pose (je Seite 10 Sekunden halten) Beginne im Vierfüßlerstand, schiebe einen Arm unter dem anderen durch und lege ihn ab. Das Hauptgewicht lastet auf der unteren Körperhälfte. Ggf. Hüften nach hinten schieben, um den Nacken zu entlasten.

VARIANTE
Mit der oberen Hand ein Handtuch greifen und dieses den Rücken hinabhängen lassen. Dann mit der anderen Hand das Handtuch unten fassen und mit den Händen aufeinander zuwandern. Diese Position 30 Sekunden halten und dann die Seiten wechseln.

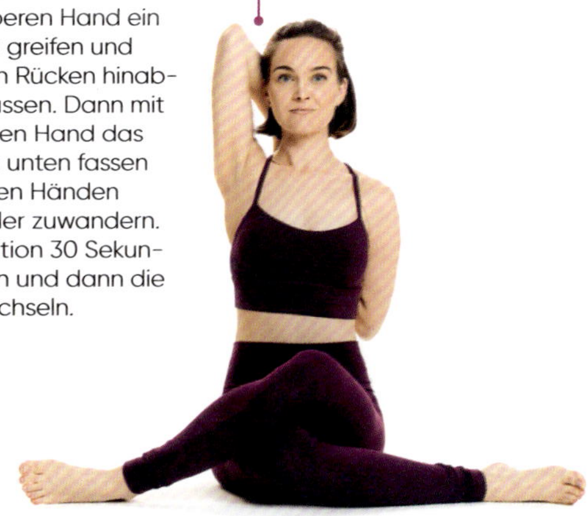

4. Kuhgesicht (je Seite 10 Sekunden halten) Strecke einen Arm nach oben und beuge den Ellbogen; beuge den anderen Ellbogen hinter dem Körper und versuche, die Hände zu greifen. Halte Kopf und Nacken neutral, lass den Brustkorb nicht vorstehen und atme bewusst.

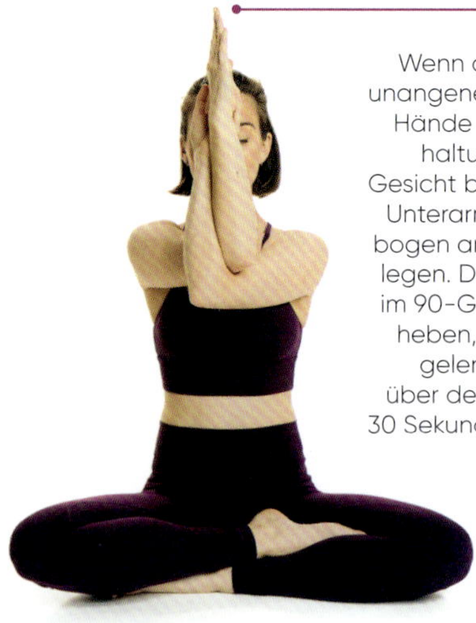

VARIANTE
Wenn die Position unangenehm ist, die Hände in Gebetshaltung vor das Gesicht bringen und Unterarme und Ellbogen aneinanderlegen. Die Ellbogen im 90-Grad-Winkel heben, die Handgelenke bleiben über den Ellbogen. 30 Sekunden halten.

5. Adlerarme im Sitzen (je Seite 15–20 Sekunden halten)
Lege den rechten Arm über den linken Ellbogen und beuge die Arme. Du kannst die Handflächen aufeinanderlegen oder die Handrücken aneinanderhalten.

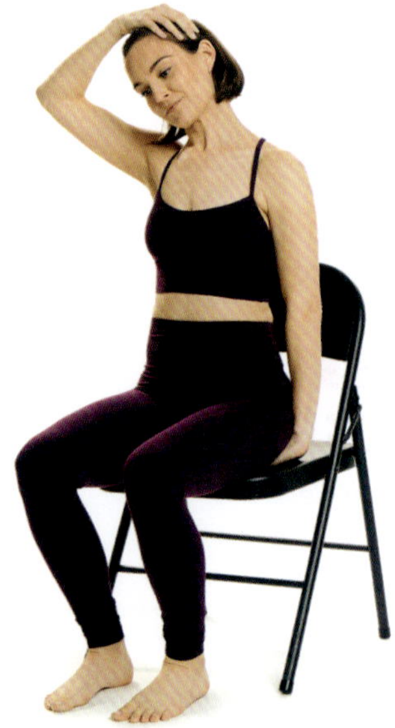

6. Treppenmuskeln im Sitzen dehnen (je Seite 15–20 Sekunden halten)
Sitze auf einer Hand und neige das Ohr Richtung Schulter.

7. Drehung in Rückenlage (je Seite 15–20 Sekunden halten) Bring die Knie über die Hüften und lass sie dann sanft auf eine Seite fallen. Ziehe die Hüften möglichst nicht zur Seite und halte sie in einer Linie mit den Rippen und den Schultern. Blicke gerade nach oben oder drehe den Kopf in die den Beinen entgegengesetzte Richtung.

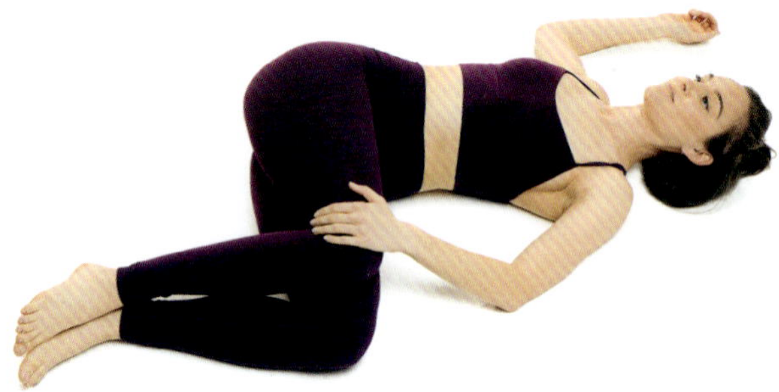

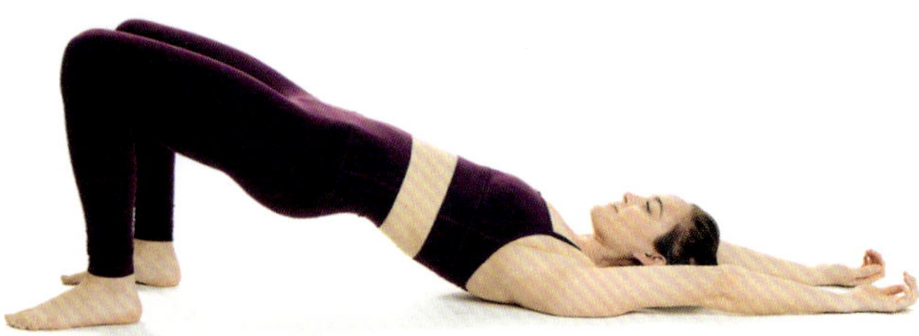

8. Halbe Brücke mit gestreckten Armen (30 Sekunden halten) Stelle die Füße hüftbreit auf und hebe die Hüften an. Strecke die Arme über den Kopf.

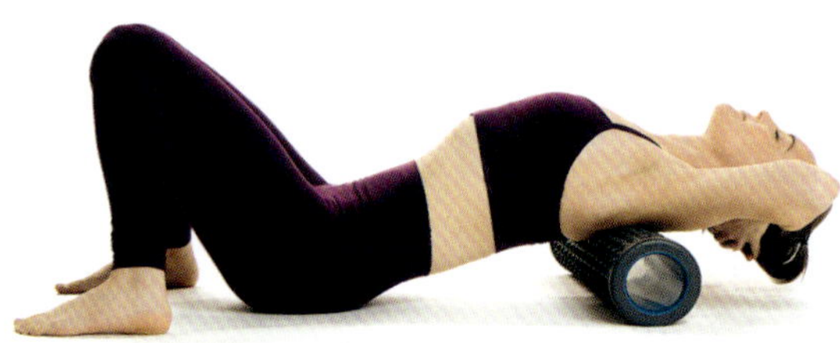

9. Dehnen mit der Schaumstoffrolle (30 Sekunden halten) Platziere die Schaumstoffrolle an den unteren Spitzen der Schulterblätter oder höher.

Ein vorgestreckter Kopf ist eine Fehlhaltung, bei der der Nacken ständig überstreckt ist. Es sieht aus, als würde der Kopf weit nach vorne ragen.

TESTE DICH

Woher weißt du, ob du den Kopf nach vorne gestreckt hältst?

1. Stelle dich vor eine Wand, die Fersen etwa 15 cm entfernt. Der mittlere Rücken sollte die Wand berühren. Wenn der Kopf mehr als drei Fingerbreit von der Wand entfernt ist, korrigiere deine Haltung. Versuche, die Ohren über den Schultern auszurichten.

2. Lege dich auf eine ebene Fläche, z. B. eine Yogamatte, und strecke die Beine aus. Wenn sich dein Nacken überstreckt und dein Kinn stark nach oben zeigt, ist wahrscheinlich die Beweglichkeit der Brustwirbelsäule verringert, sodass andere Bereiche dies ausgleichen. Dein Kopf wird nach vorne gezogen und nicht in der richtigen Position gehalten.

Bei normaler Haltung sollten sich die Ohren über den Schultern befinden; bei vorgestreckter Kopfhaltung befinden sich sie eher über der Fußmitte. Diese Fehlhaltung ist ein Problem unserer Zeit: Viele von uns sitzen täglich viele Stunden vor einem PC oder Smartphone, und unsere neue »natürliche« Haltung ist eigentlich eine unnatürlich vorgebeugte. Wenn du z. B. am Schreibtisch sitzt und auf eine Tastatur oder einen Bildschirm schaust, rundet sich die Brustwirbelsäule (der mittlere Rücken) tendenziell nach vorne. Dem folgt der Nacken, da Hals- und Brustwirbelsäule zusammenhängen. Tut ein Teil der Wirbelsäule etwas, folgt der Rest. Würden auch die Augen folgen, wäre dies ineffizient, denn bei gesenktem Blick sehen wir nicht, was vor uns liegt. Also heben wir den Blick – und schon ist die Brustwirbelsäule überstreckt und der Kopf vorgestreckt. Die Folge ist starker Druck auf der Halswirbelsäule, der zu Schmerzen und Beschwerden führt. Und das ist kein Wunder! Wusstest du, dass sich der Kopf mit jeden 2,5 cm, die er weiter vorgestreckt ist, 4,5 kg schwerer anfühlt? Das kann zu Kopfschmerzen, dauerhaften Haltungsschäden, Bandscheibenproblemen und sogar Atembeschwerden führen. Die gute Nachricht ist, dass eine Änderung der Körperhaltung das Problem fast vollständig behebt. Die erste Korrektur verhilft dir zu einer neutralen Körperhaltung. Die zweite lockert verspannte obere Trapezmuskeln, Schulterblattheber, Treppenmuskeln und subokzipitale Muskeln und aktiviert die vernachlässigte Halsmuskulatur.

VORGESTRECKTER KOPF

VORGESTRECKTER KOPF KORREKTUR 1

Führe diese Übung 15 Tage lang täglich durch. Achte langfristig möglichst oft auf eine korrekte Körperhaltung.

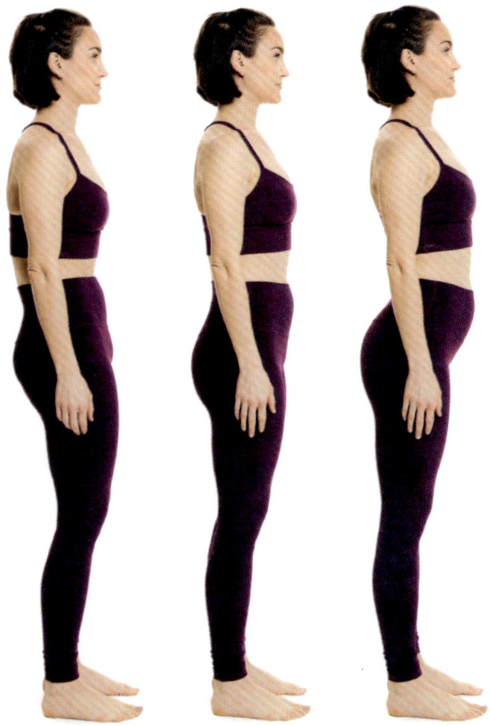

1. Neutrales Becken Nimm wahr, ob du das Becken nach vorne schiebst oder ein Hohlkreuz machst. Die neutrale Position ist in der Mitte dargestellt.

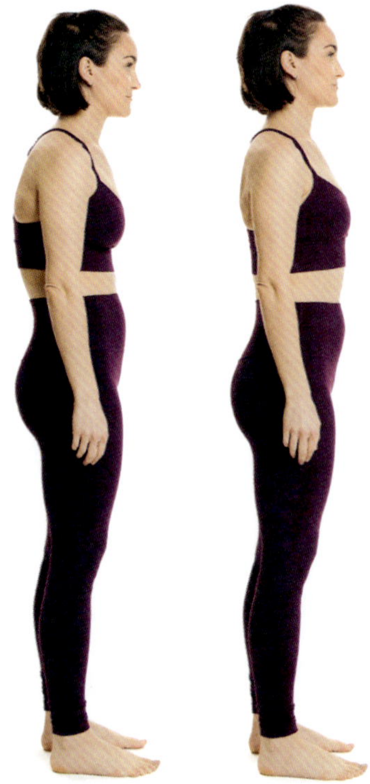

2. Hebe die Brust, um die Brustwirbelsäule neutral auszurichten Visualisiere, dass das Brustbein sich leicht hebt und die Spitzen der Schulterblätter nach unten zeigen.

3. Kopf neutral Ziehe das Kinn nach hinten, bis Ohren und Schultern eine Linie bilden.

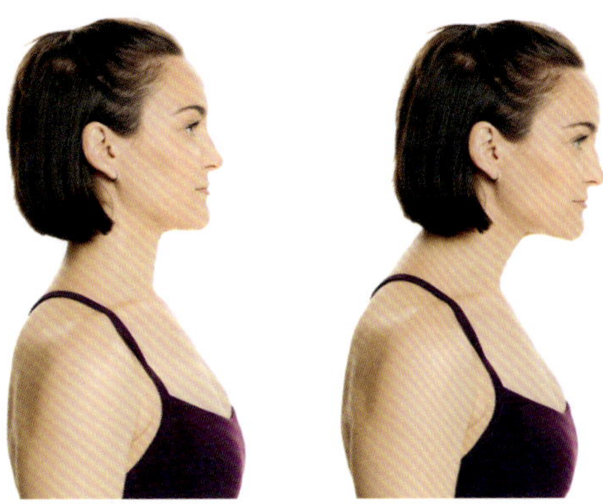

VORGESTRECKTER KOPF KORREKTUR 2

Wiederhole die Sequenz 3x, 3–4x pro Woche, je nach Bedarf für 3–6 Wochen.

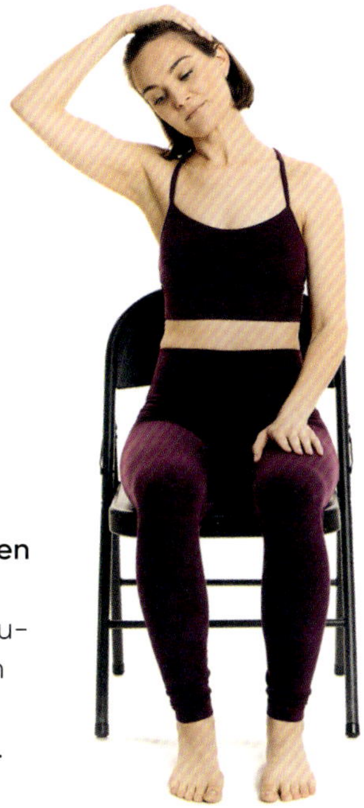

1. Treppenmuskeln dehnen (je Seite 5-8 Atemzüge lang halten) Sitze mit neutralem Becken auf einem Stuhl und lass das Ohr Richtung Schulter sinken.

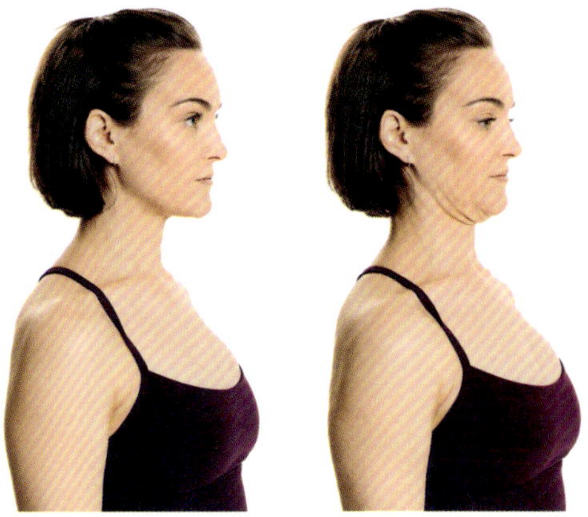

2. Kinn zurückziehen (10x) Ziehe das Kinn sanft gerade nach hinten, ohne es anzuheben oder nach unten zu drücken.

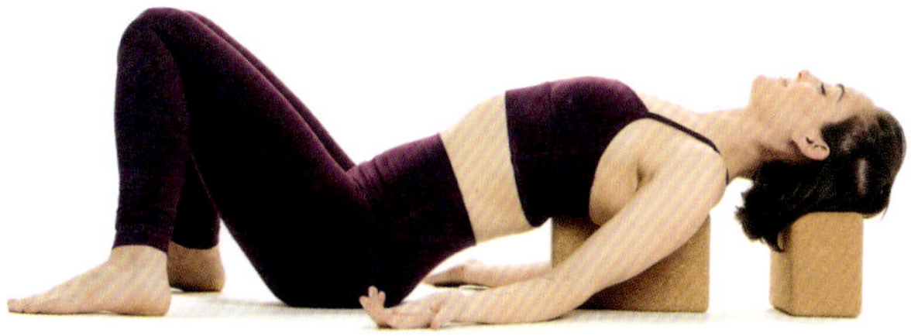

3. Brustöffner auf Blöcken (1 Minute halten) Ein Block steht etwa auf Höhe der unteren Spitzen der Schulterblätter zwischen den Schulterblättern, der andere stützt den Kopf. Strecke die Arme zur Seite und spüre, wie die Brustmuskeln sich dehnen und entspannen.

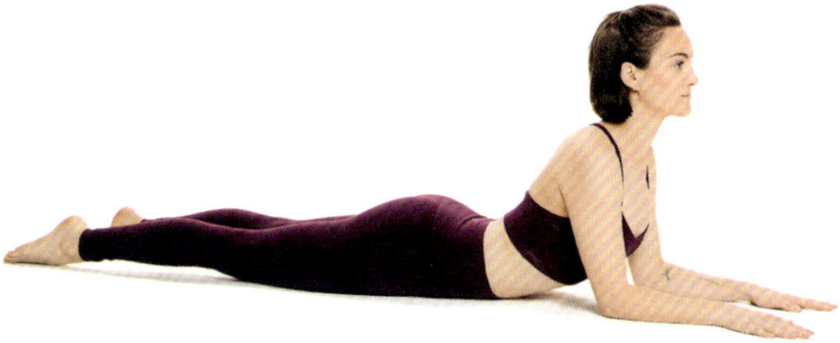

4. Sphinx (30–60 Sekunden halten) Platziere die Ellbogen unter den Schultern und strecke dich sanft von der Brust bis zum Scheitel nach oben. Aktiviere Beine und Oberkörper leicht und richte den Blick geradeaus, damit der Nacken neutral bleibt.

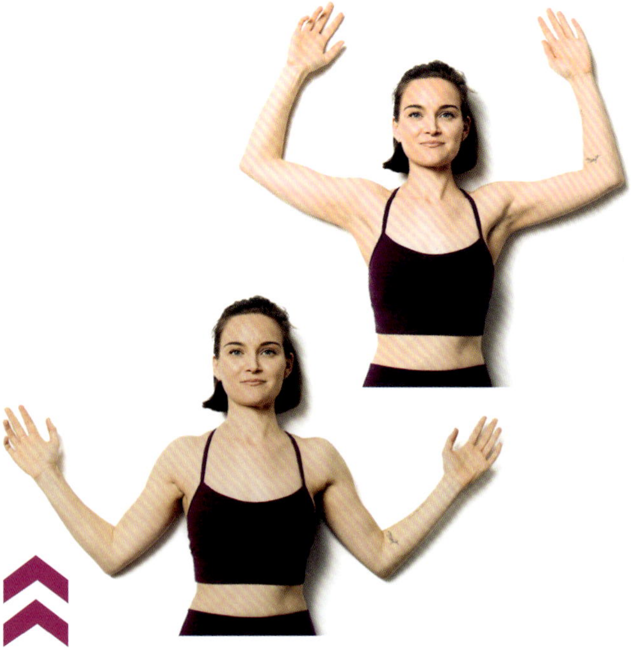

5. Engel an der Wand (10 x) Stelle dich mit den Füßen einige Zentimeter vor einer Wand auf und lehne Gesäß, mittleren Rücken und Kopf an. Bewege die Hände im »V« auf und ab und bleibe dabei in Wandkontakt. Das verbessert die Haltung enorm und steigert die Beweglichkeit und die Kraft in Rücken, Schultern und Nacken.

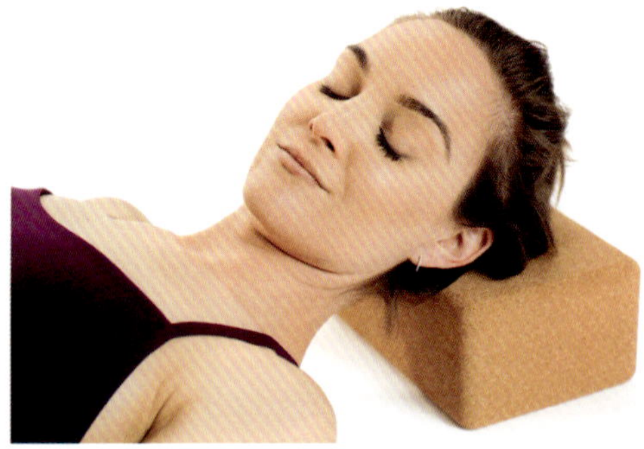

6. Subokzipitale Blockade lösen (1 Minute halten) Platziere den Block am Schädelansatz, wo das Weichgewebe beginnt. Drehe den Kopf vorsichtig, bis du eine empfindliche Stelle findest, und halte dort drei bis fünf Atemzüge lang inne. Suche dann die nächste empfindliche Stelle.

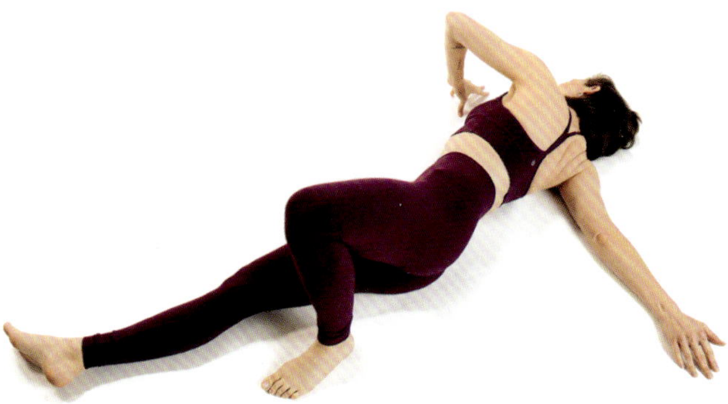

7. Brustmuskeln im Liegen dehnen (je Seite 1 Minute halten) Lege dich auf den Bauch und strecke einen Arm seitlich ab. Drücke dich mit dem anderen Arm auf die Seite und stelle den oberen Fuß hinter dir flach auf.

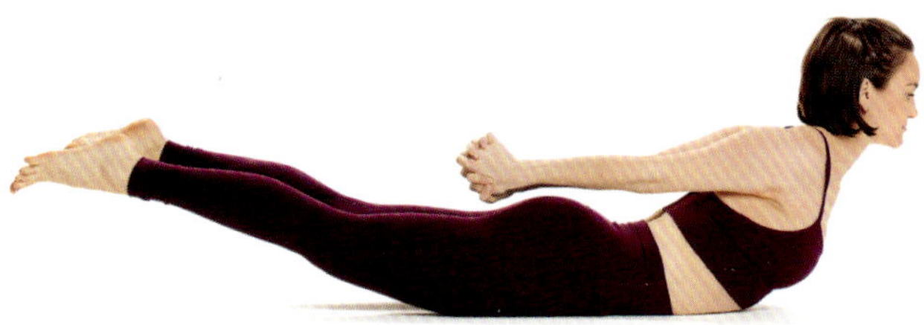

8. Heuschrecke (10 Sekunden halten) Presse das Schambein in den Boden, während du Brust und Beine anhebst. Richte den Blick nach unten zum Boden oder geradeaus nach vorne.

Schmerzen im Kiefergelenk sind ein komplexes Problem. Veränderte Gewohnheiten können stress- und überlastungsbedingte Ursachen lindern.

Das Kiefergelenk liegt beiderseits des Kopfes direkt vor den Ohren und öffnet und schließt den Kiefer. Entzündungen in diesem Bereich können schmerzhaft sein; eventuell wird eine Kiefergelenksstörung diagnostiziert. Harte, schwer kaubare Nahrung kann zu Überbeanspruchung in diesem Bereich führen. Möglich ist auch, dass du bei chronischem Stress oder mangelndem Körperbewusstsein in diesem Bereich mit den Zähnen knirschst, kaust, beißt oder sie aufeinanderreibst, ohne es überhaupt zu bemerken. Wie lässt sich das beheben? Ob du es glaubst oder nicht, der Mund hat eine »korrekte« Ruhestellung! Klingt verrückt, ist aber wahr. Unser Kiefer und unsere Zunge haben eine korrekte neutrale Position, und wenn man sich dessen bewusst ist, kann man ihre optimale Funktion bewahren.

KORREKTUREN

Überprüfe im Laufe des Tages wiederholt, ob du die Ruhestellung einnimmst. Vermeide es, den Kiefer zusammenzubeißen, auf Lippen oder Wangen zu kauen oder über längere Zeit die Lippen zu schürzen. Entspanne den Rest des Gesichts, die Stirn und die Augen. Sobald du dir der Bewegungen des Gesichts bewusst wirst, wird sich diese Ruhestellung viel natürlicher anfühlen.

1. Sitze aufrecht und bequem.
2. Ziehe sanft das Kinn nach hinten, sodass sich die Ohren über den Schultern befinden und das Kinn parallel zum Boden ist. Nimm jede kleine Bewegung des Kinns nach oben oder unten wahr: Du willst es neutral halten.
3. Lege die Zungenspitze locker an den Gaumen direkt hinter den oberen Zähnen.
4. Öffne den Kiefer.

KIEFERSCHMERZEN

Spannungskopfschmerz wird durch Verspannung verursacht, am häufigsten der oberen Trapezmuskeln, des großen Kopfwenders und der subokzipitalen Muskeln.

SCHON GEWUSST?

Spannungskopfschmerz ist die häufigste Art von Kopfschmerz. Er setzt in der Regel langsam ein und fühlt sich unspezifisch an, etwa so, als würdest du ein Stirnband tragen oder etwas würde deinen Kopf zusammendrücken. Spannungskopfschmerz verursacht weder Übelkeit, noch Erbrechen oder andere Symptome. Hol dir ärztlichen Rat, wenn dieser Schmerz häufig auftritt oder von weiteren Beschwerden begleitet wird.

Sind Muskeln übermäßig angespannt oder dysfunktional, können sie Nerven zusammenpressen, was Kopfschmerzen verursacht. Der erste Impuls ist der Griff nach Schmerzmitteln, um sich Linderung zu verschaffen, und ich bin nicht dagegen, wenn es nötig ist. Aber unser Körper signalisiert mit Schmerzen ein Bedürfnis. Bevor du an die Hausapotheke gehst, versuche es mit etwas Bewegung.

Eine empfindliche Verhärtung in einem Muskel, die Schmerzen in einem anderen Körperteil auslöst, wird als Triggerpunkt bezeichnet. Triggerpunkte in den oberen Trapezmuskeln führen oft zu Spannungskopfschmerz. Die gute Nachricht ist, dass diese Muskeln mit gezielten Übungen leicht zu erreichen sind, um die Beschwerden zu lindern. Die Korrektur konzentriert sich auf den Auslöser und Entspannung in den schmerzenden Bereichen.

SPANNUNGS-KOPFSCHMERZ

SPANNUNGSKOPFSCHMERZ KORREKTUR

Behandle die Triggerpunkte, sobald Kopfschmerzen einsetzen, so lange, bis Linderung eintritt.

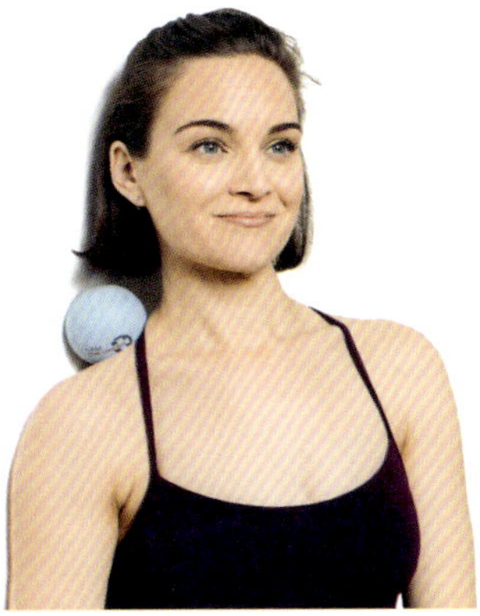

1. Trapezmuskel lockern 1 Stelle dich an eine Wand mit einem Ball hinter dem oberen Trapezmuskel, den du lockern möchtest.

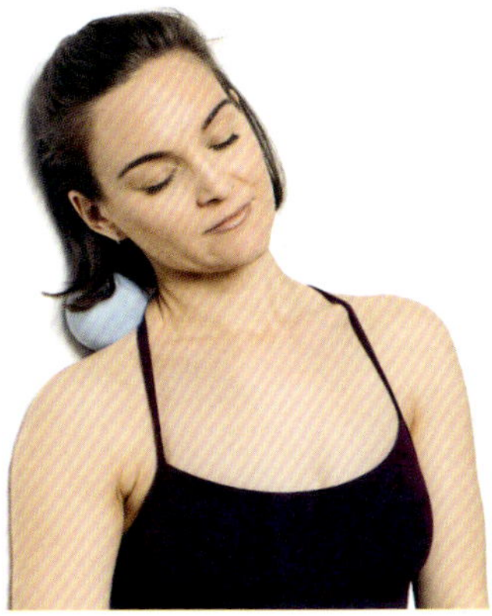

2. Trapezmuskel lockern 2 Neige den Kopf zur Seite in Richtung des Trapezmuskels. Halte den Kopf so, dass der Blick geradeaus geht.

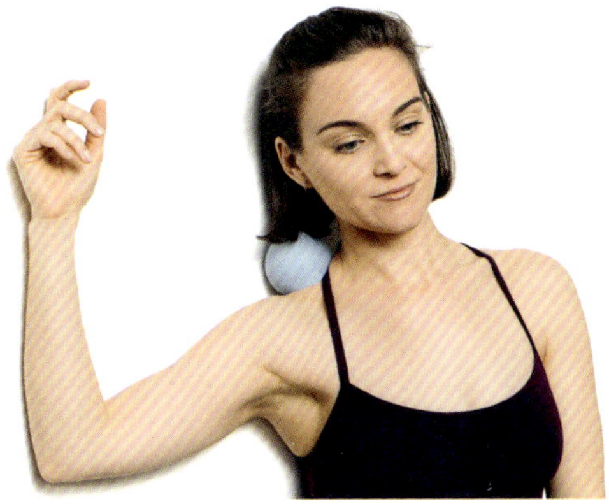

3. Trapezmuskel lockern 3 Hebe den Arm auf der Seite des Trapezmuskels, den du lockern möchtest. Beuge den Ellenbogen, um den Trapezmuskel so weit wie möglich zu entspannen.

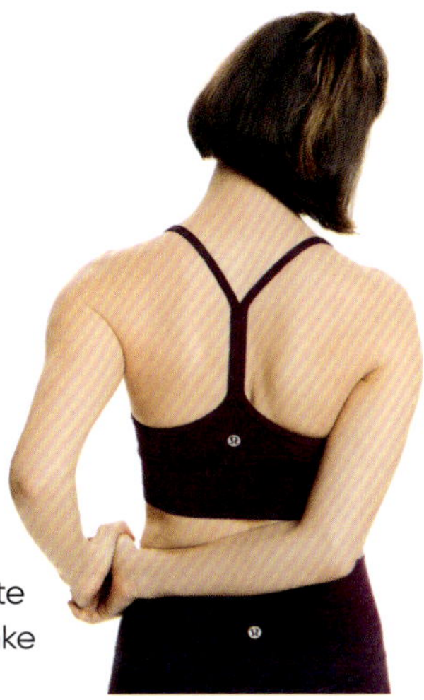

4. Großen Kopfwender dehnen Neige dich zur Seite und blicke hoch. Verschränke auf der anderen Seite die Hände hinter dem Körper.

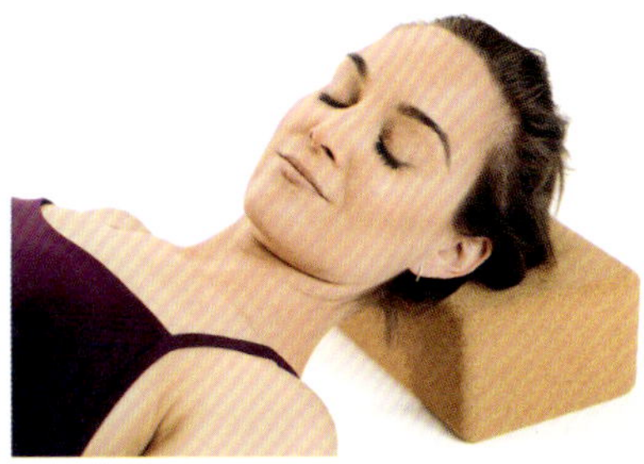

5. Subokzipitale Blockade lösen Platziere den Block am Schädelansatz, wo das Weichgewebe beginnt. Drehe den Kopf vorsichtig, bis du eine empfindliche Stelle findest, und halte dort drei bis fünf Atemzüge lang inne. Gehe dann weiter zur nächsten empfindlichen Stelle.

Wenn du deinen Kopf nur eingeschränkt in eine Richtung drehen kannst, überprüfe deine Gewohnheiten, um die Ursache zu finden.

TIPP

Eine meiner Lieblingstechniken, wenn eine Seite steifer oder unbeweglicher ist als die andere, ist asymmetrisches Training. Halte bei jeder Dehnung oder Übung die steifere Seite einige Sekunden länger als die andere. Du möchtest die »gute« Seite nicht vernachlässigen, aber der steiferen Seite etwas mehr Zeit geben, sich zu entspannen und wieder vollständige, gesunde Beweglichkeit zu erhalten.

Wenn du am Computer arbeitest, befindet sich der Bildschirm dann direkt vor dir auf Augenhöhe oder musst du den Kopf drehen (vielleicht auch nur leicht), um auf ihn zu schauen? Wenn du fernsiehst, steht der Fernseher dann vor dir auf Augenhöhe oder musst du den Kopf in die eine oder andere Richtung drehen? Schläfst du auf der Seite, und benutzt du ein sehr weiches oder flaches Kopfkissen? Diese Fragen sind ein guter Anfang, um die Gründe für eine eingeschränkte Beweglichkeit des Halses zu ermitteln. Meistens liegt eine Kombination dieser Ursachen vor, und mit einigen wenigen Anpassungen deiner Lebensgewohnheiten und bewusster Bewegung lassen sich die Schmerzen beheben. Die folgende Korrektur führt dich durch den vollständigen Bewegungsumfang und wirkt asymmetrischen Bewegungsgewohnheiten entgegen.

EINGESCHRÄNKTE KOPFDREHUNG

KOPFDREHUNG KORREKTUR

Es ist wichtig, zum Aufwärmen den gesamten Bewegungsumfang durchzugehen. Wiederhole die Sequenz 3–4 x, bevor du dich an komplexere Übungen wagst.

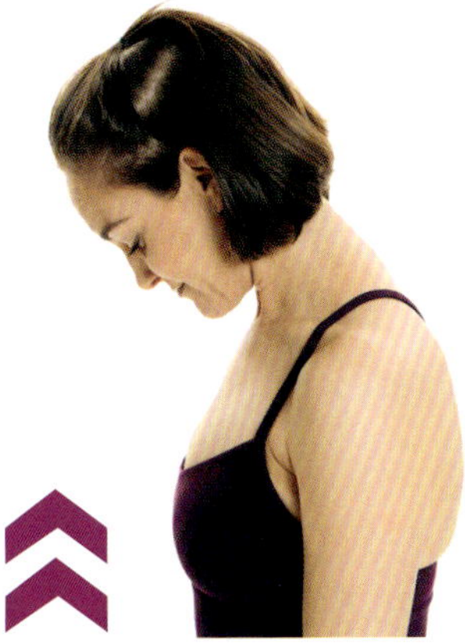

1. Beugung Blicke hinunter zu den Zehen und bewege das Kinn Richtung Hals. Strecke dabei nicht den Kopf vor.

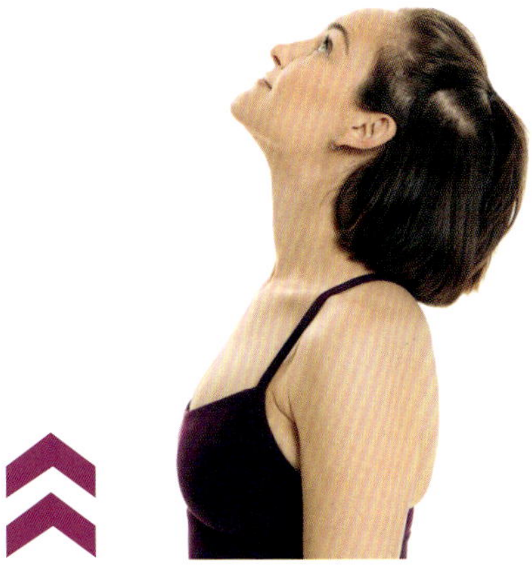

2. Streckung Hebe das Kinn himmelwärts. Stelle dir vor, wie der Hinterkopf zu den Fersen hinabfällt.

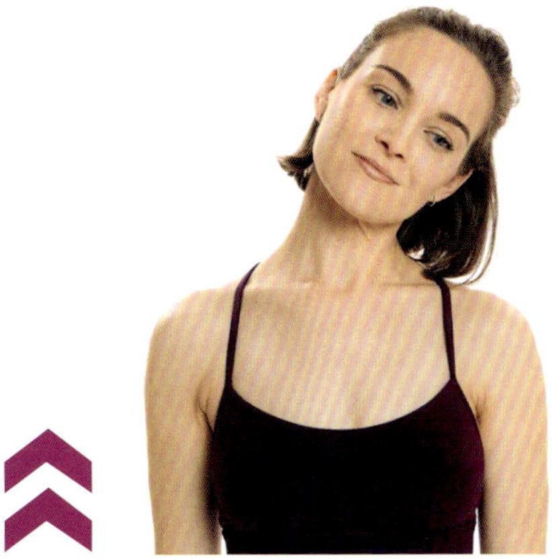

3. Seitbeuge Neige das Ohr Richtung Schulter, aber hebe die Schulter nicht an. Zur anderen Seite wiederholen.

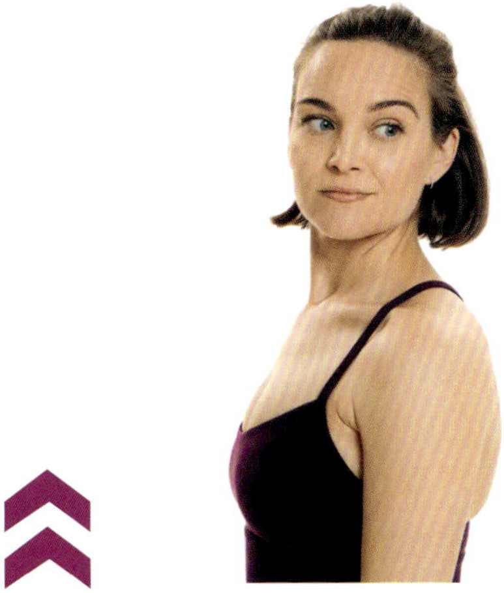

4. Rotation Drehe den Kopf, sodass das Kinn in dieselbe Richtung zeigt wie die Schulter. Ziel ist es, den Kopf um 70 bis 90 Grad zu drehen. Zur anderen Seite wiederholen.

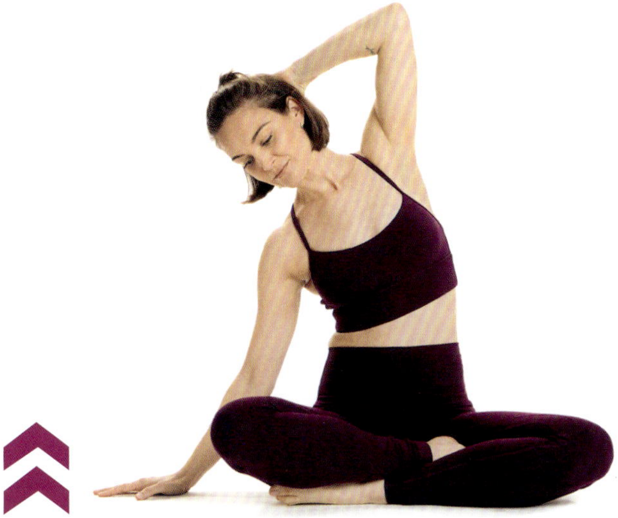

5. Seitbeuge im Sitzen Schiebe die aufgestellte Hand von dir weg und beuge dich seitlich. Strecke den anderen Arm nach oben und lege die Hand an den Hinterkopf. Spüre eine Streckung in der Körperseite, zwischen den Rippen und unter dem Arm. Zur anderen Seite wiederholen.

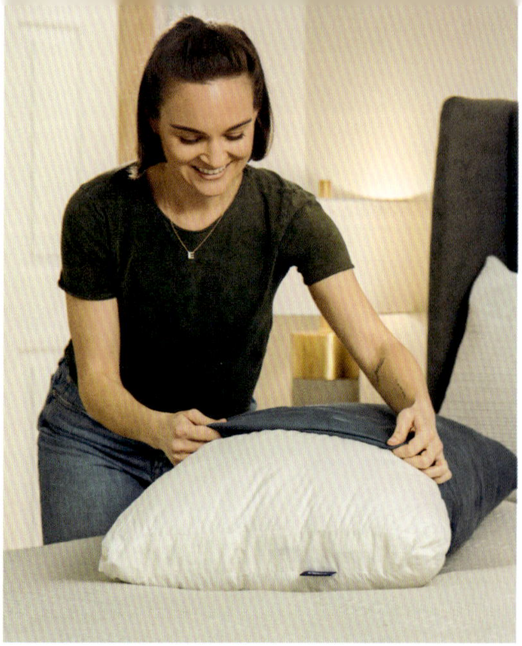

WIE LÄUFST DU?
Läufst du immer mit gesenktem Kopf und schaust auf den Boden direkt vor deinen Füßen? Das belastet die Wirbelsäule unnötig und führt zu Dysfunktionen im und rund um den Hals.

Korrektur: Schaue beim Laufen nach vorne. Blicke im Wechsel zum Horizont und auf den Weg vor deinen Füßen.

WIE ALT IST DEIN KOPFKISSEN?
Nach langem Gebrauch ist ein Kissen flach oder verformt, der Kopf liegt dann tiefer als die Schulter, was Schmerzen verursacht. Welches Kissen für dich am besten ist, hängt von vielen Faktoren und deinem persönlichen Empfinden ab.

Korrektur: Ist dein Kissen mehr als drei Jahre alt, ist es Zeit, es auszuwechseln.

SCHLÄFST DU AUF DER SEITE?
Vor allem Seitenschläfer klagen über eingeschränkte Beweglichkeit und Schmerzen im Hals, weil ihr Kopfkissen meistens zu weich und zu flach ist. Doch auch jede andere Schlafposition kann bei Schmerzen im Halsbereich eine Rolle spielen.

Korrektur: Schläfst du auf der Seite, probiere ein Kissen mit etwas mehr Festigkeit und Dicke aus oder wechsle die Seite.

SIND PC UND FERNSEHER AUF AUGENHÖHE?
Fotografiere dich am Schreibtisch und vor dem Fernseher und prüfe, ob die Bildschirme auf Augenhöhe oder höher bzw. tiefer stehen.

Korrektur: Ist dein Kinn sichtbar nach oben oder unten gestreckt, korrigiere die Höhe von Bildschirm, Stuhl oder Schreibtisch.

FUNKTIONELLE GEWOHNHEITEN

> Bildschirme und Stress spielen bei Schmerzen in Kopf und Hals die größte Rolle.

DREHST DU REGELMÄSSIG DEN KOPF UND HÄLTST IHN IN DIESER POSITION?
Vielleicht schaust du am Schreibtisch oder an einem anderen Platz ständig nach links oder rechts? Ich habe es bei mir bemerkt – wenn ich an einer bestimmten Stelle auf dem Sofa sitze, drehe ich meinen Kopf immer ganz nach rechts oder links, um fernzusehen oder mich mit anderen zu unterhalten!

Korrektur: Wenn du dieses Verhalten regelmäßig feststellst, wechsle den Platz oder deine Sitzhaltung.

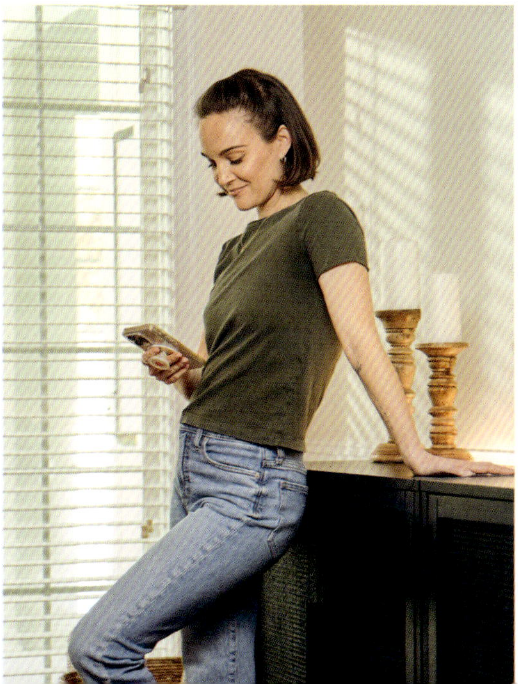

WIE OFT SCHAUST DU AUFS SMARTPHONE?
Wir alle machen das, und ich schlage nicht vor, dass du dein Handy weglegst. Aber mach dir ab und zu deine Bildschirmzeit bewusst.

Korrektur: Reduziere unnötige Bildschirmzeit.

TRÄGST DU DEINE TASCHEN IMMER AUF DERSELBEN SEITE?
Funktionsstörungen im Schulterbereich können sich als Schmerzen im Nacken bemerkbar machen. Taschen immer auf derselben Seite zu tragen, fördert Beschwerden.

Korrektur: Wechsle regelmäßig die Seite und verringere das Gewicht deiner Taschen.

BIST DU GESTRESST?
Eine häufige Ursache z. B. für Kiefergelenksstörungen und Spannungskopfschmerz ist Stress. Zum Entspannen musst du nicht unbedingt meditieren, sondern kannst alles tun, was dich beruhigt: ein Spaziergang, Zeit mit Freunden, Musik hören, weniger Nachrichten schauen, malen, tanzen oder jede andere künstlerische Betätigung – wichtig ist, dass es dir Freude bereitet.

Korrektur: Mach erdende und stressreduzierende Aktivitäten zur täglichen Gewohnheit.

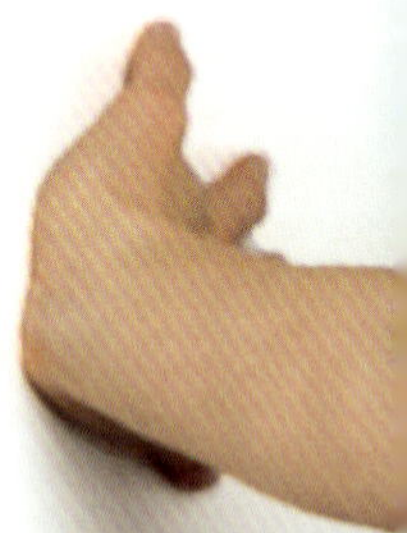

SCHULTERN

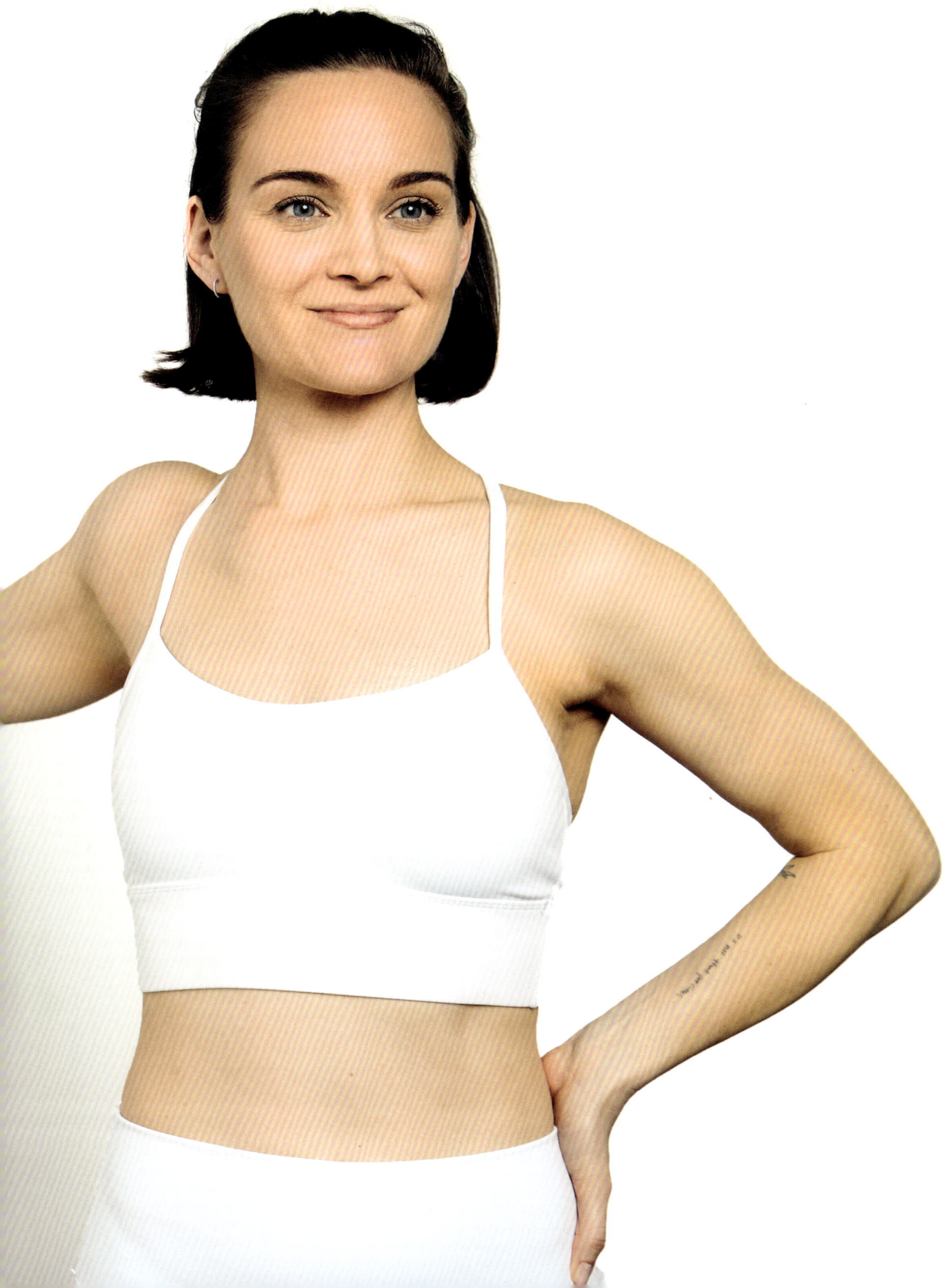

Von allen Gelenken im Körper verfügen die Schultern über die größte Beweglichkeit.

Die Muskeln rund um die Schulter erfüllen viele Aufgaben. Unter anderem verbinden sie die Knochen, bewegen den Arm vom Körper weg und zur Körpermitte hin, strecken ihn über den Kopf und nach hinten und rotieren ihn nach innen und außen. Das Schultergelenk zählt zu den Gelenken, die sich am leichtesten ausrenken. Es ist ein Kugelgelenk (wie die Hüfte), seine Architektur stützt sich aber hauptsächlich auf Bänder und Muskeln, nicht auf eine knöcherne Struktur. Seine Verletzlichkeit ist zugleich seine Stärke – von allen Gelenken im Körper verfügen die Schultern über die größte Beweglichkeit. Man denke an einen Kricketspieler. Die hohe Wurfgeschwindigkeit, die er erzielt, ist auf den Bewegungsspielraum und die Kraft in der Schulter zurückzuführen. Aber dieses starke Gelenk ist auch anfällig für Überlastung oder Verletzungen. Sein Aufbau ist komplex, und wenn die Bestandteile nicht optimal positioniert sind, können Verspannungen, Beschwerden und Schmerzen auftreten. Wir betrachten das Gelenk hier nicht in allen Einzelheiten, sondern nur die Bereiche, die häufig Probleme bereiten. Bei den Schultern geht es um ein ausgewogenes Verhältnis von Flexibilität und Kraft.

ANATOMIE DER SCHULTER

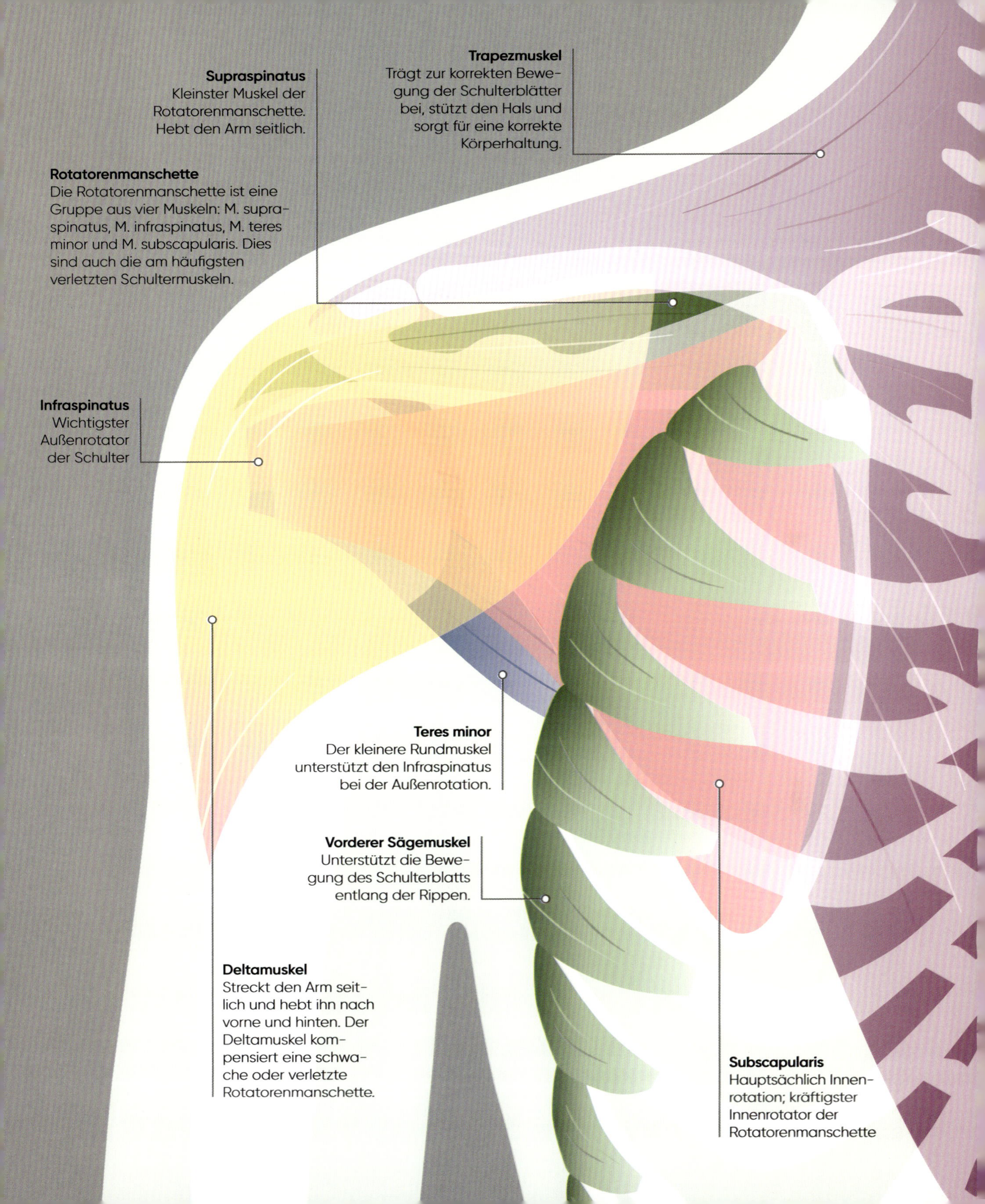

Trapezmuskel
Trägt zur korrekten Bewegung der Schulterblätter bei, stützt den Hals und sorgt für eine korrekte Körperhaltung.
Supraspinatus
Kleinster Muskel der Rotatorenmanschette. Hebt den Arm seitlich.
Rotatorenmanschette
Die Rotatorenmanschette ist eine Gruppe aus vier Muskeln: M. supraspinatus, M. infraspinatus, M. teres minor und M. subscapularis. Dies sind auch die am häufigsten verletzten Schultermuskeln.
Infraspinatus
Wichtigster Außenrotator der Schulter
Teres minor
Der kleinere Rundmuskel unterstützt den Infraspinatus bei der Außenrotation.
Vorderer Sägemuskel
Unterstützt die Bewegung des Schulterblatts entlang der Rippen.
Deltamuskel
Streckt den Arm seitlich und hebt ihn nach vorne und hinten. Der Deltamuskel kompensiert eine schwache oder verletzte Rotatorenmanschette.
Subscapularis
Hauptsächlich Innenrotation; kräftigster Innenrotator der Rotatorenmanschette

Du hast das Gefühl, dass unter einem Schulterblatt ein fester Knoten sitzt, den du nicht lösen kannst? Möglicherweise lässt er sich nicht mit Dehnen, sondern durch Kräftigung beseitigen.

WAHR ODER FALSCH?

Wenn du beim Training ein Knacken in den Schultern hörst, ist das bedenklich.

ES GIBT EINE GUTE UND EINE SCHLECHTE NACHRICHT. Knacken in der Schulter bei Bewegung oder Sport kann auf eine Verletzung hindeuten, auch ohne Schmerzen. Wenn du besorgt bist oder eine Verletzung vermutest, suche ärztlichen Rat. Die gute Nachricht ist, dass eine Verletzung oder ein Sehnenriss eher selten die Ursache für schmerzloses Knacken sind. Weit häufiger bewegt sich Weichteilgewebe über und um knöcherne Bereiche, was in der Regel harmlos ist.

Manchmal sind Muskeln nur leicht verspannt und profitieren von einer guten Dehnung. In anderen Fällen deuten Schmerzen und Steifheit auf Schwäche statt auf Verspannung hin. Im Falle eines Knotens unter dem oder rund um ein Schulterblatt ist das häufig der Fall – insbesondere der Supraspinatus und der obere und untere Trapezmuskel sind betroffen. Funktionstüchtige Schulterblätter gleiten die Rückseite des Brustkorbs entlang, wenn eine Bewegung dies erfordert. Werden sie aufgrund einer Muskelschwäche »klebrig« , treten in den Schultern Schmerzen oder Einschränkungen auf. Die erste Korrektur besteht aus einer einfachen Übung, die eine Geist-Körper-Verbindung herstellt. Dadurch wird der Fokus von der Vorderseite der Schultern auf die Schulterblätter verlagert, was eine gesunde Bewegung fördert. Die zweite Korrektur baut auf der ersten auf; sie mobilisiert und aktiviert die betroffenen Bereiche.

KNOTEN UNTER SCHULTERBLÄTTERN

KNOTEN UNTER SCHULTER KORREKTUR 1

Praktiziere diese Übung als Vorbereitung auf weitere.

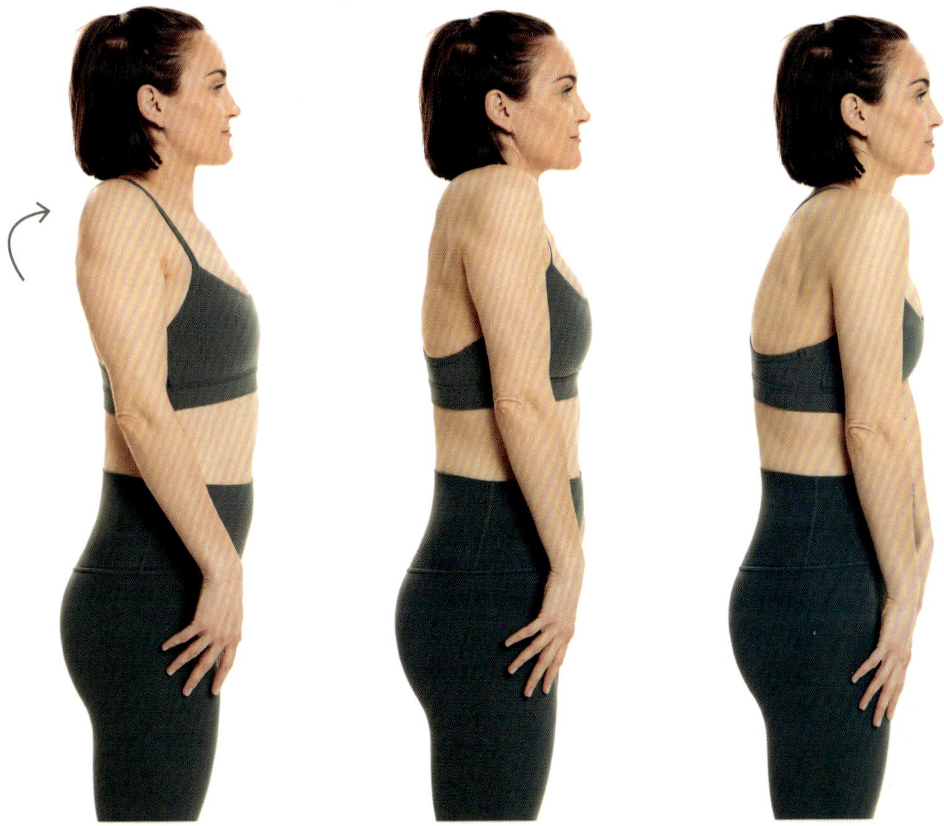

Schultern nach hinten rollen Wir führen diese Bewegung meistens mit der Schultervorderseite an – versuche, mit den Schulterblättern zu führen. Die Vorderseite ist zwar stark an der Bewegung beteiligt, sollte sie aber nicht dominieren. Rolle die Schultern in kreisförmigen Bewegungen nach vorne und visualisiere dabei die Muskulatur rund um die Schulterblätter. Das fühlt sich anfangs ungewohnt an, aber wenn du die Körper-Geist-Verbindung herstellst, kommt es dir bald natürlicher vor.

KNOTEN UNTER SCHULTER KORREKTUR 2

Übe diese Sequenz 3–5 x pro Woche für 2–4 Wochen.

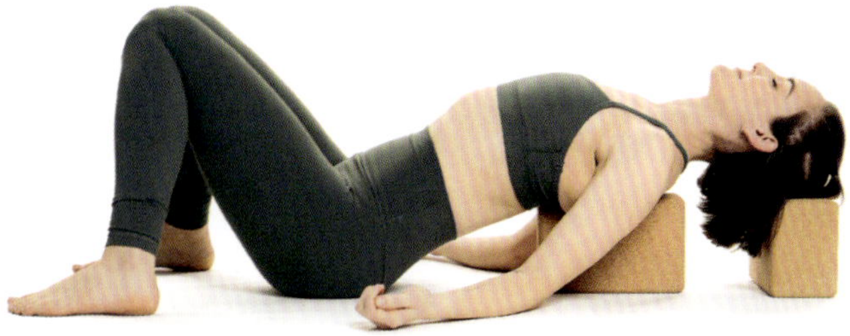

1. Brustöffner auf Blöcken (1 Minute halten) Ein Block steht etwa auf Höhe der unteren Spitzen der Schulterblätter zwischen den Schulterblättern, der andere stützt den Kopf. Strecke die Arme zur Seite und spüre, wie sich die Brustmuskeln dehnen und entspannen.

SCHON GEWUSST?

Wenn wir eine Seite unseres Körpers mehr benutzen als die andere, ist es unvermeidlich, dass beide Seiten unterschiedlich beweglich und kräftig sind. Vielleicht stellst du fest, dass die Seite, mit der du öfter hebst, hältst, trägst, greifst usw. kräftiger ist. Die andere Seite ist möglicherweise etwas beweglicher.

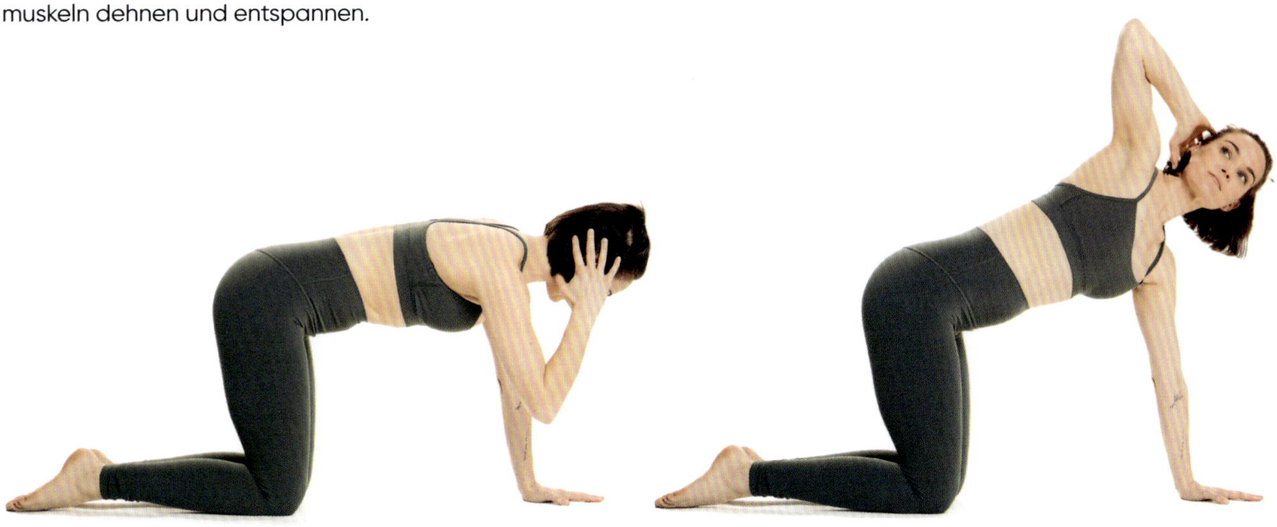

2. Rotation der Brustwirbelsäule (je Seite 10 x) Beginne im Vierfüßlerstand mit geradem Rücken. Kopf und Nacken bilden eine Linie. Halte das Becken neutral und ruhig. Das Brustbein führt die Bewegung an, nicht der Ellbogen. Drehe dich nur so weit, wie es angenehm ist; erzwinge nicht mehr.

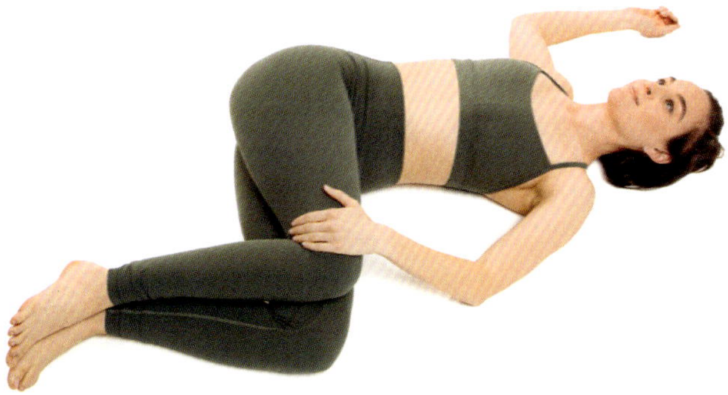

3. Drehung in Rückenlage (je Seite 30 Sekunden halten)
Bring die Knie über die Hüften und lass sie dann sanft auf eine Seite fallen. Die Brust zeigt nach oben. Öffne den Arm zur Seite und drehe die Handfläche nach oben. Blicke gerade nach oben oder drehe den Kopf in die den Beinen entgegengesetzte Richtung.

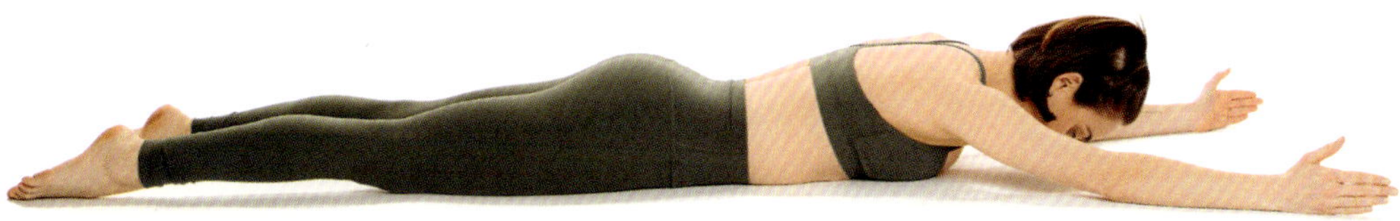

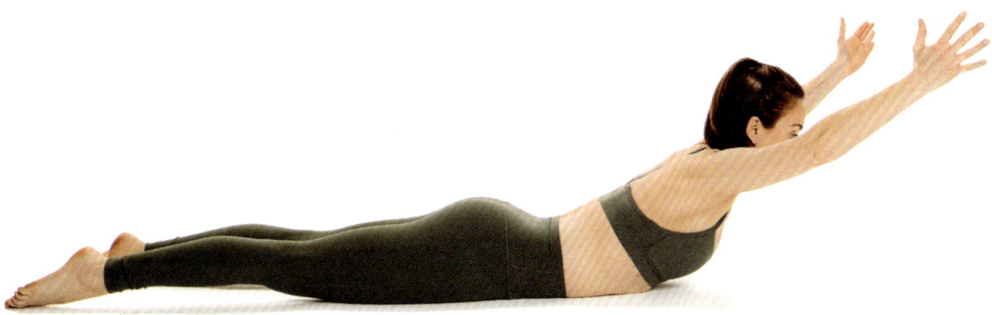

4. Heuschrecke mit Armheben (10 x) Strecke in Bauchlage die Arme über den Kopf und bilde ein »Y« . Unterkörper, Beine und Füße bleiben am Boden. Hebe den Oberkörper mit dem Ausatmen an, die Daumen zeigen nach oben. Kehre mit dem Einatmen zum Anfang zurück.

Schiefe Schultern können durch Skoliose oder Verletzungen verursacht werden, meistens sind sie aber die Folge von schlechten Gewohnheiten, falschem Training oder Überlastung.

SCHON GEWUSST?

Ein Schulterschiefstand kann durch Skoliose verursacht werden. Hättest du eine Skoliose, wüsstest du das wahrscheinlich, denn die wird meistens schon im Kindesalter festgestellt. Wenn du aber denkst, dass du darunter leiden könntest, solltest du deine Wirbelsäule untersuchen lassen.

Eine häufige Ursache sind überaktive Schulterblattheber, die daher kommen können, dass man auf der Seite schläft und seinen Kopf mit einem Arm abstützt oder schwere Taschen immer auf derselben Seite trägt. Der Körper reagiert darauf, indem er die belastete Schulter anhebt und den Kopf leicht in ihre Richtung neigt. Passiert das regelmäßig, organisiert sich der Körper um, damit er die Anforderung besser erfüllt. Infolgedessen steht dann eine Schulter etwas höher als die andere. Die Korrektur behandelt Triggerpunkte in den Schulterblatthebern, den oberen Trapezmuskeln und dem großen Kopfwender.

SCHIEFE SCHULTERN

SCHIEFE SCHULTERN KORREKTUR

Wiederhole die Sequenz 3x je Seite und dehne die höhere Seite jeweils 5–10 Sekunden länger. 4x pro Woche für 3–4 Wochen.

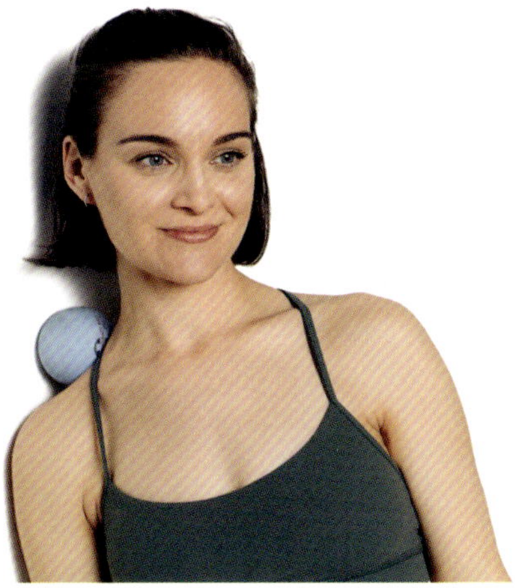

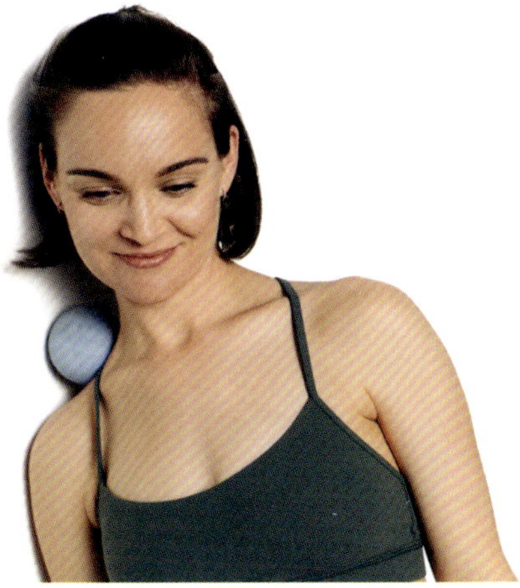

1. Myofasziale Entspannung der Schulterblattheber und oberen Trapezmuskeln Drücke mit dem Ball mit leichtem Druck fünf bis acht Atemzüge lang auf eine empfindliche Stelle. Wenn der Schmerz nachlässt, gehe weiter zur nächsten Stelle. Finde drei oder vier sensible Stellen und folge einem Rhythmus: Stelle finden, mehrere Atemzüge lang halten, zur nächsten Stelle gehen. Beginne mit den Schulterblatthebern und wandere zu den Trapezmuskeln, die auf der Oberseite der Schulter bis zum Nacken verlaufen.

2. Großen Kopfwender dehnen Verschränke die Hände hinter dem Rücken und lege sie auf eine Hüfte. Neige dich zur gleichen Seite und blicke nach unten.

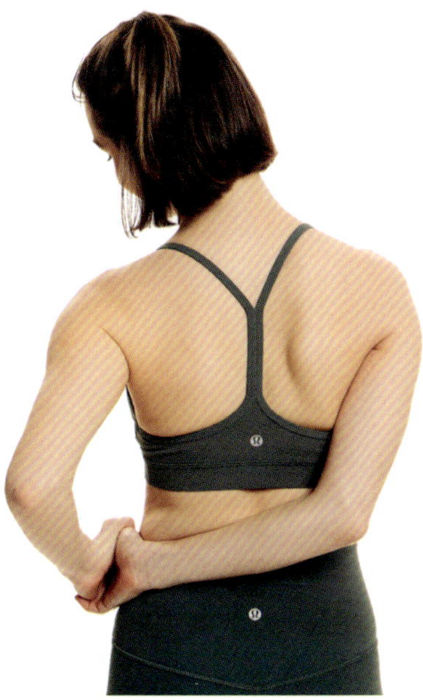

SCHON GEWUSST?

Die Sequenz löst Triggerpunkte in den Schulterblatthebern, den oberen Trapezmuskeln und dem großen Kopfwender, die in dieser Haltung oft überaktiv und sensibel sind. Triggerpunkte sind empfindliche Bereiche innerhalb eines Muskels, die durch Verspannung, Verhärtung, Überlastung oder eine chronisch schlechte Körperhaltung entstehen.

ABSTEHENDE SCHULTERBLÄTTER

Als Engelsflügel wird eine Haltungsabweichung bezeichnet, bei der die Innenränder der Schulterblätter stark vom Rücken abstehen. Dies kann zu Einschränkungen bei Überkopftätigkeiten oder Armbewegungen führen.

Diese Einschränkung der Beweglichkeit der Schulterblätter kann schmerzhaft sein. Liegt keine Verletzung oder Erkrankung vor, ist sie in den meisten Fällen auf eine schlechte Körperhaltung oder Muskelschwäche zurückzuführen, die oft durch falsche Gewohnheiten hervorgerufen wird. Da meistens mehrere Muskeln betroffen sind, zielt auch die Korrektur auf mehrere Muskeln ab. Sie kräftigt einen schwachen vorderen Sägemuskel, eine der häufigsten Ursachen für Schmerzen in diesem Bereich, spricht aber auch die oberen Trapezmuskeln, die Schulterblattheber und die Rhomboiden an, die häufig überlastet sind.

TESTE DICH

Nimm dich mit dem Smartphone auf oder bitte jemanden es zu tun. Mach deinen Oberkörper frei, sodass du deinen Rücken gut sehen kannst. Hebe die Arme langsam schulterbreit über den Kopf. Die Handflächen zeigen nach außen. Dann senke die Arme langsam seitlich vom Körper nach unten, bis die Handflächen nach unten zeigen. Wenn sich die Hände etwa auf Höhe der unteren Rippen befinden, siehst du vielleicht, dass die Schulterblätter vom Brustkorb abstehen. In diesem Fall haben wir etwas Arbeit vor uns!

ABSTEHENDE SCHULTER KORREKTUR

Die Sequenz stabilisiert die Muskeln, damit die Schulterblätter anliegen. Übe sie 3x nacheinander, 3–4x pro Woche.

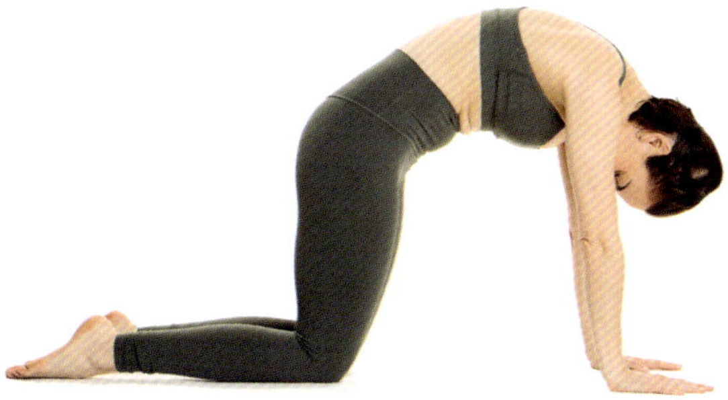

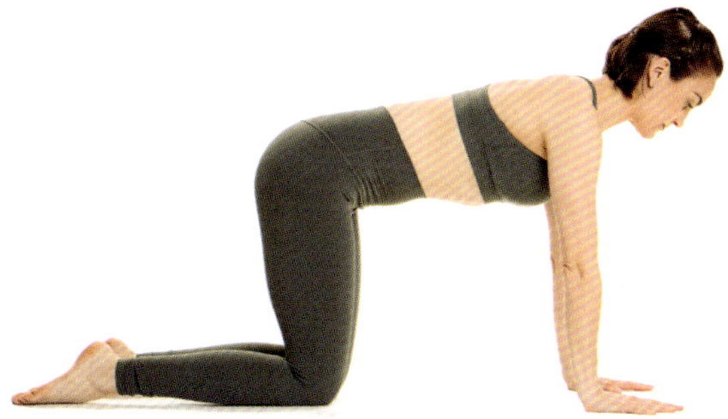

1. Katze/neutrale Haltung (5x je 10 Sekunden halten)
Ziehe für die Katze das Steißbein unter den Körper und spreize die Schulterblätter. Kehre dann in die neutrale Haltung zurück und schau zwischen die Hände.

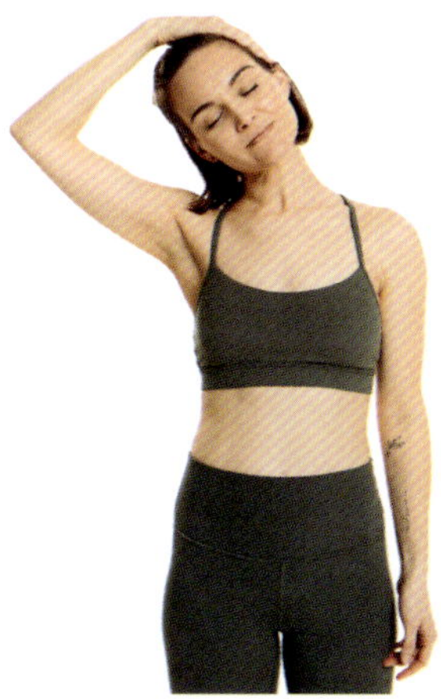

2. Im Stand Nacken seitlich dehnen (je Seite 15 Sekunden halten)
Lege im Stand die rechte Hand auf die gegenüberliegende Schläfe und die andere Hand an die Seite.

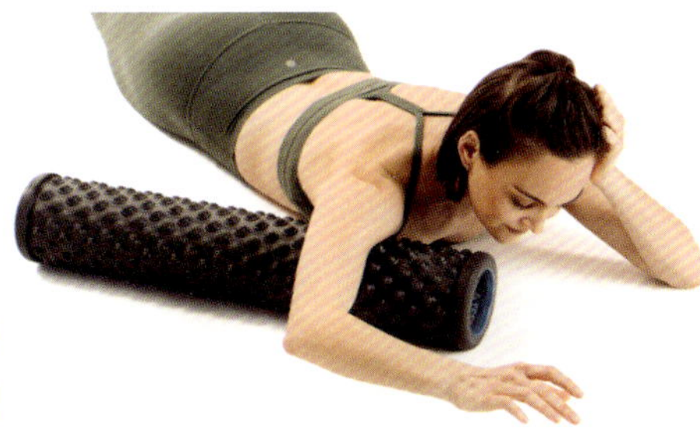

3. Myofasziale Entspannung der Brustmuskeln mit Schaumstoffrolle (30 Sekunden halten) Lege die Schaumstoffrolle im 45-Grad-Winkel unter den Arm, quer zu den Brustmuskeln. Strecke den Arm seitlich aus, Ellbogen gebeugt, lass den Oberkörper schwer werden.

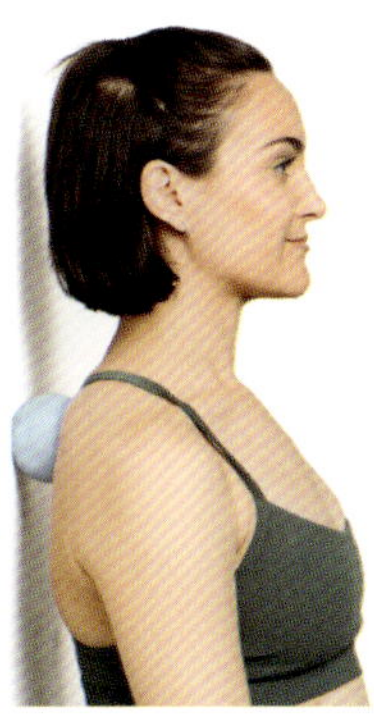

4. Myofasziale Entspannung der Rhomboiden mit Ball Positioniere den Ball zwischen Schulterblatt und Wirbelsäule. Beuge die Knie leicht, um den Druck zu erhöhen, und bewege den Arm langsam zehnmal auf und ab. Auf der anderen Seite wiederholen.

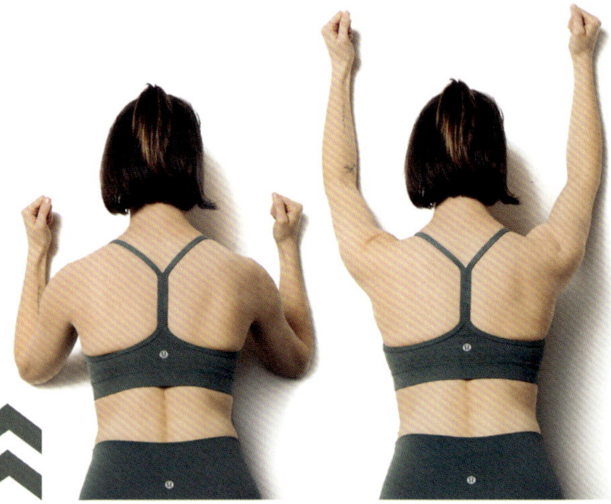

5. Wandgleiten mit den Unterarmen (10 x) Lehne den Oberkörper leicht nach vorne. Halte den unteren Teil des Brustkorbs unten, die Knie berühren leicht die Wand. Gleite mit den Unterarmen die Wand auf und ab und bleibe dabei durchgehend in Wandkontakt.

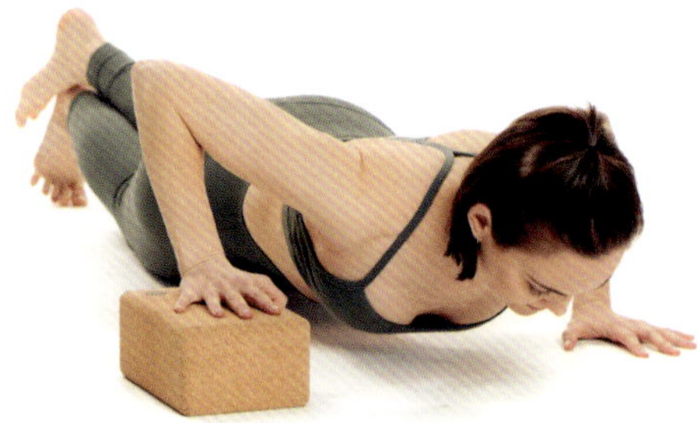

6. Asymmetrischer Liegestütz mit Block (je Seite 10 x) Setze eine Hand auf den Block und kreuze die Sprunggelenke. Senke den Brustkorb gerade ab, halte den Rumpf aktiv und die Wirbelsäule neutral. Strecke die Arme durch und hebe den Körper gerade an.

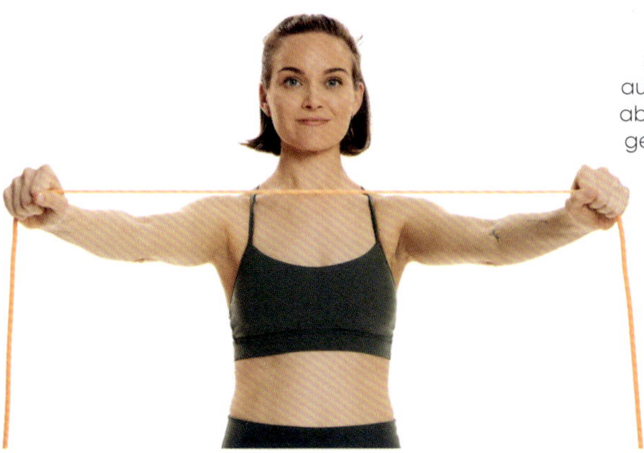

7. Band auseinanderziehen (10 x) Halte ein leichtes Widerstandsband schulterbreit. Beuge die Ellbogen minimal, ziehe das Band auseinander und lass es langsam in die Ausgangsposition zurückkehren.

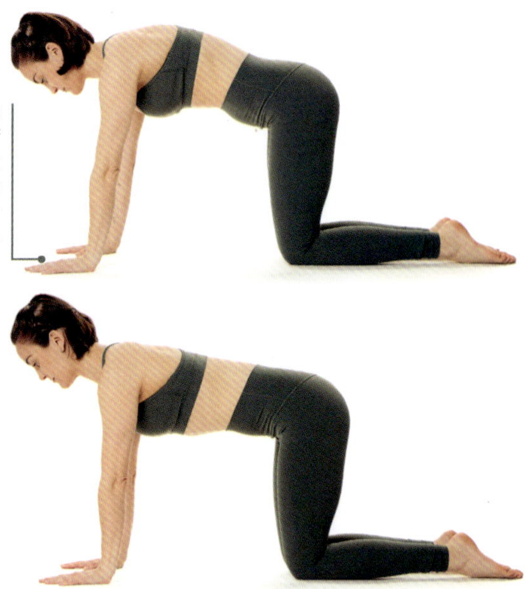

VARIANTE
Stütze dich auf den Fäusten statt auf flachen Händen ab, wenn die Handgelenke schmerzen.

8. Schulterblatt-Liegestütz (10 x) Platziere die Handgelenke unter den Schultern und halte die Wirbelsäule neutral. Drücke dich vom Boden weg und visualisiere, wie die Schulterblätter um den Brustkorb herumgleiten. Kehre zurück in die neutrale Position.

In den Monaten nach der Geburt eines Babys leidet die Haltung vieler junger Eltern: Das Tragen und Stillen des Babys schwächt Brust und Körpermitte, die Schultern sinken nach vorne.

TATSACHE!

In einer Hinsicht ist Yoga allein nicht ausreichend: Yoga hat so gut wie keinen Einfluss auf die Zugmuskulatur. Deshalb ist es wichtig, Yoga mit Krafttraining zu ergänzen. Nur so bleibt der Körper stabil und im Gleichgewicht.

Wenn du ein Baby hast, weißt du, wovon ich rede. Ich nenne eines meiner Kinder liebevoll »Klette«, weil es ständig Körperkontakt haben möchte. Es gehört zu den besonderen Anforderungen in dieser Lebenssituation und ist die Mühe natürlich wert, aber schwache Brust- und Rückenmuskeln können Schmerzen und Beschwerden rund um den Schultergürtel verursachen. Die Lösung? Durch Aktivierung der Rücken- und Schultermuskulatur stellen wir die erforderliche Stabilität her, um aufrecht zu stehen, die Schultern zurück in die neutrale Position zu bringen und Schmerzen zu lindern.

ELTERN-HALTUNG

ELTERNHALTUNG KORREKTUR

Übe die Sequenz jeden Tag, wenn sie dir gut tut, aber mindestens 3–4 x pro Woche. Innerhalb von 1–2 Wochen wirst du Besserung spüren.

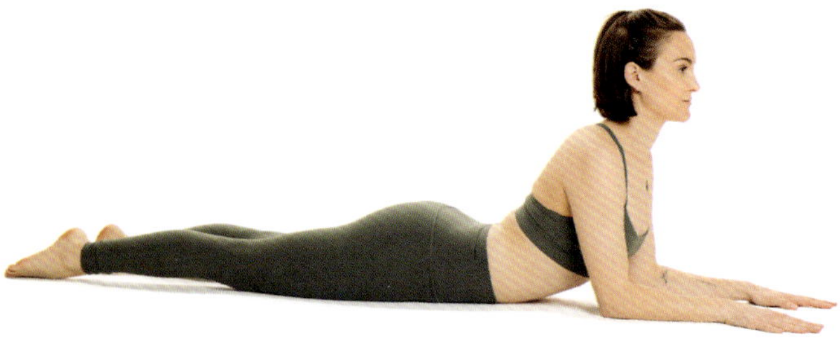

1. Sphinx (30 Sekunden halten) Platziere die Ellbogen unter den Schultern und strecke dich sanft von der Brust bis zum Scheitel nach oben. Aktiviere Beine und Oberkörper leicht und richte den Blick geradeaus, damit der Nacken neutral bleibt.

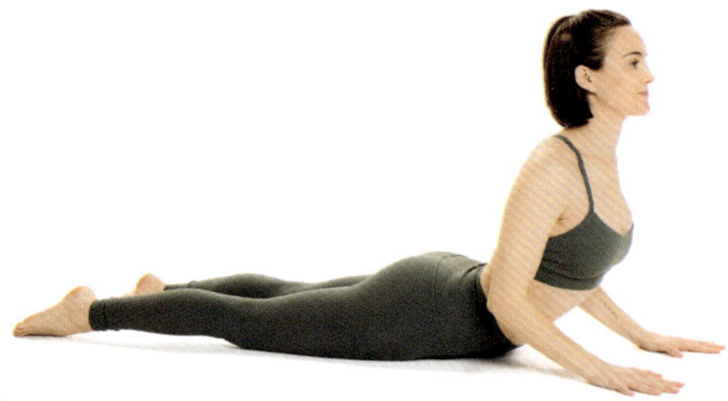

2. Kobra (3 Atemzüge lang halten) Bring in der Sphinx die Hände näher an die Brust. Hebe den Brustkorb über Druck auf die Hände leicht an. Halte die Ellbogen gebeugt und verringere jetzt den Druck auf die Hände auf ein Minimum. Anders gesagt: Hebe den Oberkörper aus der Rückenmuskulatur weiter an. Beine und Füße bleiben am Boden.

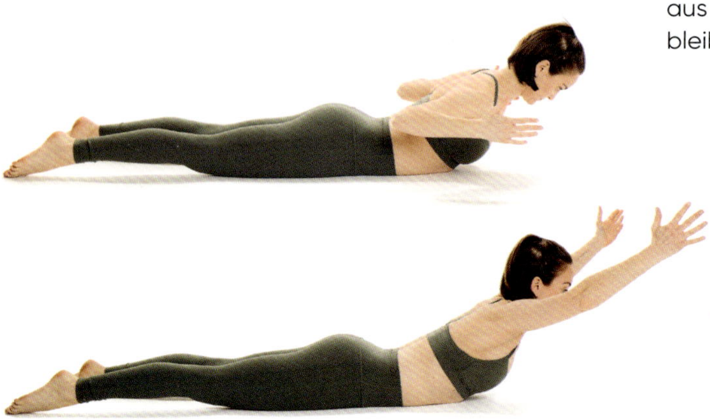

3. Torwartarme in der halben Heuschrecke (3 x) Halte in Bauchlage alles von den Hüften abwärts auf dem Boden. Hebe Brust und Arme leicht an, der Blick ist neutral, die Daumen zeigen nach oben. Visualisiere, wie die Hände nach vorne und außen reichen. Bring dann die Ellbogen wieder zu den Rippen.

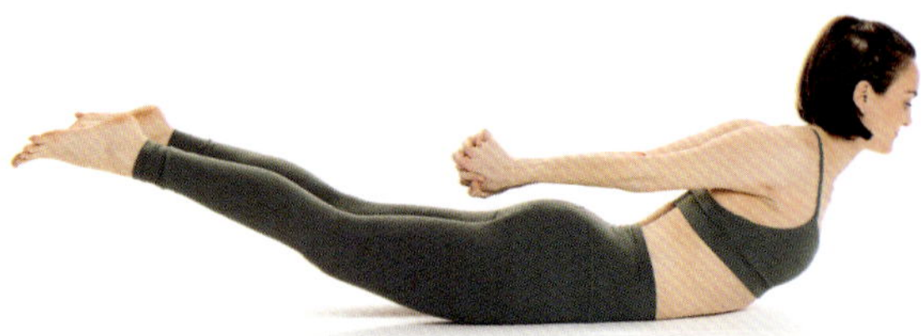

4. Heuschrecke (3–5 Atemzüge lang halten) Hebe in Bauchlage Brust, Arme und Beine an. Wie hoch, spielt keine Rolle. Stelle dir vor, wie du das Brustbein nach oben und die Füße nach hinten und oben hebst. Vergiss nicht zu atmen! Ist deine Atmung eingeschränkt, senke dich etwas und verkürze die Übungszeit.

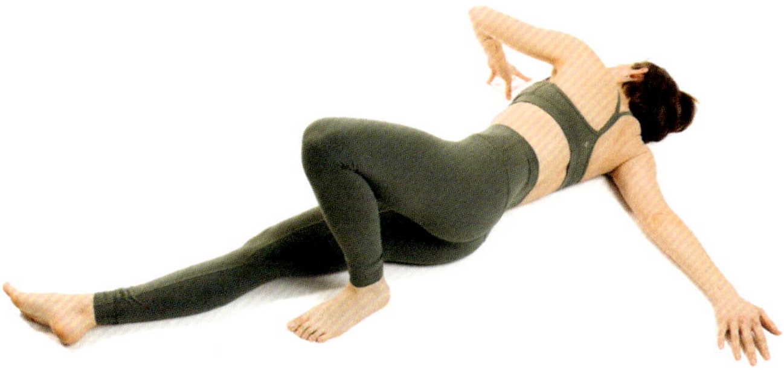

5. Brustmuskeln im Liegen dehnen (je Seite 30 Sekunden halten) Lege dich auf den Bauch und strecke einen Arm seitlich ab. Drücke dich mit dem anderen Arm auf die Seite und stelle den oberen Fuß hinter dir flach auf.

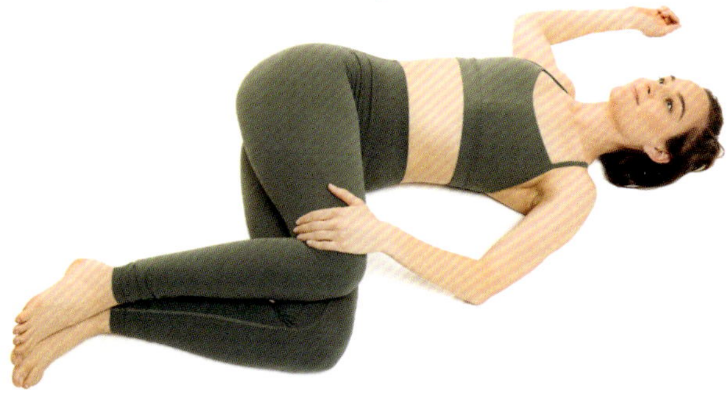

6. Drehung in Rückenlage (je Seite 30 Sekunden halten) Bring die Knie über die Hüften und lass sie dann sanft auf eine Seite fallen. Ziehe die Hüften möglichst nicht zur Seite und halte sie in einer Linie mit den Rippen und den Schultern. Blicke gerade nach oben oder drehe den Kopf in die den Beinen entgegengesetzte Richtung.

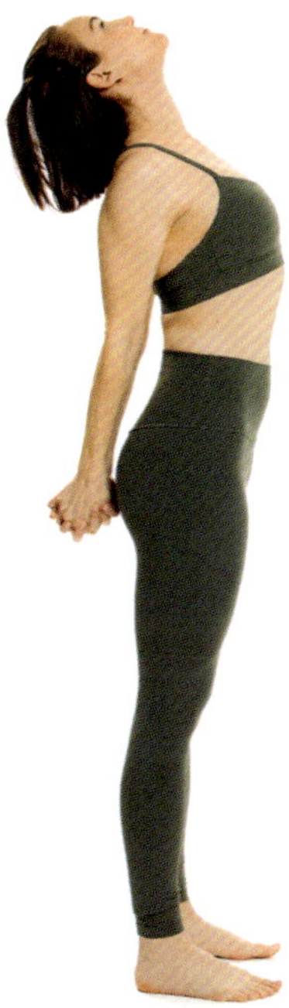

7. Hände im Stand verschränken (10 Sekunden halten) Stehe aufrecht, die Füße hüftbreit geöffnet. Verschränke die Hände hinter dem Rücken und schiebe sie Richtung Fersen. Hebe das Brustbein himmelwärts und schau in eine Richtung, die sich natürlich anfühlt.

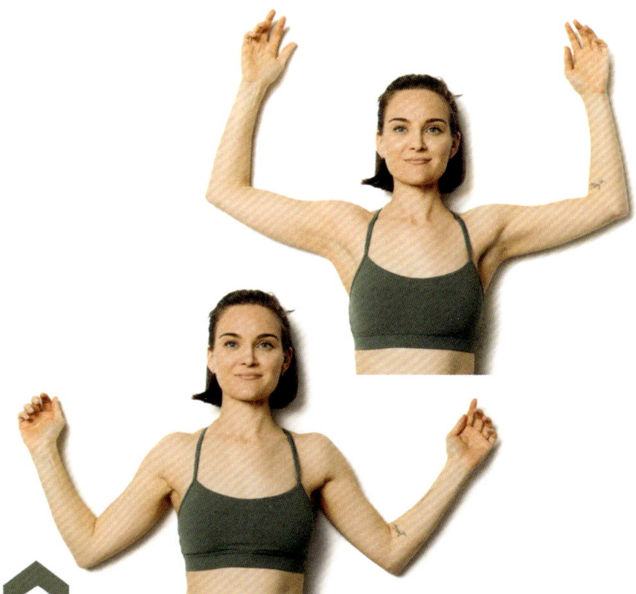

8. Engel an der Wand (10 x) Halte Gesäß, Rücken und Kopf an der Wand und bewege die Hände im »V« auf und ab. Wenn sich Handgelenke und Hände von der Wand lösen, verringere den Bewegungsumfang.

Du solltest in der Lage sein, einen Arm hinter dem Kopf und den anderen hinter dem Rücken zu beugen und die Hände an den Schulterblättern zusammenzuführen.

TESTE DICH

Strecke einen Arm nach oben und beuge ihn im Ellbogen. Beuge den anderen Ellbogen hinter dem Rücken nach oben und versuche, deine Hände zu greifen. Wenn sie weniger als 5 cm voneinander entfernt sind, hast du bestanden. Ist der Abstand größer, musst du etwas üben.

Auch wenn es sich dabei um keine komplizierte Bewegung handelt, ist sie doch komplex: Streckung und Innenrotation der einen Schulter sowie Beugung und Außenrotation der anderen zur gleichen Zeit.
Muskeln arbeiten paarweise zusammen. Der Hauptakteur bei einer Bewegung wird als Agonist bezeichnet, sein Gegenspieler ist der Antagonist. Wenn sich der Agonist zusammenzieht, entspannt sich der Antagonist. Ist der Agonist überaktiv, hat es der Antagonist schwer und umgekehrt. Die folgenden Korrekturen helfen, die Beweglichkeit in jede Richtung zu verbessern. Du wirst dich sofort ein Stückchen freier fühlen. Lässt sich dein Arm nur begrenzt oder eingeschränkt anheben, beginne mit der ersten Sequenz. Ist vor allem dein Unterarm eingeschränkt beweglich, mit der zweiten.

HÄNDE RÜCKLINGS VERSCHRÄNKEN

STEIFER OBERARM KORREKTUR

Wiederhole die Sequenz 3x.
Übe sie bis zu 4x pro Woche für 3–4 Wochen.

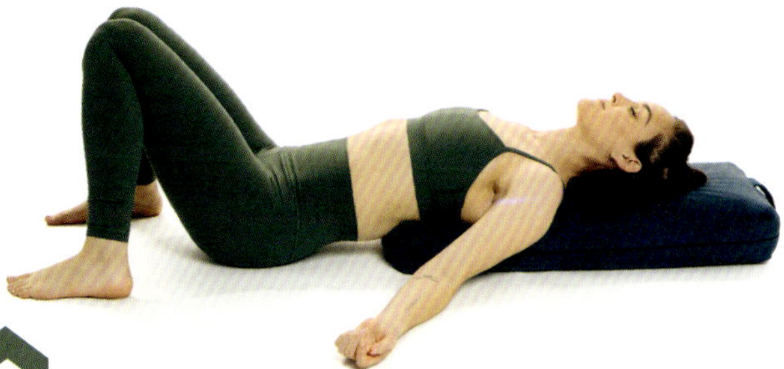

1. Gestützte Rückbeuge auf Polster (1–2 Minuten halten)
Lege dir ein Polster oder Kissen unter, das mindestens vom Kopf bis zur Rückenmitte reicht. Entspanne den Oberkörper und lege die Arme seitlich ab.

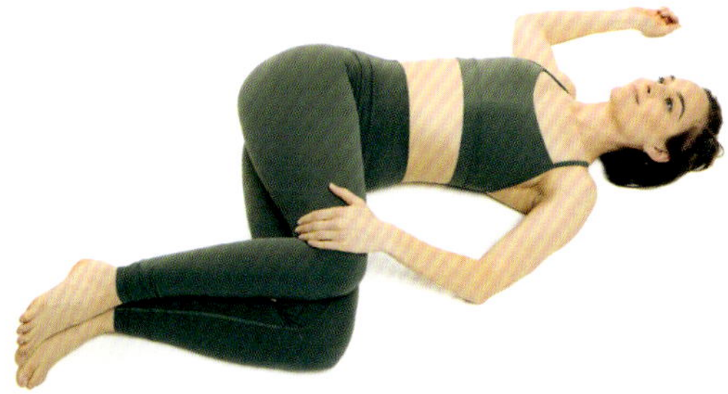

2. Drehung in Rückenlage (je Seite 1 Minute halten)
Bring in der Rückenlage die Knie über die Hüften und lass sie dann sanft zu einer Seite fallen. Öffne den gegenüberliegenden Arm zur Seite. Halte beide Schultern auf dem Boden. Hebt sich eine an, schiebe einen Block oder ein Polster unter deine Knie.

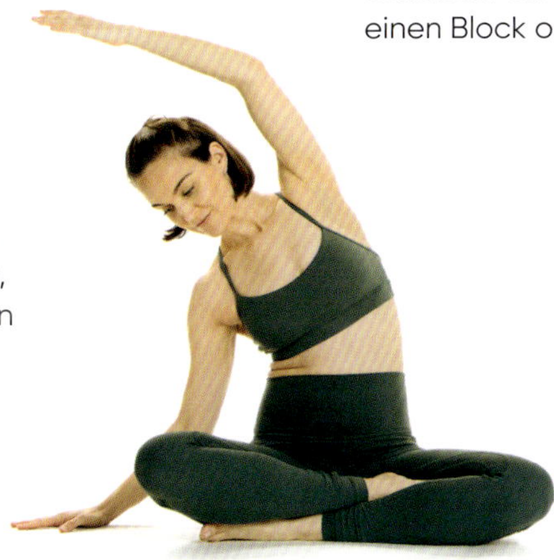

3. Seitbeuge im Sitzen (je Seite 15 Sekunden halten) Sitze bequem, stelle eine Hand auf dem Boden ab, strecke den anderen Arm nach oben und beuge dich zur Seite.

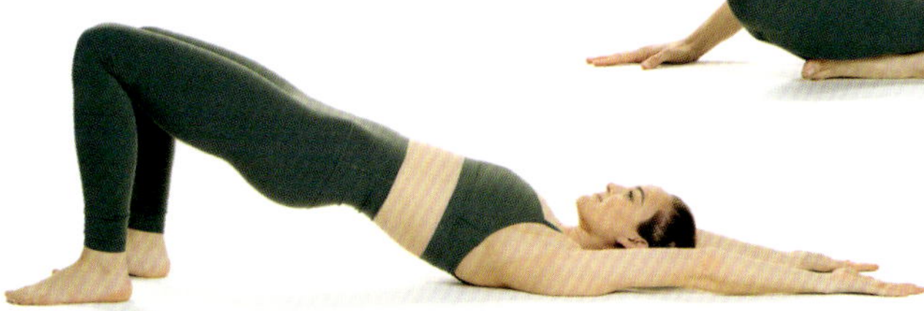

4. Halbe Brücke mit Armheben und -senken (10x) Stelle die Füße hüftbreit auf. Hebe die Hüften an und strecke die Arme über den Kopf. Senke die Hüften wieder ab und führe die Arme zurück neben den Körper.

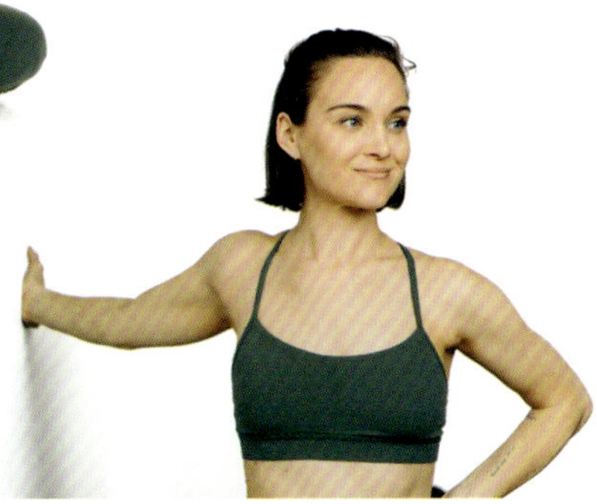

5. Keil an Tür/Wand (je Seite 30 Sekunden halten)
Strecke den Arm in Brusthöhe und lege die Hand an die Wand. Bewege den Körper nach vorne, bis du eine Dehnung in den Brustmuskeln spürst.

UNTERARM KORREKTUR

Wiederhole die Sequenz 3 x. Übe sie bis zu 4 x pro Woche für 3–4 Wochen.

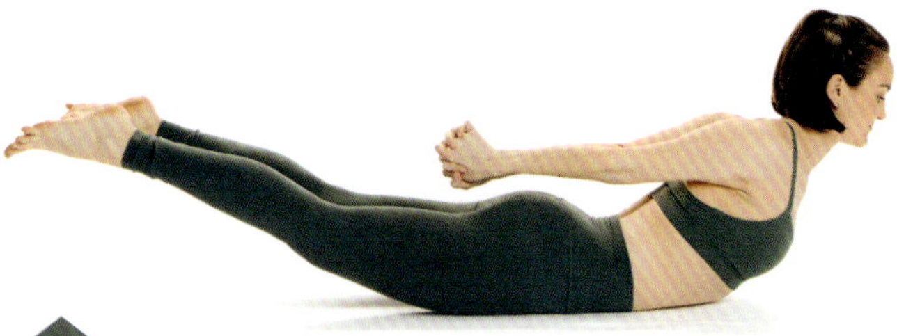

1. Heuschrecke (10 Sekunden halten) Hebe mit dem Einatmen Brust, Arme und Beine an. Richte den Blick nach unten und halte den Nacken neutral.

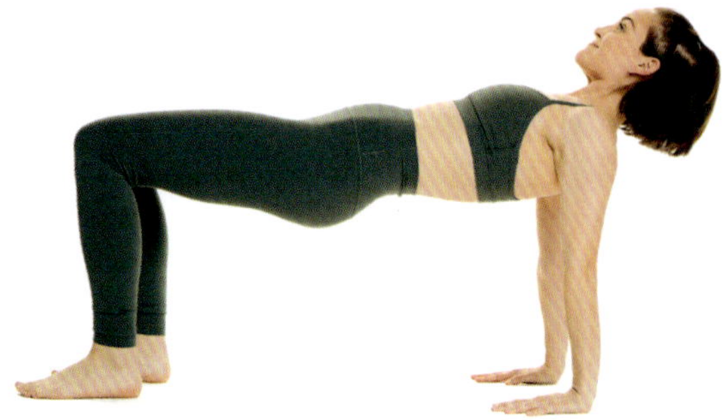

2. Umgekehrte Tischhaltung (30 Sekunden halten) Setze dich auf den Boden und stelle die Füße auf. Lege die Hände mit den Fingerspitzen nach vorne neben dich. Drücke Fersen und Hände in den Boden und hebe die Hüften. Wenn möglich, bring sie auf Höhe der Knie.

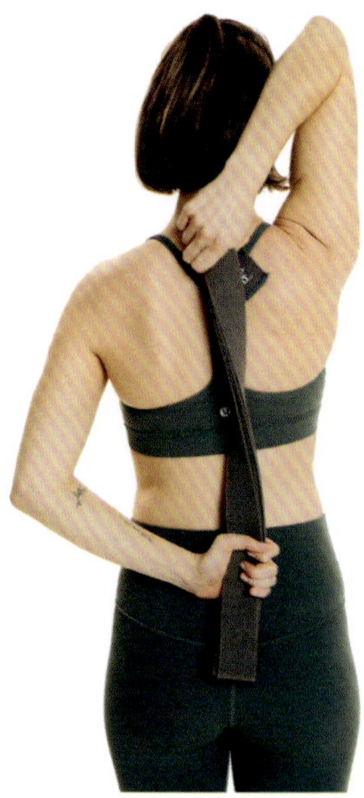

3. Schulter dehnen mit Gurt (je Seite 30 Sekunden halten) Fasse das Ende eines Gurts (oder Handtuchs) mit der rechten Hand und halte es hinter dem Rücken. Greife mit der linken Hand nach dem anderen Ende. Nähere beide Hände einander an und halte die Position.

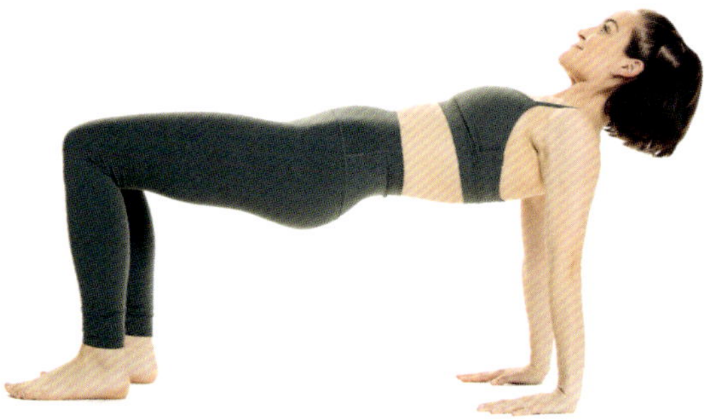

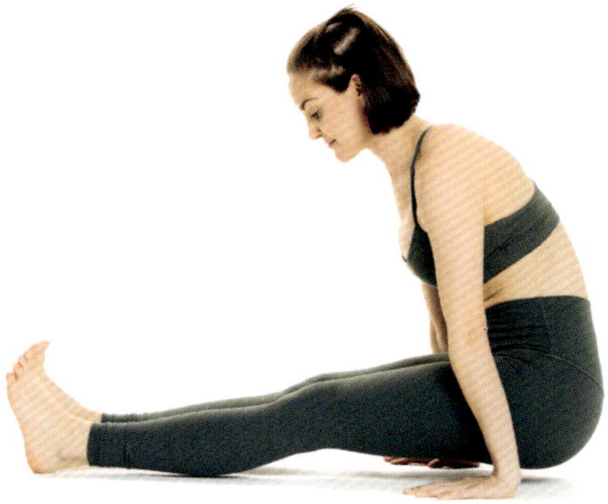

4. Umgekehrte Tischhaltung/Beinstreckung (10 x) Gehe in die umgekehrte Tischhaltung wie in Übung 2. Schiebe die Hüften nach hinten unten zwischen die Arme und strecke die Beine. Kehre dann zurück in die Ausgangsposition.

TIPP

Wenn du nicht aus der umgekehrten Tischhaltung in die Beinstreckung wechseln kannst, halte die umgekehrte Tischhaltung drei bis vier Atemzüge lang und setze dich dann auf den Boden (5–8 x).

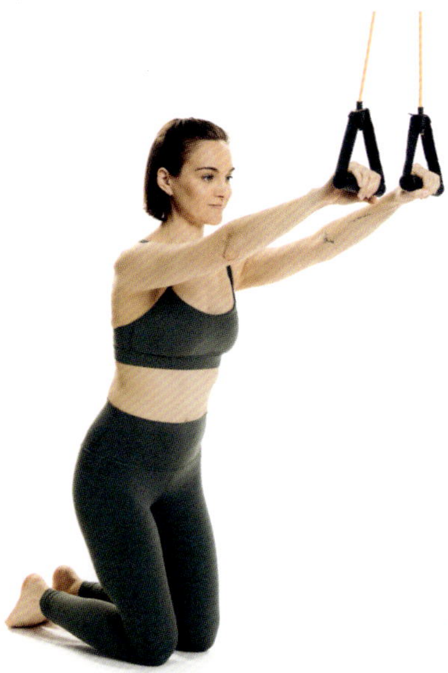

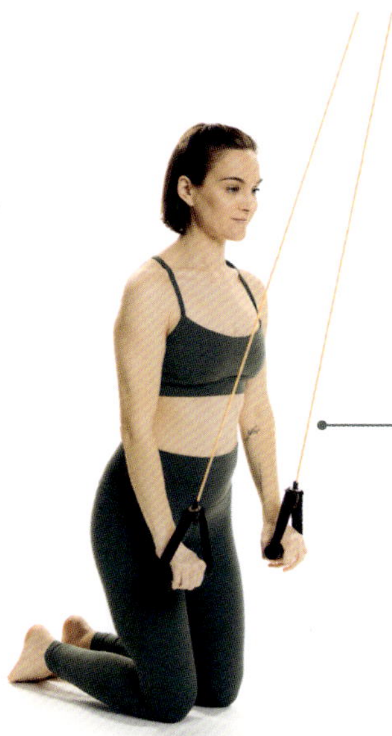

VARIANTE
Zum Üben zu Hause das Widerstandsband an einem Türanker befestigen.

5. Pull-downs (10 x) Gehe in den Kniestand und beuge dich aus der Hüfte leicht vor. Aktiviere die Körpermitte und halte den Nacken neutral. Die Handflächen zeigen nach unten, während du die Arme gerade nach hinten und unten bewegst, ohne die Ellbogen zu beugen.

TRÄGST DU DEINE TASCHEN IMMER AUF DERSELBEN SEITE?
In meinem ersten Jahr am College zog ich eine modische Tasche dem praktischen Rucksack vor, obwohl ich täglich mehrere 400-seitige Lehrbücher kilometerweit mit mir herumschleppte. Meine Schulter tat mir eigentlich immer weh. Selbst wenn du nicht 10 kg Bücher transportieren musst, trägst du wahrscheinlich jeden Tag eine Hand- oder Arbeitstasche mit einigem Inhalt auf derselben Seite.

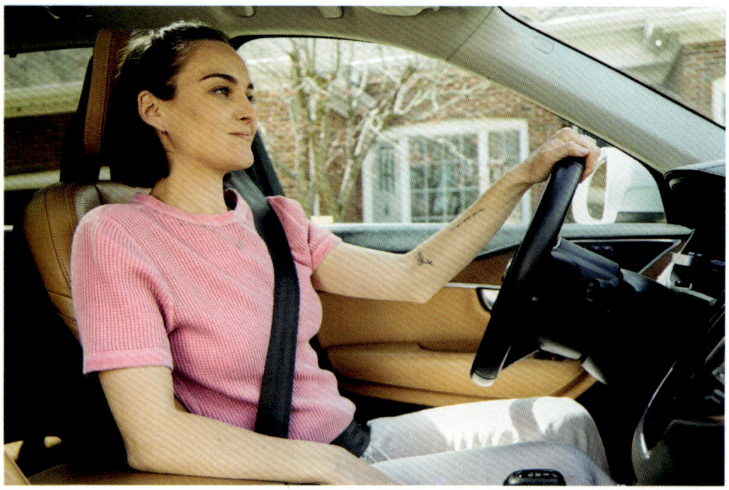

Korrektur: Verringere möglichst regelmäßig das Gewicht, das du mit dir herumträgst, und wechsle die Seite, auf der du es trägst.

LEHNST DU DICH BEIM AUTOFAHREN AUF EINE SEITE?
Ich ertappe mich regelmäßig dabei. Eine Hand liegt am Lenkrad, der andere Arm auf der Ablage. Wenn du oft und lange Auto fährst, kann sich das auf mehrere Stunden pro Woche summieren, in denen du eine asymmetrische Körperhaltung einnimmst.

Korrektur: Achtsamkeit! Lehne dich auch zur anderen Seite und sitze möglichst so, dass dein Brustkorb parallel zum Lenkrad ist.

TRÄGST ODER FÜTTERST DU DEINE KINDER IMMER AUF DERSELBEN SEITE?
Wenn du jahrelang jeden Tag 5 bis 20 kg mit einem Arm auf einer Hüfte hältst, belastet das die Schultern. Ebenso Stillen und Füttern: Die Position, in der die meisten von uns Babys füttern, beugt die Wirbelsäule permanent, rundet die Schultern und schwächt den Rücken und die Körpermitte.

Korrektur: Wechsle die Seite, auf der du dein Kind hältst, und praktiziere regelmäßig Kraft- und Beweglichkeitstraining.

FUNKTIONELLE GEWOHNHEITEN

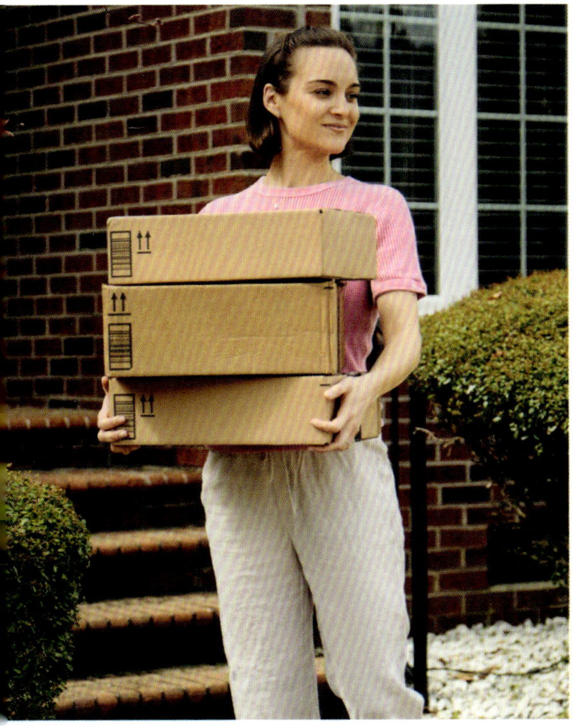

Wenn die Haltung stimmt, verschwindet der Schmerz.

HAST DU DAS KRAFT- UND BEWEGLICHKEITS-TRAINING VERNACHLÄSSIGT?
Wie lange ist es her, dass du regelmäßig Sport getrieben hast? Wenn Kraft und Beweglichkeit nachlassen, ist das unangenehm. Die kleinste Bewegungsveränderung kann Schmerzen oder leichte Verletzungen verursachen. Hast du dich gestreckt, und jetzt tut die Schulter weh? Ist es mühsam, etwas aus dem Kofferraum zu holen? Selbst kleine Dinge wie das Haareföhnen können eine Herausforderung sein, wenn ein Schulterschiefstand vorliegt.

Korrektur: Konsequente funktionelle Bewegungen.

MUSST DU BEI DER ARBEIT SCHWER TRAGEN?
Ist deine tägliche Arbeit körperlich anstrengend? Musst du häufig schwere Dinge schieben, heben oder tragen? Selbst wenn es nicht in der Stellenbeschreibung steht, tust du es möglicherweise, ohne darauf zu achten.

Korrektur: Konzentriere dich auf die korrekte Haltung beim Heben, Tragen oder Schieben.

WIE IST DEINE STANDARDHALTUNG?
Wenn du oft Schulterschmerzen hast, liegt eine Fehlhaltung vor.

Korrektur: Überprüfe, wie eine gute, neutrale Körperhaltung aussieht und sich anfühlt, und korrigiere deine Standardhaltung im Laufe des Tages immer wieder.

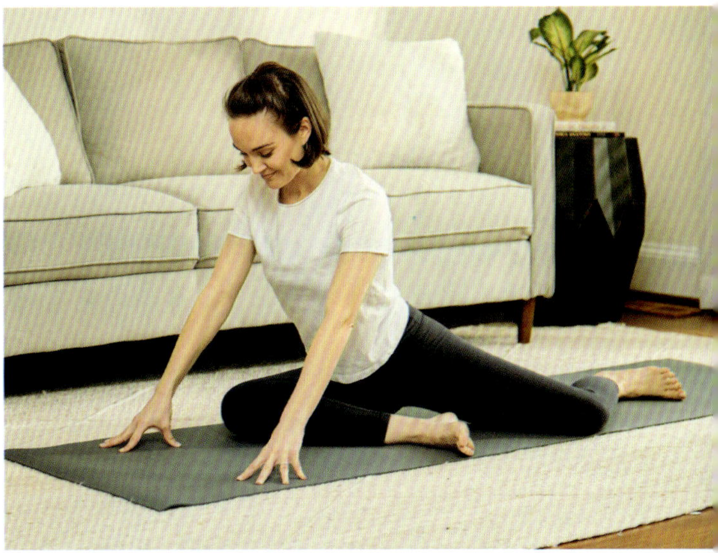

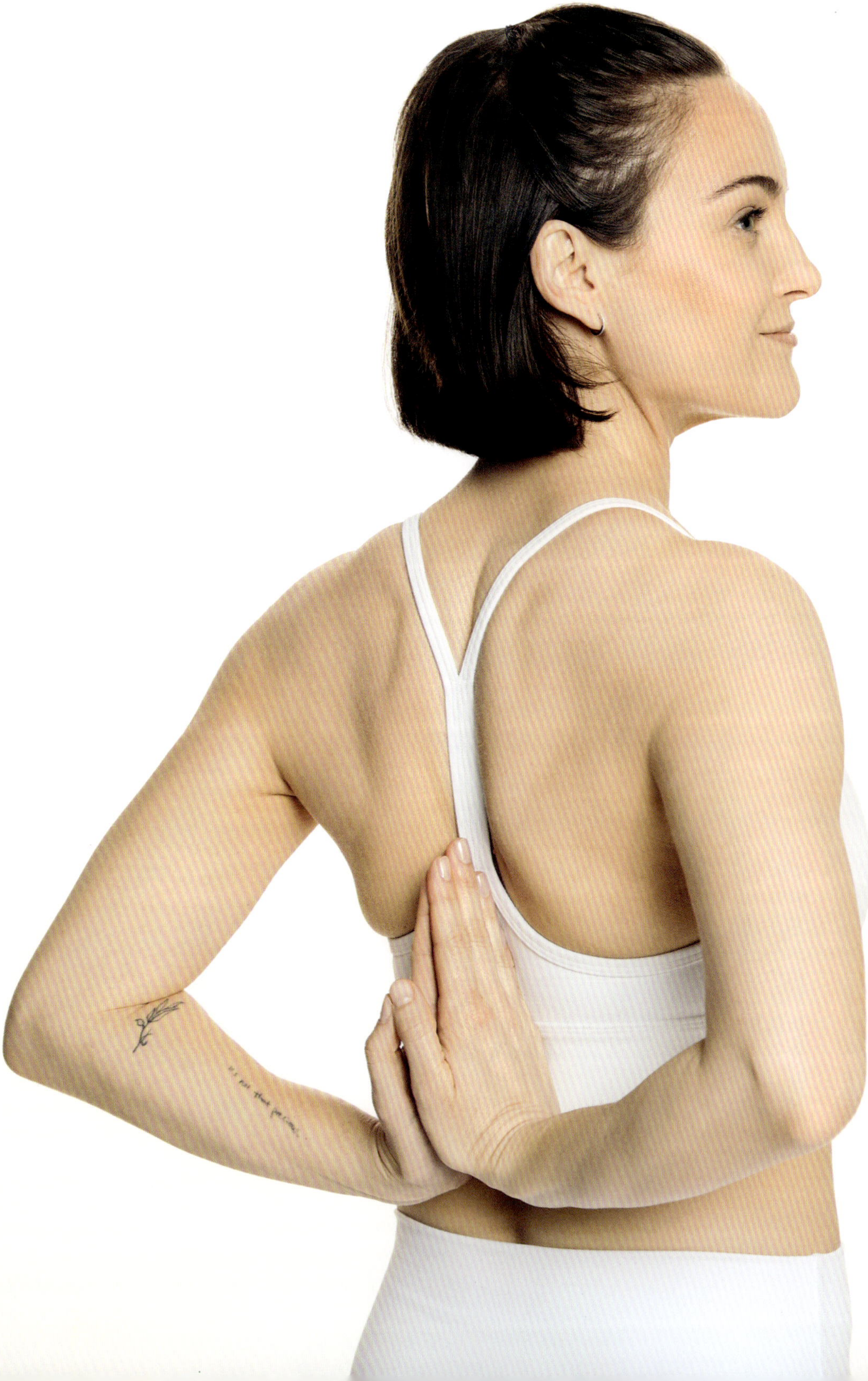

MITTLERER RÜCKEN

Der Brustkorb und die Brustwirbelsäule schützen gemeinsam die wichtigsten Organe des Körpers.

Der mittlere Rücken lässt sich kaum isoliert betrachten. Bewegungseinschränkungen im mittleren Rücken gleicht der Körper durch Überbeanspruchung von Schultern, Nacken und unterem Rücken aus, oft mit schmerzhaften Folgen. Alle Muskeln des mittleren Rückens sind am Stehen, Drehen und Atmen sowie an Bewegungen von Schultern und Brustkorb beteiligt. Der Bereich ist also entscheidend für eine gute Körperhaltung, eine korrekte Atemtechnik und dein gesamtes Wohlbefinden. Der Brustkorb und die Brustwirbelsäule schützen die wichtigsten Organe des Körpers.

An der Brustwirbelsäule setzen verschiedene Muskeln an, darunter der große Rückenmuskel (Latissimus dorsi), die Rautenmuskeln, die Rückenstrecker und der Trapezmuskel. Sie sind oberflächlich und leicht ertastbar, wenn sie als Erstmaßnahme bei Beschwerden behandelt werden sollen. Viele Menschen leiden unter Verspannungen im mittleren Rücken, weil dieser etwas unflexibler ist als andere Bereiche. Seine Muskeln stützen die Wirbelsäule und den Brustkorb, der lebenswichtige Organe umschließt: Herz, Lunge, Leber, Milz, einen Teil des Magens und andere. Eine gewisse Steifheit ist also beabsichtigt. Dennoch kannst du hier beweglicher werden.

ANATOMIE DES MITTLEREN RÜCKENS

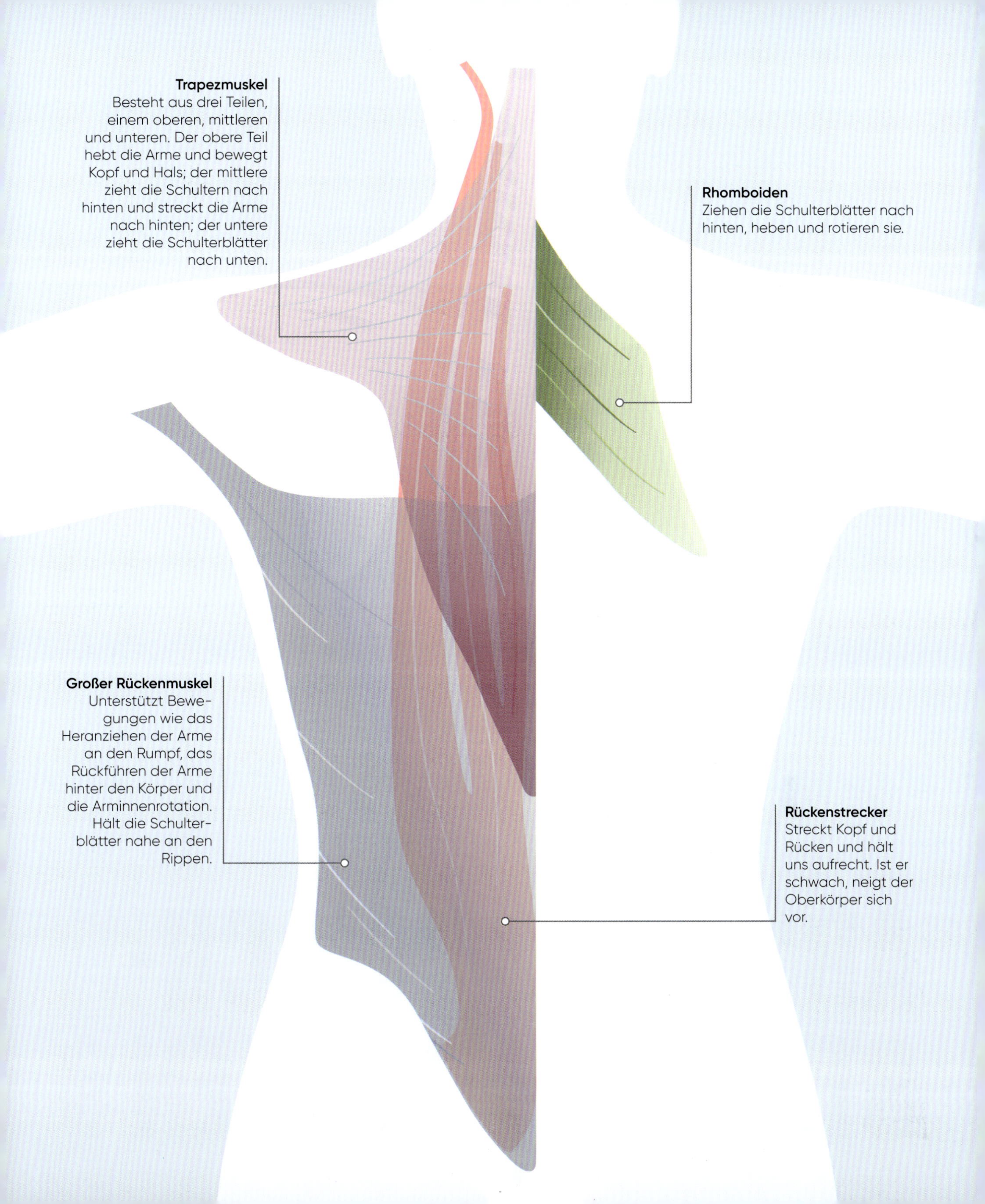
Trapezmuskel
Besteht aus drei Teilen, einem oberen, mittleren und unteren. Der obere Teil hebt die Arme und bewegt Kopf und Hals; der mittlere zieht die Schultern nach hinten und streckt die Arme nach hinten; der untere zieht die Schulterblätter nach unten.
Rhomboiden
Ziehen die Schulterblätter nach hinten, heben und rotieren sie.
Großer Rückenmuskel
Unterstützt Bewegungen wie das Heranziehen der Arme an den Rumpf, das Rückführen der Arme hinter den Körper und die Arminnenrotation. Hält die Schulterblätter nahe an den Rippen.
Rückenstrecker
Streckt Kopf und Rücken und hält uns aufrecht. Ist er schwach, neigt der Oberkörper sich vor.

Viele Menschen können ihre Arme nicht ganz nach oben strecken. Es ist, als würden sie auf eine unsichtbare Barriere stoßen.

SCHON GEWUSST?

Damit der Herabschauende Hund sich angenehm anfühlt oder auch wenn du den Ehrgeiz hast, einen Handstand zu lernen, musst du diese Bewegung beherrschen und die Arme vollständig über den Kopf strecken können.

Vielleicht geht es dir auch so, z. B. wenn du dein Handgepäck im Flugzeug ins Gepäckfach legen, Geschirr aus einem hohen Regal holen oder beim Krafttraining Gewichte über den Kopf stemmen möchtest? Ist diese Bewegung eingeschränkt, gleicht der Körper dies mit Kopf und Nacken aus, was zu Schmerzen oder Verletzungen führen kann. Kannst du die Arme nur eingeschränkt über den Kopf heben, wirkt sich das auch anderweitig aus, beispielsweise auf Kniebeugen oder Yogaposen, beim Krafttraining und bei Alltagsaktivitäten. Verhindern Muskelverspannungen (nicht Muskelschwäche), dass du über Kopf greifen kannst, sind höchstwahrscheinlich der große Rückenmuskel oder die Brustmuskeln schuld daran. Die erste Korrektur dehnt diese Muskeln, die zweite lockert den großen Rückenmuskel überwiegend passiv.

ARME NICHT HOCHSTRECKEN KÖNNEN

ARME HOCHSTRECKEN KORREKTUR 1

Wiederhole die Sequenz 3–4x, jeden zweiten Tag (4x pro Woche) im Wechsel mit Korrektur 2 auf S. 60, für 4 Wochen.

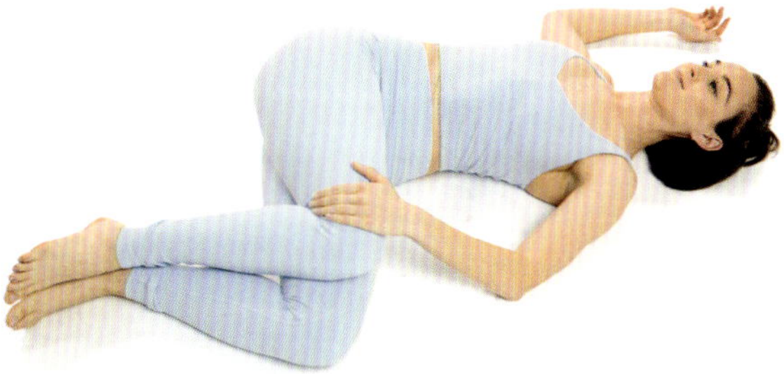

1. Drehung in Rückenlage (je Seite 1 Minute halten)
Bring die Knie über die Hüften und lass sie dann sanft auf eine Seite fallen. Ziehe die Hüften möglichst nicht zur Seite und halte sie in einer Linie mit den Rippen und den Schultern. Blicke gerade nach oben oder drehe den Kopf in die den Beinen entgegengesetzte Richtung.

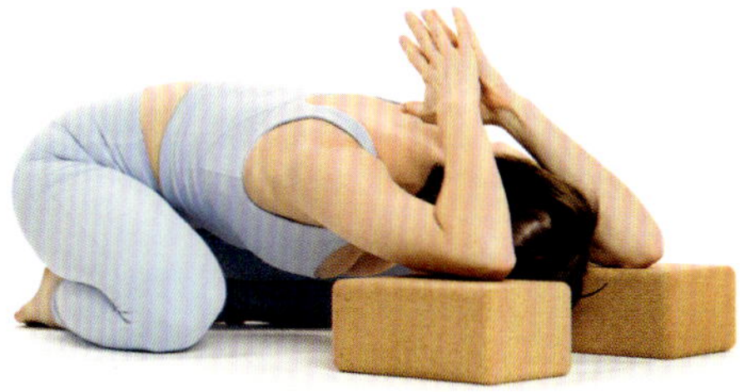

2. Kindhaltung auf Blöcken (30–60 Sekunden halten)
Lege die Ellbogen auf Blöcke. Mit dem Absenken der Brust beuge die Ellbogen und bring die Hände zum Nacken. Halte das Gesäß auf oder nahe an den Füßen und lass den Oberkörper schwer werden.

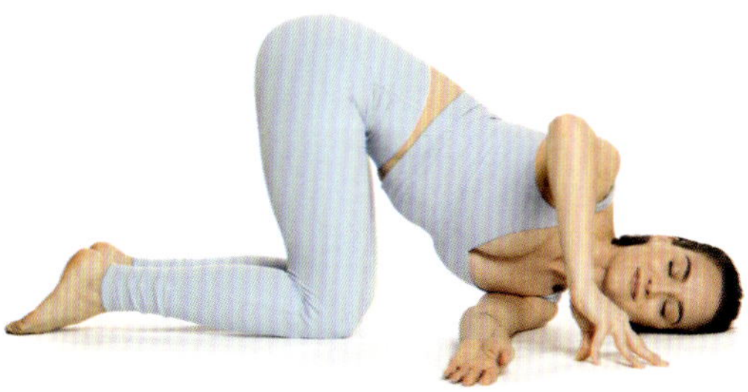

3. Nadel-Faden-Pose (je Seite 1 Minute halten) Beginne im Vierfüßlerstand, schiebe einen Arm unter dem anderen durch und lege ihn ab. Das Hauptgewicht lastet auf der unteren Körperhälfte.

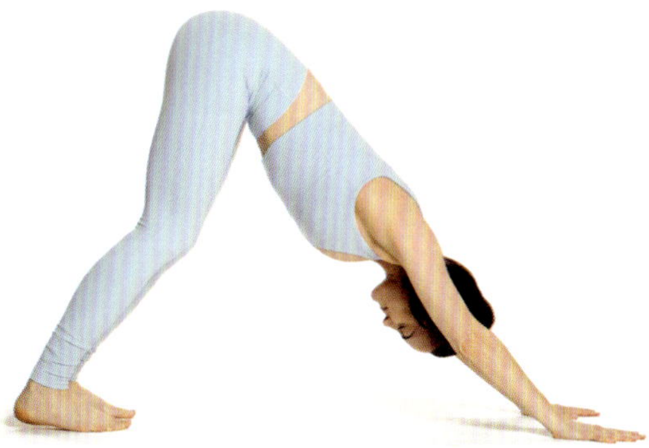

4. Herabschauender Hund (30 Sekunden halten) Platziere die Hände etwa schulterbreit und die Füße hüftbreit. Beuge ggf. die Knie, um die Wirbelsäule neutral zu halten. Die Ohren sollten auf Höhe der Ellbogen sein.

5. Umgekehrte Tischhaltung (15 Sekunden halten) Setze dich auf den Boden und stelle die Füße auf. Lege die Hände mit den Fingerspitzen nach vorne neben dich. Drücke Fersen und Hände in den Boden und hebe die Hüften. Wenn möglich, bring sie auf Höhe der Knie.

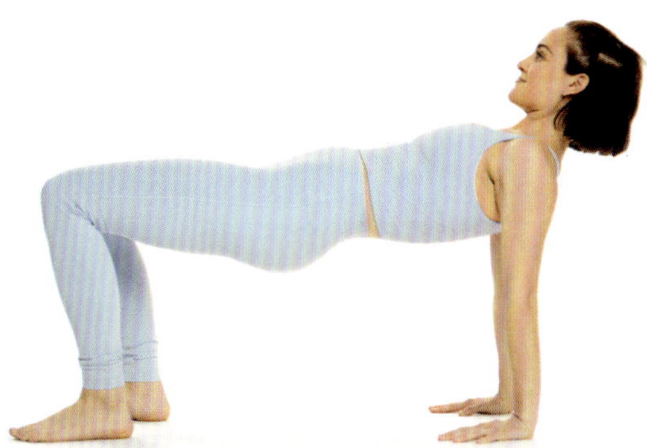

ARME HOCHSTRECKEN KORREKTUR 2

Wiederhole die Sequenz 3–4x, jeden zweiten Tag (4x pro Woche) im Wechsel mit Korrektur 1 auf S. 59, für 4 Wochen.

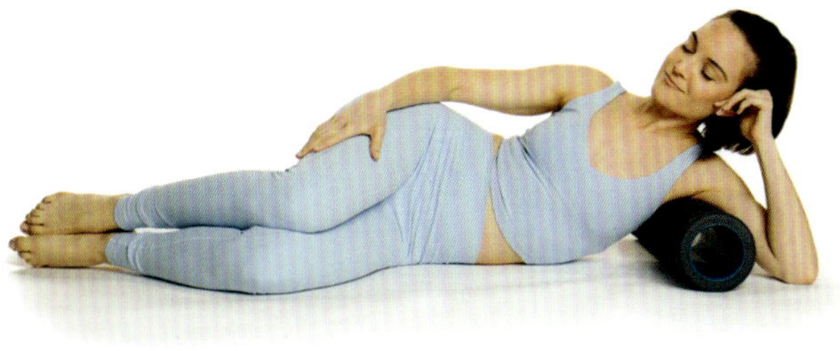

1. Großen Rückenmuskel massieren (je Seite 1 Minute) Lege die Schaumstoffrolle unter die Achsel. Rolle langsam bis etwa zur Brustkorbmitte. Finde eine empfindliche Stelle. Halte hier mehrere Atemzüge lang inne und rolle dann weiter den Muskel hinab.

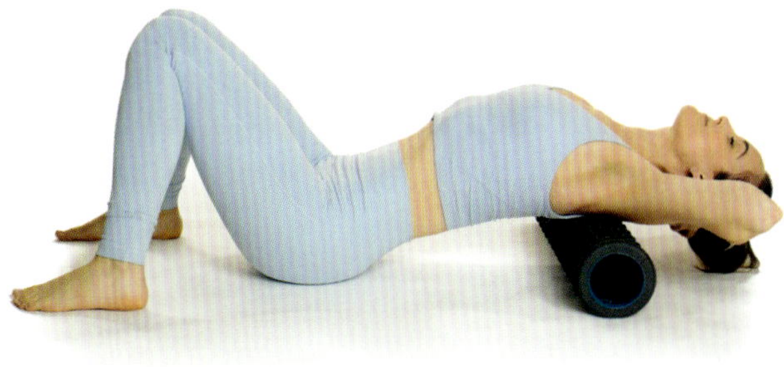

2. Großen Rückenmuskel passiv dehnen (30 Sekunden oder, wenn möglich, bis zu 1 Minute halten) Lege dich über die Schaumstoffrolle und lass die Arme über den Kopf fallen. Halte die Körpermitte aktiv und den unteren Rücken gerade, um keine Ausgleichsbewegung zu machen.

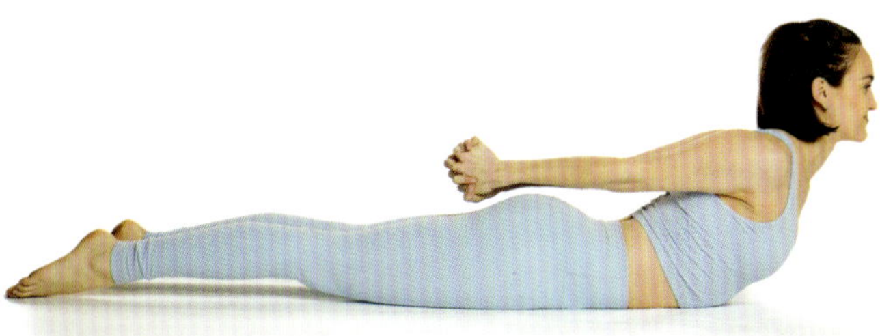

3. Heuschrecke, nur Oberkörper (10x) Presse die Füße fest in den Boden und spanne die Körpermitte an. Halte den Blick neutral, um den Nacken nicht zu belasten. Konzentriere dich darauf, die Schulterblätter nach hinten und unten zu ziehen und den Rumpf leicht anzuheben. Wie hoch, spielt keine Rolle.

Beim Yoga fallen dir Rückbeugen schwer? Vielleicht sind die Varianten, die du übst, weniger natürlich und anspruchsvoller, als du denkst.

Wenn du kein Yoga machst, ist der Bereich zwischen den Schulterblättern vielleicht sogar ständig steif, und du hast das Gefühl, dich gar nicht nach hinten beugen zu können. Das lässt sich beheben. Interessanterweise brauchen wir ein gewisses Maß an Verletzlichkeit, um den Körper so weit zu entspannen, dass er in diesem Bereich flexibler wird. Das hat weniger mit körperlichen Fähigkeiten als mit Vertrauen zu tun. Kannst du dich in einen mentalen Zustand versetzen, in dem du dich sicher und gut vorbereitet fühlst und dir eine Rückbeuge zutraust? Sobald du deine Denkweise änderst, werden dir die physischen Anforderungen einfacher vorkommen. Die erste Korrektur versetzt dich in die Lage, dich ein wenig leichter nach hinten zu beugen, und lindert unangenehme Steifheit. Die zweite verbessert die Beweglichkeit des Brustkorbs und löst die Brust durch passive Bewegung, was Rückbeugen erleichtert.

WAHR ODER FALSCH?

Du bist nur so jung, wie deine Wirbelsäule beweglich ist.

WAHR, aber zu dieser gängigen Yoga-Weisheit möchte ich gerne etwas mehr sagen, denn sie ist auch ein wenig übertrieben. Es stimmt, das wir unser Alter über den Verlust der Beweglichkeit wahrnehmen. Sobald wir uns nur noch eingeschränkt drehen, beugen oder strecken können, fühlen wir uns älter. Und wenn die Fähigkeiten abnehmen, fühlen wir uns auch durch körperliches Training weniger ermutigt, was uns noch mehr davon abhält, das Notwendige zu tun. Stelle dir deshalb das Gegenteil vor: einen Zustand, in dem sich alle Bewegungen mühelos anfühlen. Wenn du funktionell beweglich bleibst, fühlst du dich länger jung.

KEINE RÜCK-BEUGEN KÖNNEN

RÜCKBEUGEN KORREKTUR 1

Wiederhole die Sequenz 3–4 x, 3–4 x pro Woche, bis du eine Verbesserung siehst und spürst. Es ist normal, wenn das 3–6 Wochen dauert.

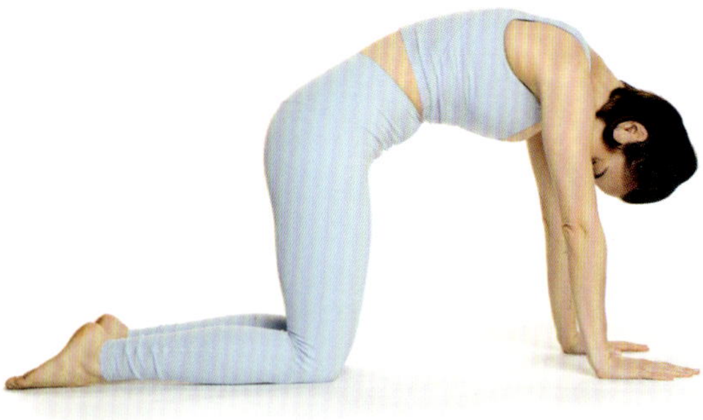

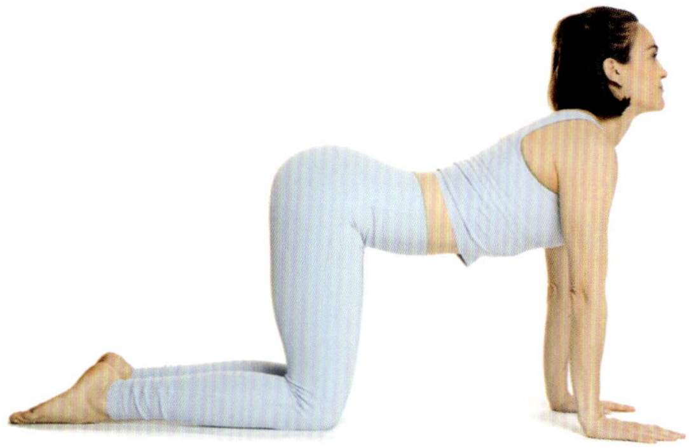

1. Katze/Kuh (10 x) Bei der Katze ziehst du das Steißbein unter den Körper und spreizt die Schulterblätter. Bei der Kuh presst du die Schulterblätter zusammen und lässt den Bauch Richtung Boden sinken.

SCHON GEWUSST?

Verbesserte Beweglichkeit im mittleren Rücken ermöglicht dir tiefere Rückbeugen, ob beim Yoga oder im Alltag, etwa wenn du die Arme über den Kopf streckst oder dich nach hinten drehst.

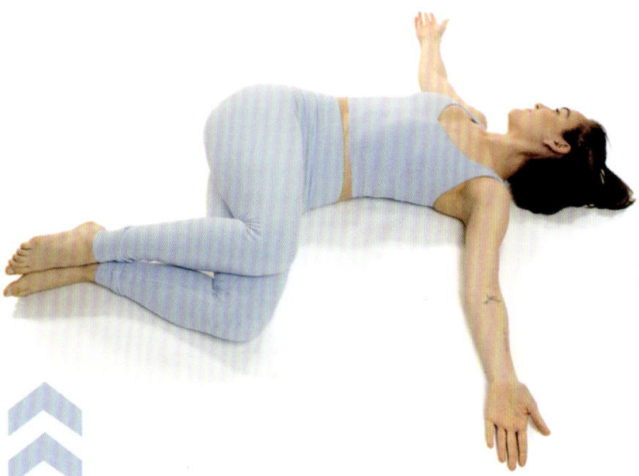

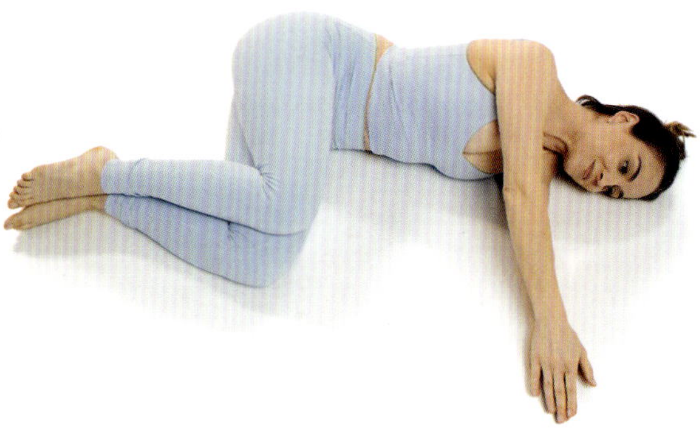

2. Buchöffner-Drehung in Rückenlage (je Seite 10 x) Bring die Knie über die Hüften und lass sie dann sanft auf eine Seite fallen. Die Brust zeigt gerade nach oben. Strecke die Arme seitlich aus, Handflächen nach oben. Führe den den Beinen entgegensetzten Arm über den Körper auf den anderen Arm. Öffne ihn wieder.

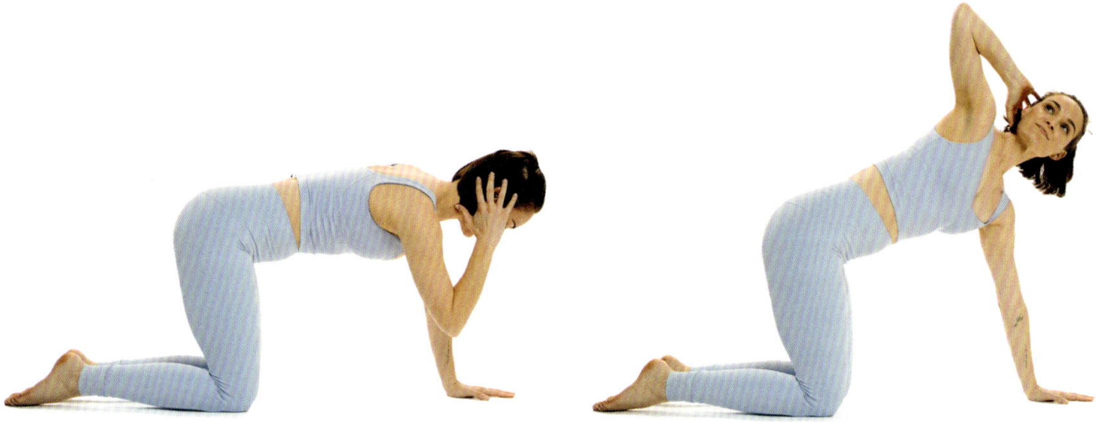

3. Rotation der Brustwirbelsäule (je Seite 10 x) Beginne im Vierfüßlerstand und lege eine Hand an den Hinterkopf. Halte das Becken neutral und ruhig. Führe die Bewegung mit dem Brustbein an, nicht mit dem Ellbogen. Drehe dich nur so weit, wie es angenehm ist; erzwinge nicht mehr.

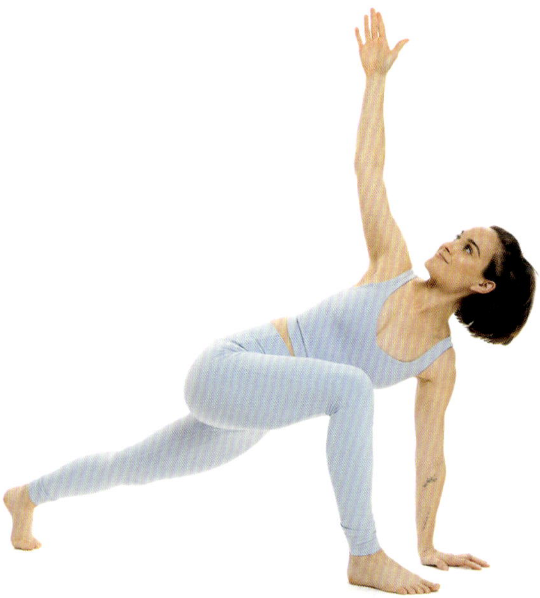

4. Ausfallschritt mit Drehung (je Seite 8 x) Setze einen Fuß im Ausfallschritt nach vorne. Das hintere Knie bleibt angehoben, die dem vorderen Fuß gegenüberliegende Hand steht auf dem Boden. Strecke den anderen Arm gerade nach oben und drehe dich vom vorderen Bein weg. Kehre in den knienden Ausfallschritt zurück.

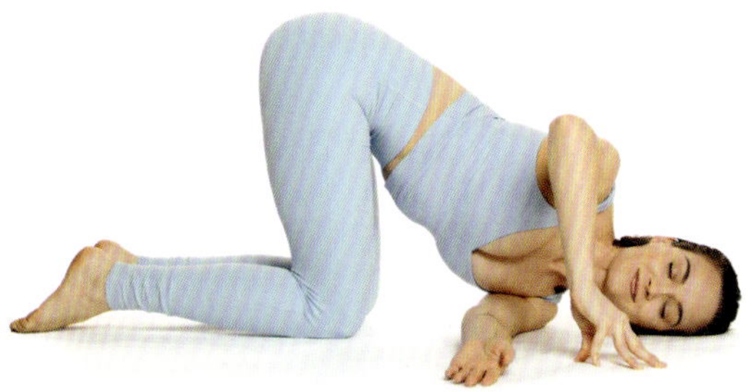

5. Nadel-Faden-Pose (je Seite 30 Sekunden halten) Beginne im Vierfüßlerstand, schiebe einen Arm unter dem anderen durch und lege ihn ab. Das Hauptgewicht lastet auf der unteren Körperhälfte.

RÜCKBEUGEN KORREKTUR 2

Wiederhole die Sequenz 3–4x, 3–4x pro Woche, bis du eine Verbesserung siehst und spürst. Es ist normal, wenn das 3–6 Wochen dauert.

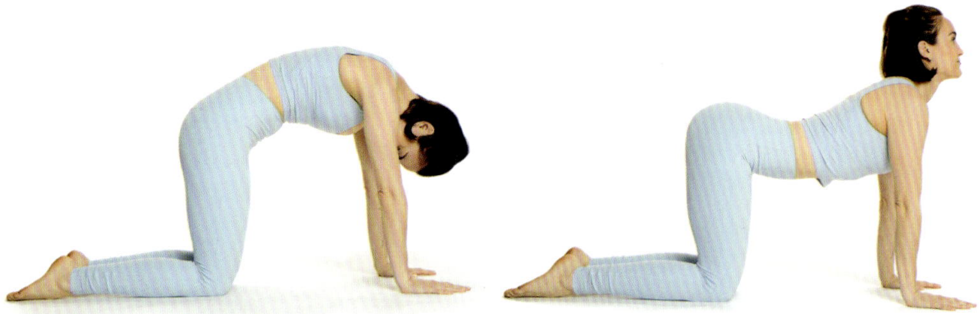

1. Katze/Kuh (10x) Bei der Katze ziehst du das Steißbein unter den Körper und spreizt die Schulterblätter. Bei der Kuh presst du die Schulterblätter zusammen und lässt den Bauch Richtung Boden sinken.

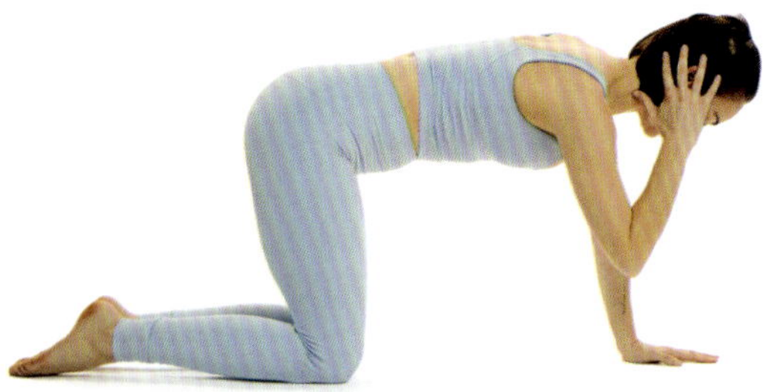

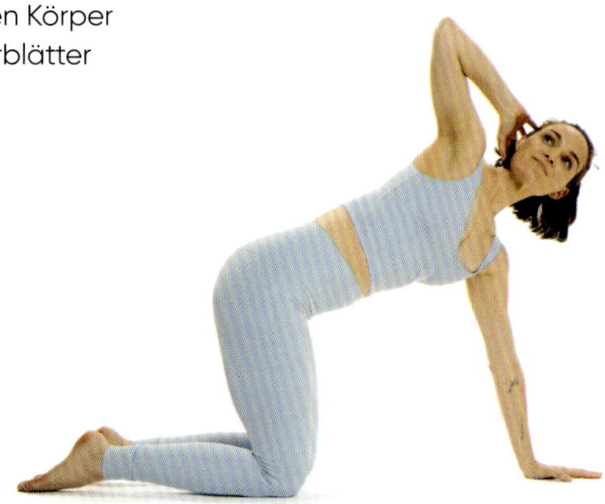

2. Rotation der Brustwirbelsäule (je Seite 10x) Beginne im Vierfüßlerstand und lege eine Hand an den Hinterkopf. Halte das Becken neutral und ruhig. Führe die Bewegung mit dem Brustbein an, nicht mit dem Ellbogen. Drehe dich nur so weit, wie es angenehm ist; erzwinge nicht mehr.

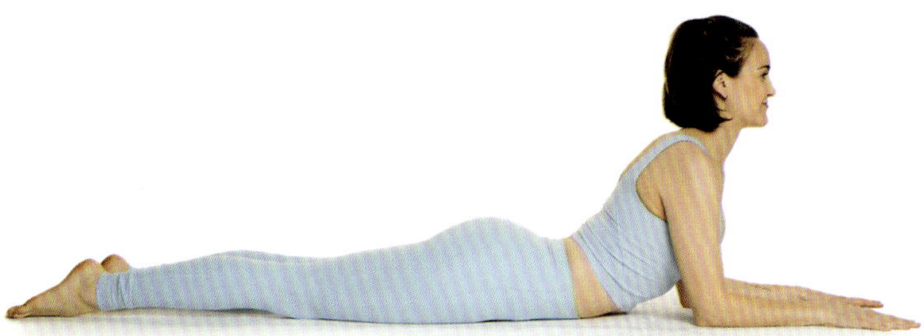

3. Sphinx (30-45 Sekunden halten) Platziere die Ellbogen unter den Schultern und strecke dich sanft von der Brust bis zum Scheitel nach oben. Aktiviere Beine und Oberkörper leicht und richte den Blick geradeaus, damit der Nacken neutral bleibt.

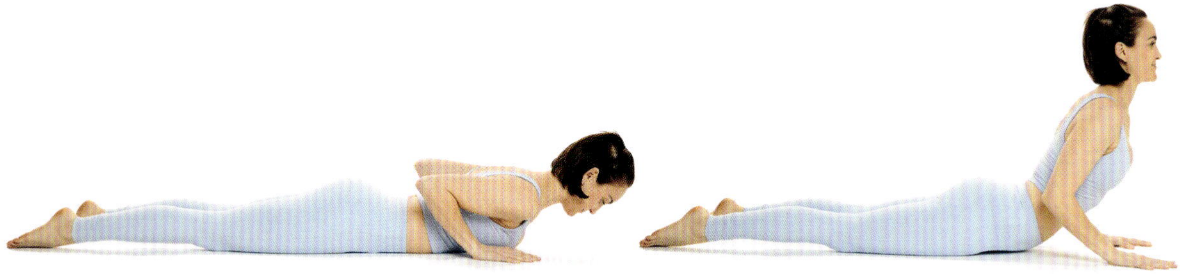

4. Kobra-Liegestütz (10 x) Beuge die Ellbogen und halte sie nah an den Rippen. Drücke die Fußrücken leicht in den Boden, aktiviere den Core, presse die Hände in den Boden und hebe die Brust.

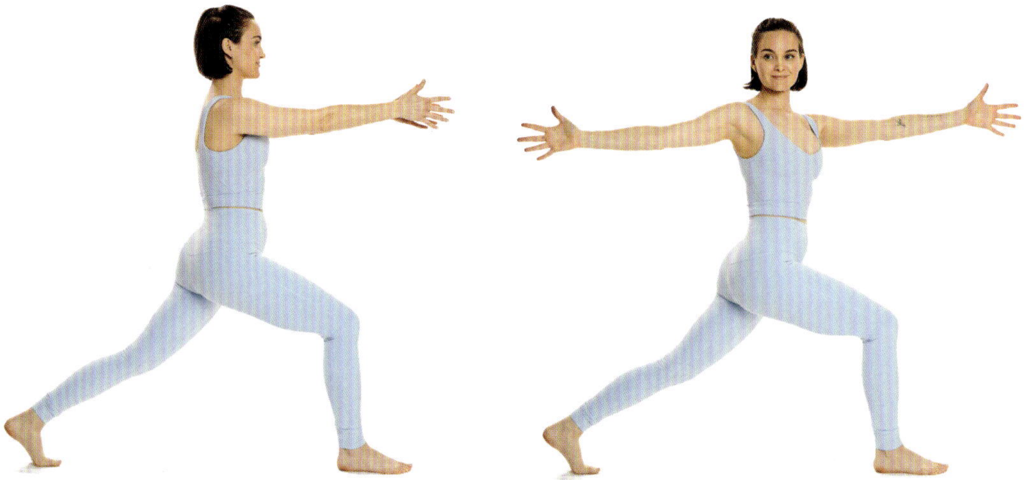

5. Ausfallschritt mit Aufdrehen (je Seite 10 x) Beuge das vordere Knie um bis zu 90 Grad und halte das hintere Bein gestreckt. Halte das Becken möglichst gerade nach vorne ausgerichtet und drehe dich mit dem Ausatmen aus der Körpermitte. Mit dem Einatmen drehst du dich zurück.

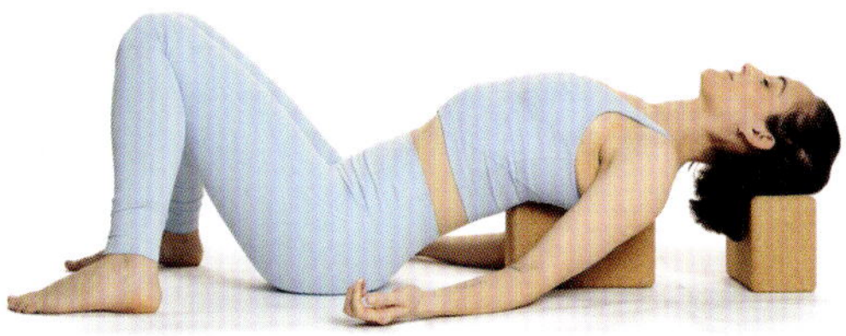

6. Brustöffner auf Blöcken (1 Minute halten) Ein Block steht etwa auf Höhe der unteren Spitzen der Schulterblätter zwischen den Schulterblättern, der andere stützt den Kopf. Strecke die Arme zur Seite und spüre, wie sich die Brustmuskeln dehnen und entspannen.

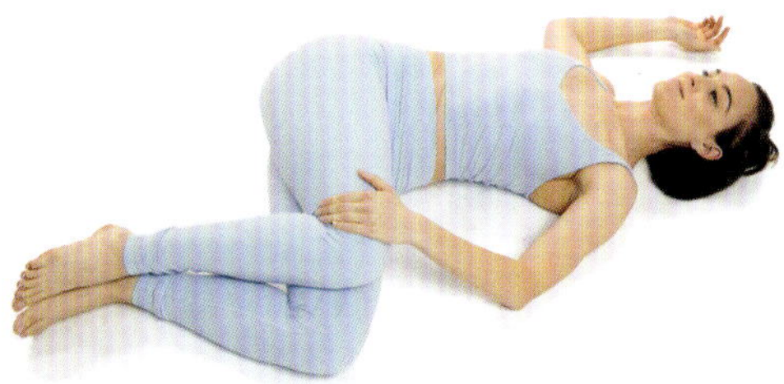

7. Drehung in Rückenlage (je Seite 30 Sekunden halten) Bring die Knie über die Hüften und lass sie dann sanft auf eine Seite fallen. Richte die Brust gerade nach oben und öffne den Arm, Handfläche nach oben. Blicke nach oben oder entgegengesetzt zu den Beinen.

Wenn die Rotation der Wirbelsäule eingeschränkt ist, können bereits bei Alltagsaktivitäten Schmerzen oder Verletzungen auftreten.

TIPP

Die meisten Menschen verlieren mit zunehmendem Alter Kraft im unteren Rücken und im Rumpf, wodurch das Risiko steigt, sich durch Überdrehung der Wirbelsäule bei Alltagsaktivitäten, Gleichgewichtsverlust oder Stürzen zu verletzen. Die Körpermitte (wie auch Hüften und Sprunggelenke) lässt sich jedoch einfach trainieren, indem man auf einem Bein steht. Du kannst dich dabei an einem Stuhl oder Tisch festhalten. Wenn du das nächste Mal am Herd stehst und darauf wartest, dass das Essen kocht, stehe auf einem Bein, bis es so weit ist!

Auch Sportarten wie Golfen und Laufen erfordern Rotationsbewegungen. Beim Laufen hält eine rhythmische Drehbewegung Ober- und Unterkörper im Gleichgewicht. Dreht man sich zu viel, verursacht das Schmerzen. Obwohl Drehbewegungen so wichtig sind, üben die meisten Menschen sie nie. Wenn wir eine Hausarbeit oder anderweitige Aktivität ausführen, die wiederholte Rotationsbewegungen erfordert, kann es sein, dass wir am nächsten Tag mit Schmerzen aufwachen – oder, schlimmer noch, mit Verletzungen. Sind die schrägen und der quere Bauchmuskel schwach, sind Drehbewegungen weniger effektiv.

Auch Bandscheibenvorfälle und Skoliose schränken die Rotationsfähigkeit ein. Während sich ein Bandscheibenvorfall kurieren lässt, liegt bei einer Skoliose eine strukturelle Einschränkung vor: Möglicherweise stellst du fest, dass die Rotation in eine Richtung früher »stoppt« als in die andere. Mit der ersten Korrektur werden die Muskeln des mittleren Rückens aufgewärmt, damit du den natürlichen Bewegungsumfang voll zur Verfügung hast. Die zweite Korrektur stellt eine kleine Herausforderung dar, mit dem Ziel, deinen individuellen Bewegungsumfang bei der Rotation risikofrei zu vergrößern.

BEGRENZTE ROTATION

BEGRENZTE ROTATION KORREKTUR 1

Übe die Sequenz 3–4 x pro Woche, für 2–3 Wochen. Sie eignet sich generell als Warm-up oder Cool-down.

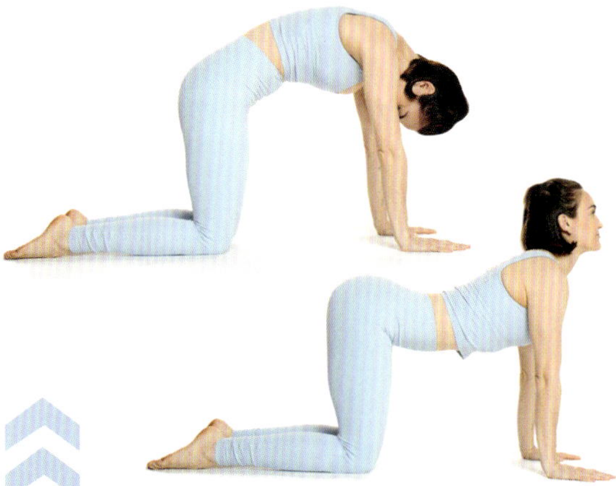

1. Katze/Kuh (10 x) Bei der Katze ziehst du das Steißbein unter den Körper und spreizt die Schulterblätter. Bei der Kuh presst du die Schulterblätter zusammen und lässt den Bauch Richtung Boden sinken.

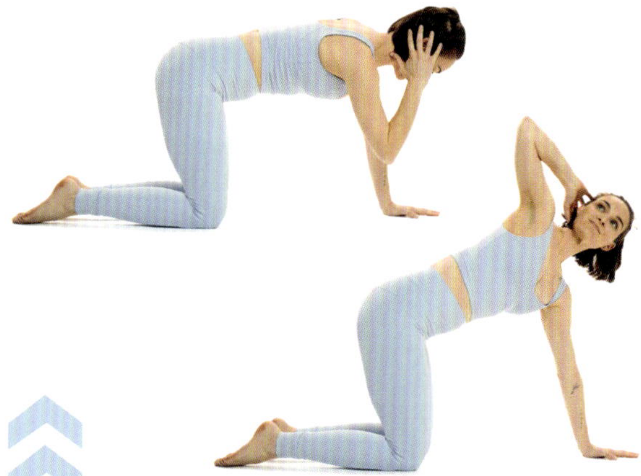

2. Rotation der Brustwirbelsäule (je Seite 10 x) Beginne im Vierfüßlerstand und lege eine Hand an den Hinterkopf. Halte das Becken neutral und ruhig. Das Brustbein führt die Bewegung an, nicht der Ellbogen. Drehe dich nur so weit, wie es angenehm ist; erzwinge nicht mehr.

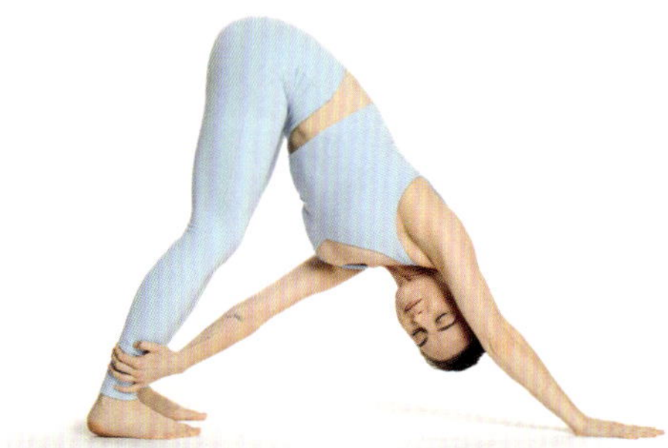

3. Herabschauender Hund mit Rotation (je Seite 30 Sekunden halten) Stelle die Hände schulterbreit und die Füße hüftbreit auf. Beuge die Knie, um die Wirbelsäule neutral zu halten. Greife mit einer Hand um das gegenüberliegende Sprunggelenk oder eine andere erreichbare Stelle am Bein.

4. Ausfallschritt mit Aufdrehen (je Seite 10 x) Beuge das vordere Knie um bis zu 90 Grad und halte das hintere Bein gestreckt. Halte das Becken möglichst gerade nach vorne ausgerichtet und drehe dich mit dem Ausatmen aus der Körpermitte. Mit dem Einatmen drehst du dich zurück.

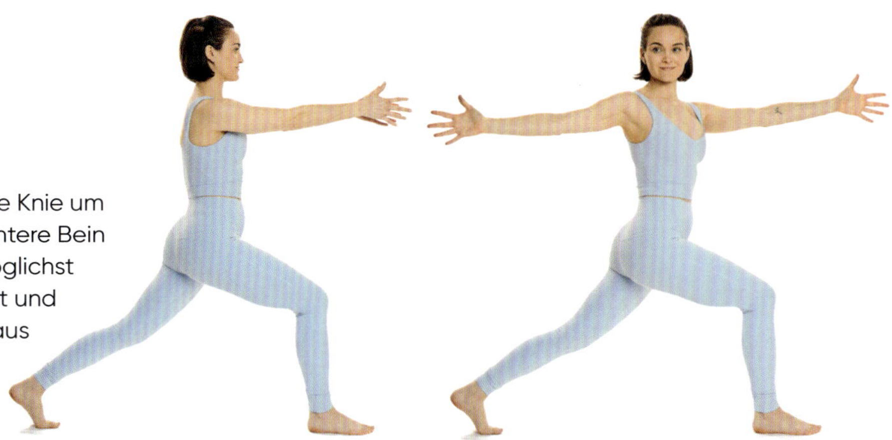

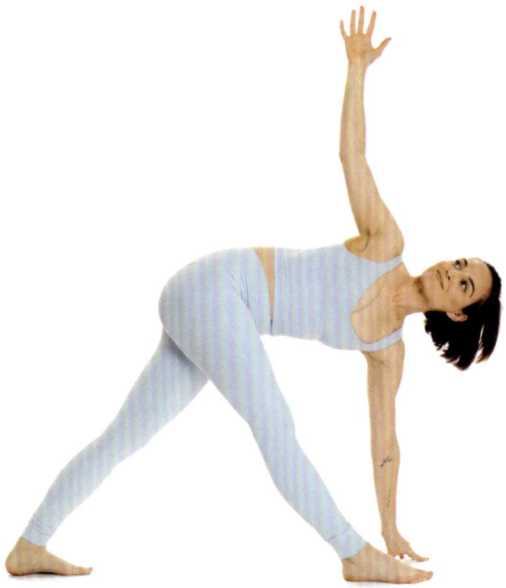

5. Dreieck mit Rotation (je Seite 20 Sekunden halten) Setze aus dem hüftbreiten Stand den rechten Fuß gerade nach vorne und drehe den linken Fuß leicht auswärts. Richte die Hüfte nach vorne aus und beuge dich aus dem Hüftgelenk um 90 Grad vor. Platziere die linke Hand links neben dem rechten Fuß auf dem Boden oder auf einem Block und strecke den rechten Arm gerade nach oben. Oberkörper und Blick folgen dem oberen Arm.

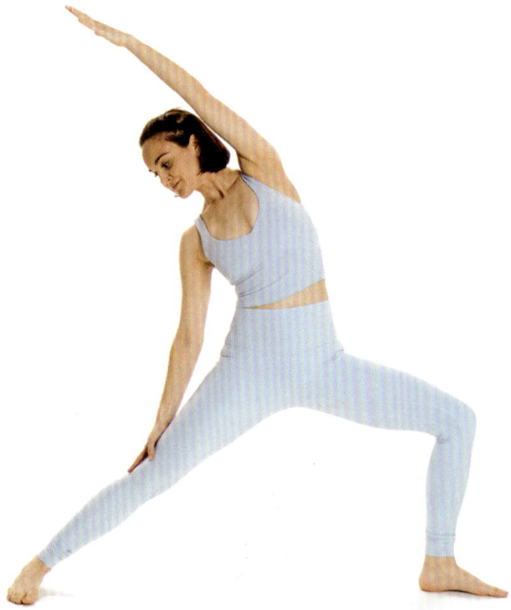

6. Umgekehrter Krieger (je Seite 15 Sekunden halten) Das vordere Knie steht über den Zehen und zeigt nach vorne. Drehe den hinteren Fuß um 90 Grad. Verteile das Gewicht gleichmäßig auf beide Beine und strecke den Arm auf der Seite des gebeugten Knies nach hinten. Aktiviere sanft die Körpermitte, um die Wirbelsäule zu schützen.

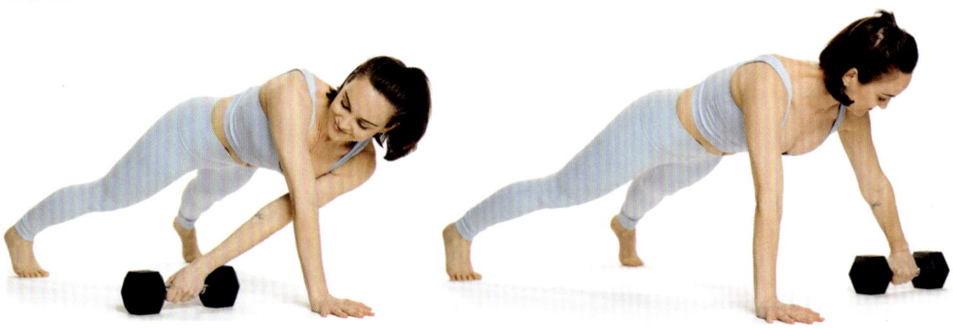

7. Plank mit Kurzhantel (je Seite 10 x) Lege eine mittelschwere Hantel (oder einen Block) neben eine Hand. Drücke dich in den Liegestütz (du kannst dich auch auf die Knie stützen). Greife die Hantel mit der anderen Hand und ziehe sie unter dem Körper zur anderen Seite. Wiederhole die Übung mit der anderen Hand. Halte Hüften und Schultern in einer Linie.

BEGRENZTE ROTATION KORREKTUR 2

Wiederhole die Sequenz 3–4x täglich über zwei Wochen.

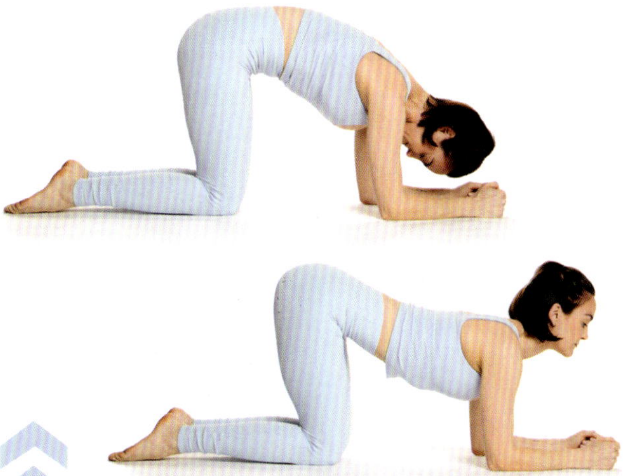

1. Katze/Kuh auf den Unterarmen (10 x) Bei der Katze ziehst du das Steißbein unter den Körper und spreizt die Schulterblätter. Bei der Kuh presst du die Schulterblätter zusammen und lässt den Bauch Richtung Boden sinken. Die Position auf den Unterarmen bedeutet eine zusätzliche Herausforderung und verstärkt die Aktivierung des mittleren Rückens.

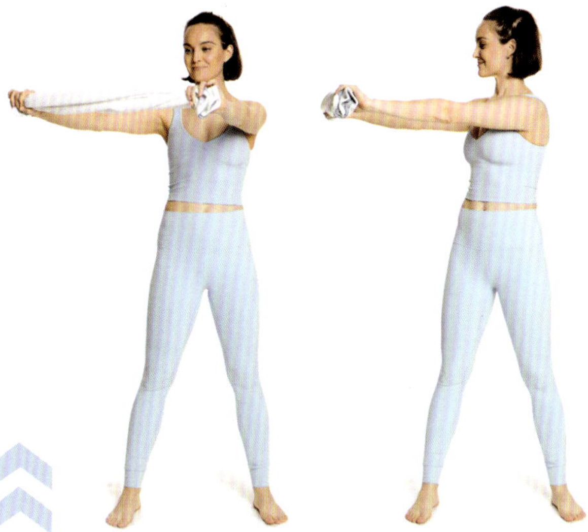

2. Rotation mit Handtuch (je Seite 10 x) Halte ein Handtuch mit gestreckten Armen auf Brusthöhe. Drehe es mit geraden Ellbogen sanft von rechts nach links. Halte die Hüften neutral und drehe sie möglichst wenig mit dem Oberkörper mit – bewege dich vom Bauch aufwärts.

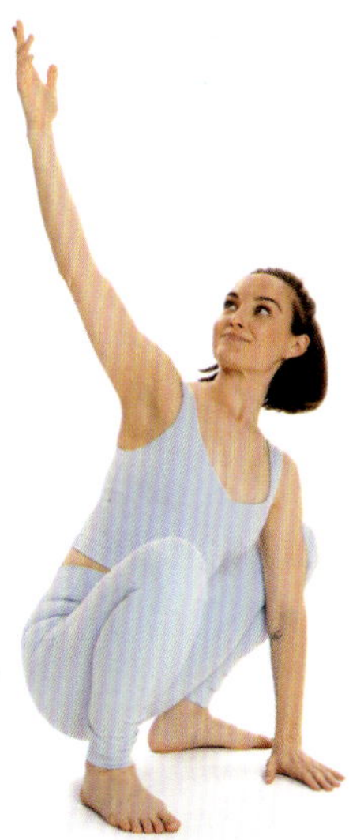

3. Tiefe Hocke mit Drehung (je Seite 30 Sekunden halten) Knie und Zehen zeigen in eine Richtung. Halte den Brustkorb aufrecht und aktiviere die Körpermitte leicht. Setze eine Hand auf den Boden und öffne die andere nach oben. Drehe den Oberkörper mit.

VARIANTE
Setze dich auf einen Block oder höher, wenn du nicht in die tiefe Hocke gehen kannst. Drehe dich, wie beschrieben.

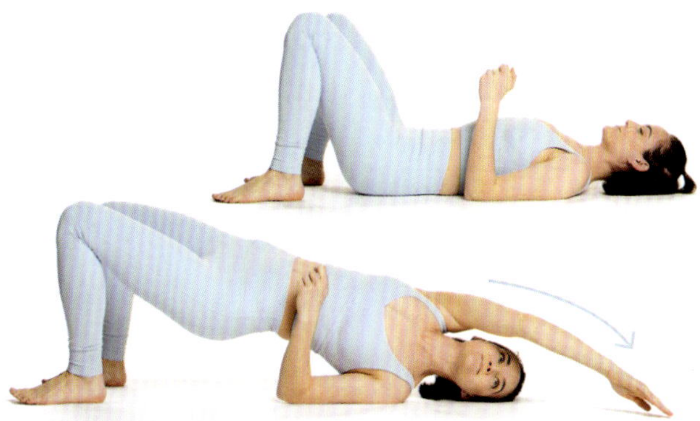

4. Halbe Brücke mit Armstrecken (je Seite 10 x) Beginne mit der halben Brücke: die Knie gebeugt, die Füße flach aufgestellt. Hebe die Hüften und strecke einen Arm über den Kopf zur gegenüberliegenden Seite. Mit dem Einatmen senkst du dich langsam in die Ausgangsposition.

Manchmal sind verspannte Trapezmuskeln schuld an Nacken- und Schulterschmerzen, da wir als Reaktion auf Stress häufig die Schultern Richtung Ohren ziehen.

TIPP

Manchmal ist die beste funktionelle Gewohnheit Bewegung. Wenn du viele Stunden pro Tag am Schreibtisch verbringst, solltest du dir eine oder zwei Sequenzen für den mittleren Rücken wöchentlich zur Gewohnheit machen. Vielleicht kannst du sie vor dem Schlafengehen oder gleich morgens üben oder an ein Workout oder eine andere Aktivität anhängen. Damit beugst du Schmerzen vor und gleichst Dysbalancen, die ständiges Sitzen verursachen, aus.

Hochgezogene Schultern sind eine Gewohnheit, die dir vielleicht gar nicht bewusst ist. Sie können die Folge eines nicht ergonomisch ausgerichteten Arbeitsplatzes oder von Stress sein: Verspannte Schultern sind eine natürliche Stressreaktion, da sie uns (theoretisch) vor Verletzungen schützen. Wir wissen, dass Stress sich in körperlichen Symptomen wie Anspannung und Schmerzen äußern kann. Aber was in die eine Richtung funktioniert, funktioniert auch umgekehrt: Wenn es dir gelingt, den Geist zu entspannen, folgt der Körper früher oder später. Die erste Korrektur zielt darauf ab, mental zu entspannen und die Muskulatur rund um den Nacken, einschließlich der Trapezmuskeln, zu lockern. Die zweite Korrektur löst Verspannungen in den subokzipitalen Muskeln, die eine Steifheit der Trapezmuskeln noch verstärken können.

STEIFE TRAPEZMUSKELN

STEIFE TRAPEZMUSKELN KORREKTUR 1

Übe die Sequenz täglich, wenn du möchtest, aber mindestens 3–4x pro Woche für 2 Wochen.

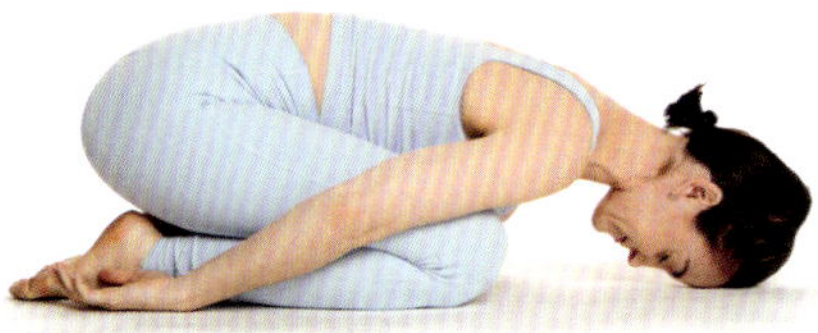

1. Kindhaltung, Arme seitlich (1 Minute halten) Öffne die Knie so weit, dass der Oberkörper dazwischenpasst. Bring das Gesäß an oder nahe an die Fersen und lass den Oberkörper schwer werden. Führe die Arme seitlich am Körper nach hinten Richtung Füße. Wenn das den Nacken zu stark belastet, strecke die Arme über den Kopf, um dich abzustützen.

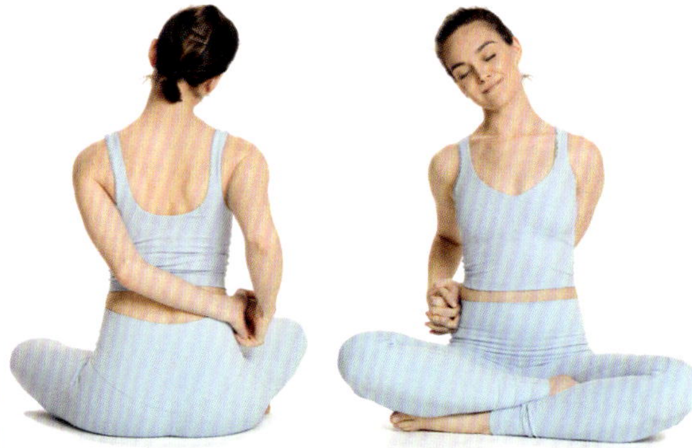

2. Nacken dehnen im Sitzen (je Seite 10 Sekunden halten) Verschränke die Hände hinter dem Rücken, ziehe sie auf eine Seite und lege sie auf der Hüfte auf. Lass auf derselben Seite das Ohr Richtung Schulter sinken.

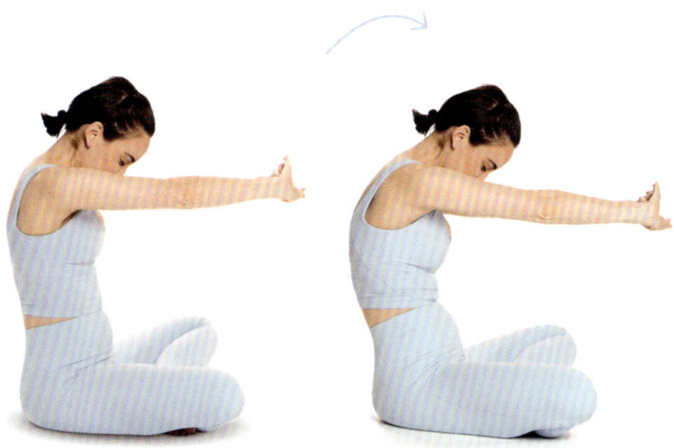

3. Mittleren Rücken dehnen im Sitzen (10 Sekunden halten) Verschränke die Hände und drücke sie mit den Handflächen nach vorne vom Körper weg, während du das Kinn senkst und den mittleren Rücken rundest.

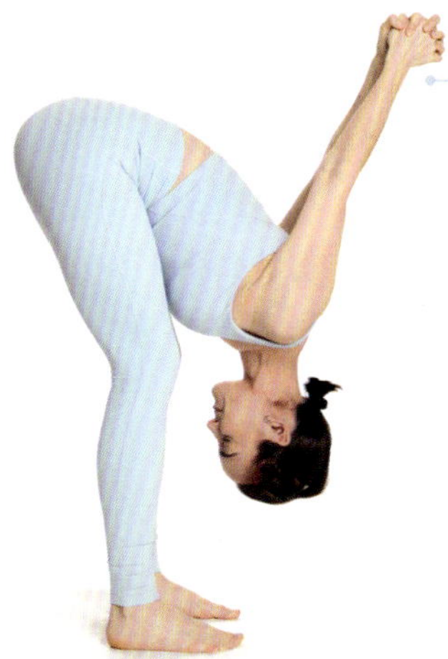

VARIANTE
Fällt es dir schwer, die Hände zu verschränken, greife stattdessen ein Handtuch.

4. Stehende Vorbeuge mit verschränkten Händen (20-30 Sekunden oder so lange wie angenehm halten, maximal 1 Minute) Verschränke die Hände hinter dem Rücken, beuge dich aus dem Hüftgelenk nach vorne und lass die Hände über den Kopf fallen.

STEIFE TRAPEZMUSKELN KORREKTUR 2

1x für insgesamt etwa 8–10 Minuten. Entspanne täglich für 2–3 Wochen oder länger, wenn es dir gut tut.

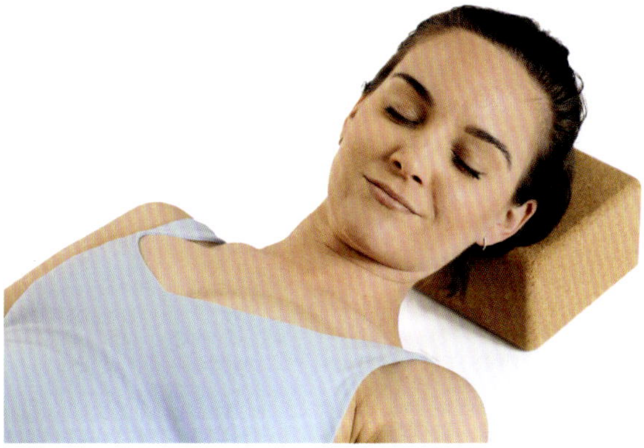

Subokzipitale Entspannung Lege dich mit der Schädelbasis auf einen Block. Drehe den Kopf nach links und halte die Position 10 Sekunden lang. Drehe den Kopf nach rechts, atme aus und halte die Position 10 Sekunden lang. Dreimal wiederholen.

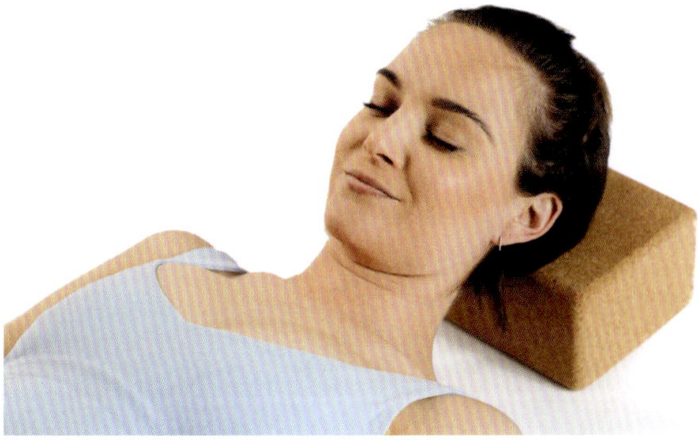

Kehre in die neutrale mittlere Position zurück und entspanne dich. Lege dann den Kopf flach auf den Boden und praktiziere 5 Minuten lang die Zwerchfellatmung (siehe S. 97).

TIPP

Ich verwende auf den Abbildungen einen Block, aber ein Gummiball, z. B. ein kleiner Therapie- oder ein Tennisball, eignet sich genauso gut!

Unser Körper hält eine sitzende Lebensweise nur begrenzt aus, dann setzen Beschwerden ein.

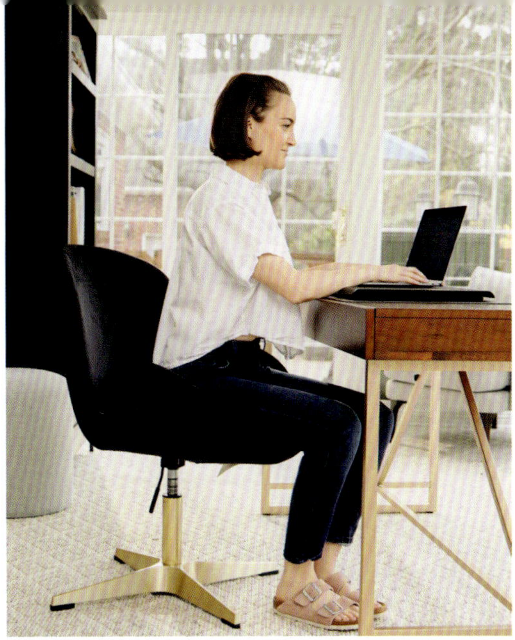

WIE VIEL BEWEGST DU DICH?
Bewegungsmangel ist ein Hauptgrund für einen chronisch steifen mittleren Rücken. Ich weiß, dass das Leben hektisch ist und die Arbeit uns erschöpft. Nur allzu schnell geben wir der Familie Vorrang und setzen uns selbst ganz unten auf die Liste. Aber unser Körper kann eine sitzende Lebensweise nur begrenzt aushalten, bevor Beschwerden einsetzen. Eine gute Erstmaßnahme – das gilt für jeden Bereich – ist Bewegung. Der mittlere Rücken ist da keine Ausnahme.

Korrektur: Löse Verspannungen mithilfe der hier gezeigten Sequenzen und nimm wahr, wie du dich zunehmend freier fühlst!

SITZT DU STUNDENLANG AM SCHREIBTISCH?
Die meisten von uns sitzen nach vorne gebeugt am Schreibtisch. Wenn wir beruflich jeden Tag stundenlang dieselbe Position vor dem Bildschirm einnehmen, gleicht unser natürliches Haltungsmuster einem »C«. Die Schultern runden sich nach vorne, die Brustwirbelsäule beugt sich, der Brustkorb wird unbeweglicher, der mittlere Rücken wird steif und bleibt es. Es ist unmöglich, den ganzen Tag über auf eine korrekte Haltung zu achten, deshalb ist regelmäßige Bewegung wichtig.

Korrektur: Stehe etwa einmal pro Stunde auf und gehe ein wenig umher. Du findest in diesem Kapitel auch ein paar Dehnübungen im Sitzen. Ein Stehpult oder ein höhenverstellbarer Schreibtischaufsatz können hilfreich sein.

FUNKTIONELLE GEWOHNHEITEN

UNTERER RÜCKEN

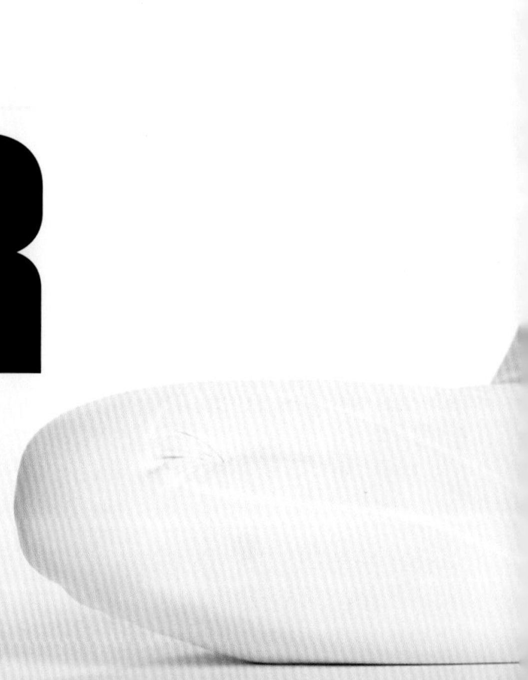

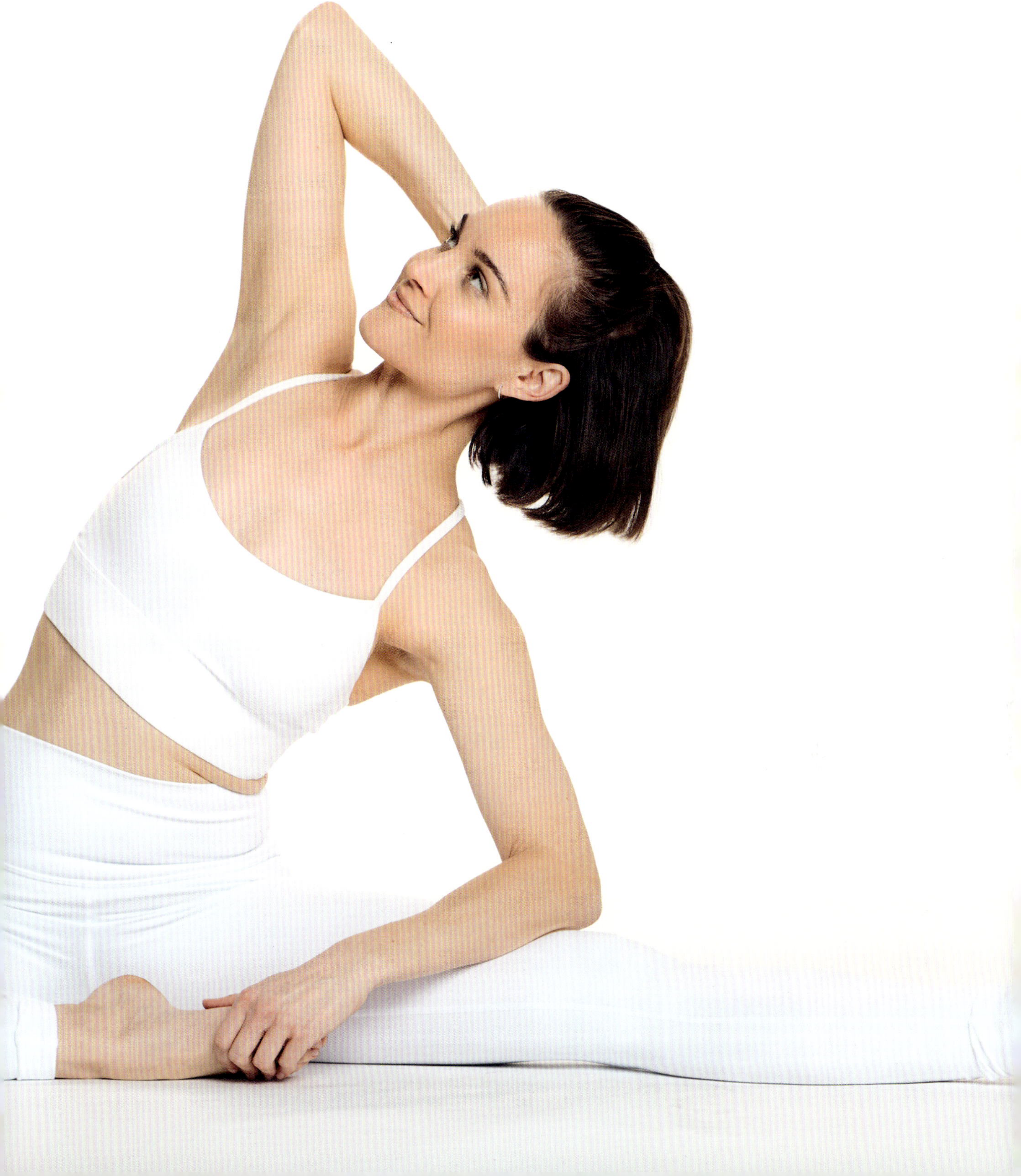

Der untere Rücken hält während einer Bewegung Ober- und Unterkörper im Gleichgewicht.

Der untere Rücken ist die Schnittstelle zwischen Ober- und Unterkörper und an fast allen Bewegungen beteiligt. Seine Muskeln schützen und stabilisieren die Lendenwirbelsäule, die aus fünf Wirbeln besteht. Die Bandscheiben dazwischen sind beweglich und dienen als eine Art Stoßdämpfer. Die Muskeln ermöglichen außerdem Rumpfbewegungen auf allen Bewegungsebenen und sind die strukturelle Hauptstütze des Oberkörpers. Jedes Wirbelsäulensegment besitzt eine natürliche, zweckgerichtete Krümmung: Der untere Rücken balanciert beim Gehen und bei anderen Bewegungen das Gewicht von Ober- und Unterkörper aus und verteilt es gleichmäßig. Da diese Muskeln ständig aktiv sind, verkrampfen sie bei Schwäche oder mangelhaftem Training, und so verwundert es kaum, dass Schmerzen im unteren Rücken in allen Altersgruppen zu den häufigsten Beschwerden zählen.

Ich möchte an dieser Stelle auch die Gesäßmuskulatur erwähnen. Sie ist nicht Teil des unteren Rückens, sondern wird dem Hüftbereich zugeordnet. Aber eine gute Zusammenarbeit zwischen unterem Rücken und Gesäßmuskeln ist sehr wichtig. Wenn Letztere zu wenig aktiv oder schwach sind, leidet darunter fast immer der untere Rücken.

ANATOMIE DES UNTEREN RÜCKENS

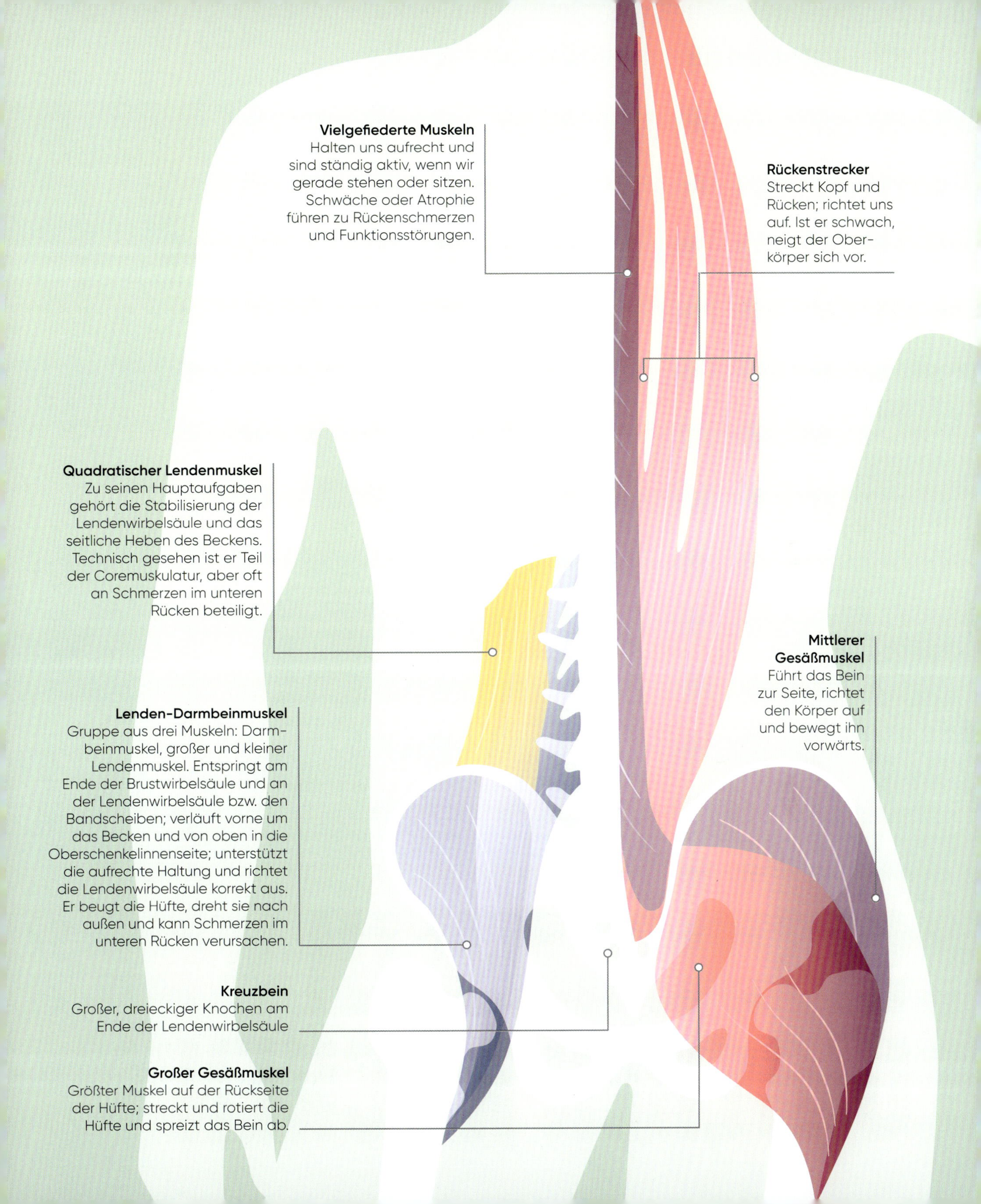
Vielgefiederte Muskeln
Halten uns aufrecht und sind ständig aktiv, wenn wir gerade stehen oder sitzen. Schwäche oder Atrophie führen zu Rückenschmerzen und Funktionsstörungen.
Rückenstrecker
Streckt Kopf und Rücken; richtet uns auf. Ist er schwach, neigt der Oberkörper sich vor.
Quadratischer Lendenmuskel
Zu seinen Hauptaufgaben gehört die Stabilisierung der Lendenwirbelsäule und das seitliche Heben des Beckens. Technisch gesehen ist er Teil der Coremuskulatur, aber oft an Schmerzen im unteren Rücken beteiligt.
Mittlerer Gesäßmuskel
Führt das Bein zur Seite, richtet den Körper auf und bewegt ihn vorwärts.
Lenden-Darmbeinmuskel
Gruppe aus drei Muskeln: Darmbeinmuskel, großer und kleiner Lendenmuskel. Entspringt am Ende der Brustwirbelsäule und an der Lendenwirbelsäule bzw. den Bandscheiben; verläuft vorne um das Becken und von oben in die Oberschenkelinnenseite; unterstützt die aufrechte Haltung und richtet die Lendenwirbelsäule korrekt aus. Er beugt die Hüfte, dreht sie nach außen und kann Schmerzen im unteren Rücken verursachen.
Kreuzbein
Großer, dreieckiger Knochen am Ende der Lendenwirbelsäule
Großer Gesäßmuskel
Größter Muskel auf der Rückseite der Hüfte; streckt und rotiert die Hüfte und spreizt das Bein ab.

Schmerzen im unteren Rückenbereich zählen zu den häufigsten Gründen für Arztbesuche, sind aber auch am besten zu vermeiden.

SCHON GEWUSST?

Die Bandscheiben im unteren Rücken sind aufgrund der starken Beanspruchung und Belastung dieses Bereichs am anfälligsten für Bandscheibenvorfälle und Verschleiß.

Die schlechte Nachricht ist, dass Rückenschmerzen Hunderte Ursachen haben können, die gute, dass bereits wenige Übungen Linderung verschaffen können, sofern keine Verletzung oder nicht diagnostizierte Erkrankung vorliegt. Die häufigsten Ursachen sind leichte Muskelzerrungen aufgrund von einer schlechten Körperhaltung, Bewegungsmangel, falschem Heben schwerer Gegenstände oder Überlastung. Diese Schmerzen sind jedoch größtenteils vermeidbar. Die folgenden Sequenzen lindern akute Beschwerden und beugen vor. Die erste Korrektur dient der Lockerung des quadratischen Lendenmuskels, der inneren und äußeren schrägen Bauchmuskeln sowie der vielgefiederten Muskeln (siehe S. 77) mit leichter Aktivierung der Gesäßmuskulatur und Dehnen der Wirbelsäule – ideal auch für zwischendurch. Die zweite Korrektur aktiviert leicht den Core, um die Wirbelsäule zu stützen, und verlängert die Gesäß- und Oberschenkelmuskeln, die oft zu Verspannungen im unteren Rücken beitragen.

SCHMERZEN IM UNTEREN RÜCKEN

UNTERER RÜCKEN KORREKTUR 1

Übe die Sequenz 3–4 x pro Woche entweder so lange, bis die Schmerzen nachlassen, oder dauerhaft zur Vorbeugung.

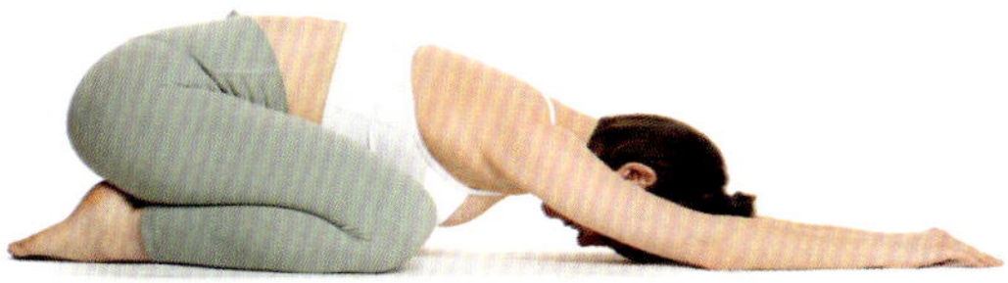

1. Kindhaltung (1 Minute halten) Öffne die Knie so weit, dass der Oberkörper dazwischenpasst. Bring das Gesäß an oder nahe an die Fersen und lass den Oberkörper schwer werden.

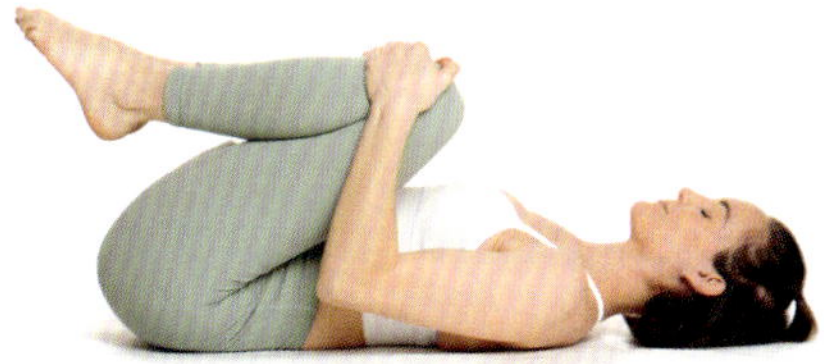

2. Knie zur Brust in Rückenlage (15–30 Sekunden halten) Ziehe die Knie zur Brust. Öffne die Knie so weit, wie es nötig ist, um ein angenehmes Gefühl in der Hüfte zu haben. Schaukle sanft von einer Seite zur anderen.

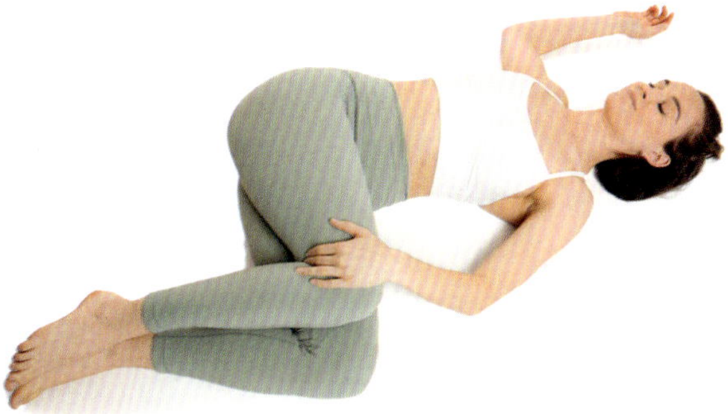

3. Drehung in Rückenlage (je Seite 1 Minute halten) Bring die Knie über die Hüften und lass sie dann sanft auf eine Seite fallen. Ziehe die Hüften möglichst nicht zur Seite und halte sie in einer Linie mit den Rippen und den Schultern. Blicke gerade nach oben oder drehe den Kopf in die den Beinen entgegengesetzte Richtung.

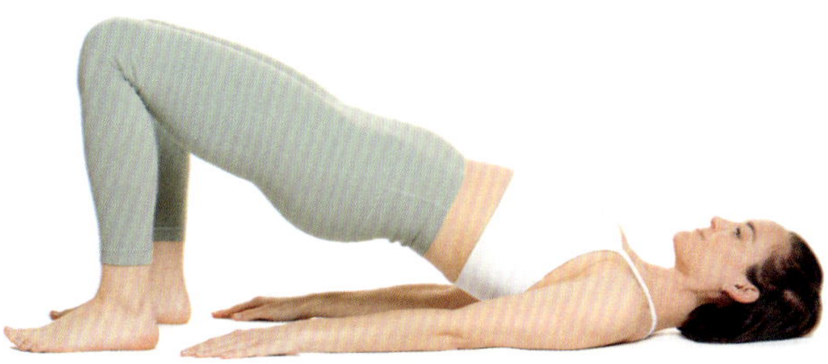

4. Halbe Brücke (15–30 Sekunden halten) Stelle die Füße hüftbreit auf und hebe die Hüften an, sodass sie über dem Boden schweben.

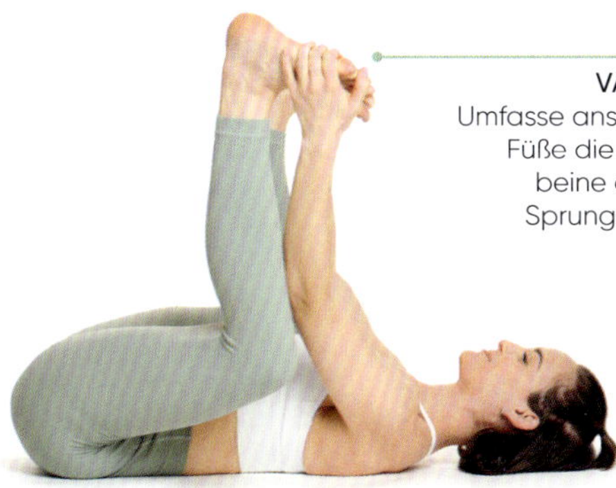

VARIANTE
Umfasse anstelle der Füße die Schienbeine oder die Sprunggelenke.

5. Happy Baby (1 Minute halten) Begib dich in die Rückenlage und umfasse die Außenkanten der Füße. Hinterkopf, Schultern und unterer Rücken bleiben in Kontakt mit dem Boden. Beuge die Knie möglichst um 90 Grad und halte die Sprunggelenke über den Knien.

UNTERER RÜCKEN KORREKTUR 2

Wiederhole die Sequenz 3–4x hintereinander.

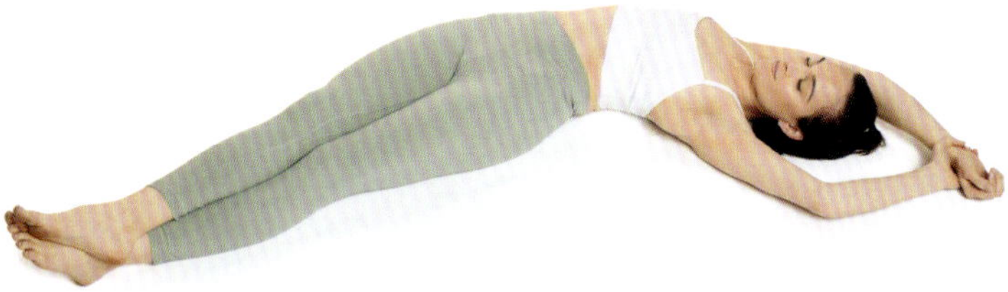

1. Seitbeuge in Rückenlage (je Seite 1 Minute halten) Begib dich in Rückenlage, kreuze das rechte Sprunggelenk über das linke und ziehe beide Beine nach links. Strecke beide Arme nach links und umfasse mit der linken Hand das rechte Handgelenk. Visualisiere deinen Körper in der Form einer Banane.

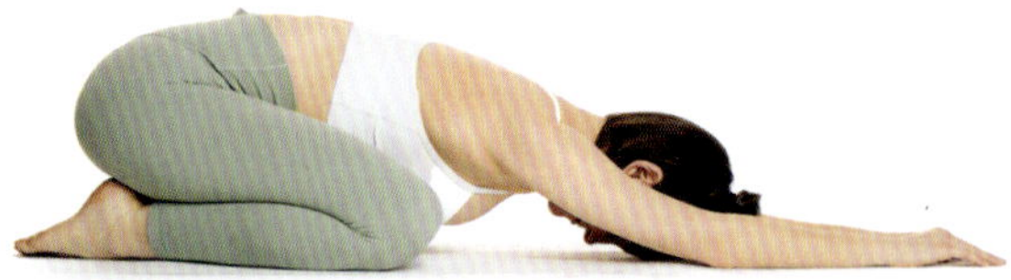

2. Kindhaltung (1 Minute halten) Öffne die Knie so weit, dass der Oberkörper dazwischenpasst. Bring das Gesäß an oder nahe an die Fersen und lass den Oberkörper schwer werden.

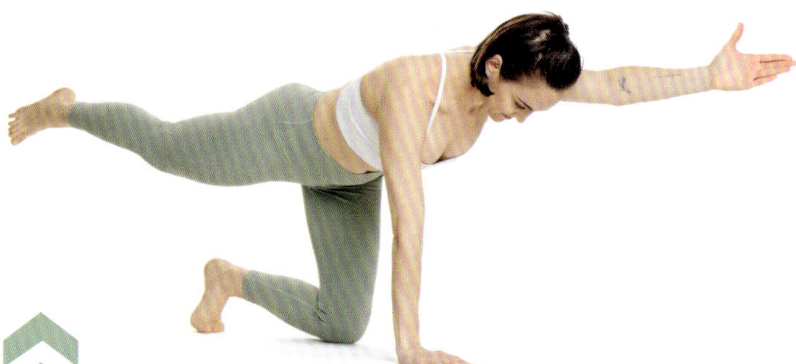

3. Arm-/Beinstrecken im Vierfüßlerstand (je Seite 10–20 Sekunden halten) Halte die Wirbelsäule neutral und blicke gerade nach unten zwischen die Hände. Hebe einen Arm und das entgegengesetzte Bein an und aktiviere sanft den Core, um den Rücken zu stützen. Visualisiere, wie du dich über den Scheitel und die gestreckten Zehen nach vorne und hinten verlängerst.

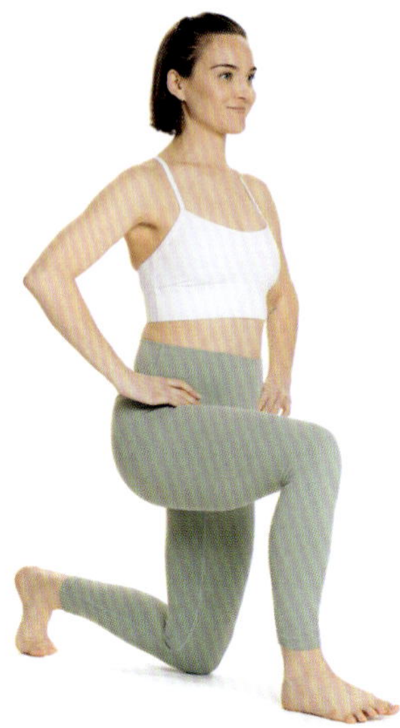

4. 90/90 Knien im Ausfallschritt (je Seite 30 Sekunden halten) Gehe in einen Ausfallschritt und öffne die Knie nur so weit, dass du beide Beine im 90-Grad-Winkel beugen kannst. Richte das Steißbein auf, sodass der untere Rücken fast ganz flach ist. Ziehe den Rest der Wirbelsäule lang und das Kinn leicht nach hinten.

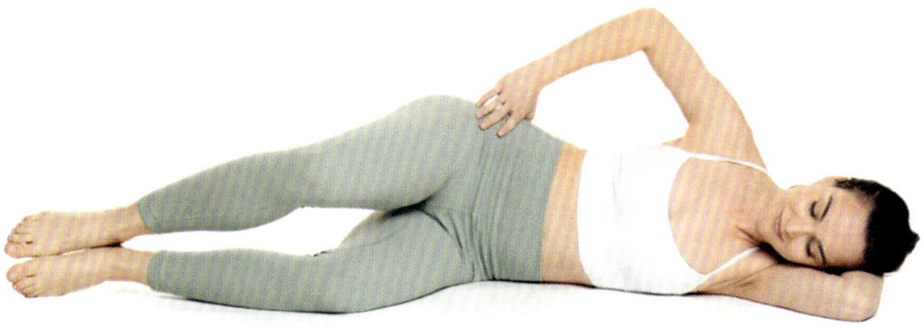

5. Vielgefiederte Muskeln aktivieren (je Seite 10 x) Lege dich auf die Seite, Hüften und Knie gebeugt, Sprunggelenke übereinander. Aktiviere den queren Bauchmuskel durch vollständiges Ausatmen. Hebe das obere Knie gerade so weit an, dass du spürst, wie die vielgefiederten Muskeln aktiviert werden (etwa 7–12 cm), und senke es vollständig wieder ab, um sie zu entspannen.

VARIANTE
Stütz dich auf die Knie.

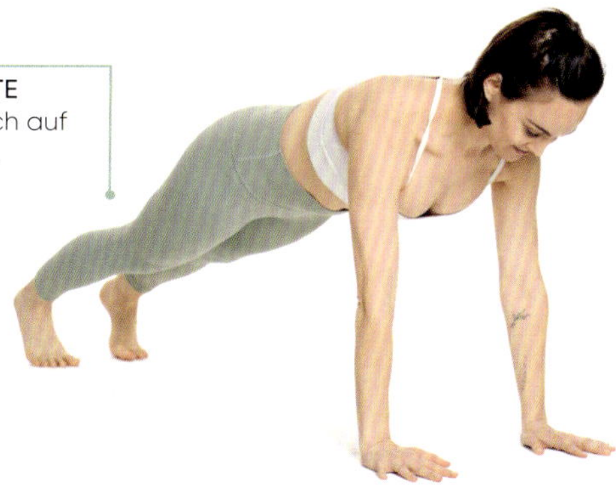

6. Plank (20–60 Sekunden halten) Die Arme stehen unter den Schultern. Du kannst dich auf die Hände oder die Unterarme stützen. Halte die Wirbelsäule neutral, ziehe den Brustkorb ein und halte Hüften und Schultern in einer Linie. Strecke die Hüften möglichst nicht nach oben.

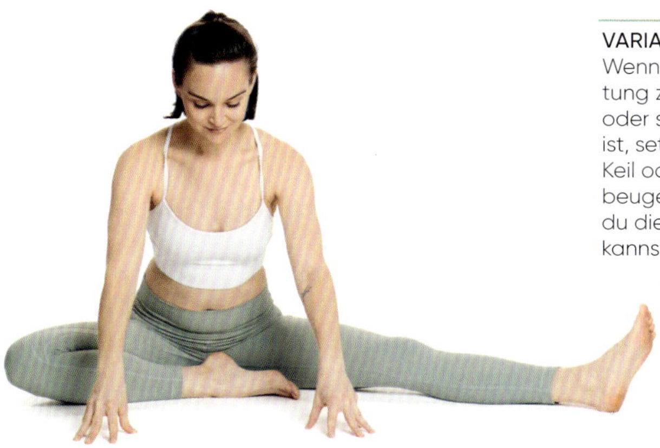

7. Vorbeuge im halben sitzenden Winkel (je Seite 15–20 Sekunden halten) Ziehe ein Bein zu dir und strecke das andere zur Seite. Wie weit du die Beine öffnest, ist nicht wichtig, solange du mühelos aufrecht sitzen kannst. Beuge dich zur Mitte, ohne dass sich die Hüften anheben oder der Rücken sich zu stark rundet. Wenn nötig, lege Blöcke oder Kissen unter die Hände, um in Bodenkontakt zu kommen.

VARIANTE
Wenn du für diese Haltung zu wenig flexibel bist oder sie dir unangenehm ist, setze dich auf einen Keil oder eine Decke und beuge die Knie so, dass du die Übung ausführen kannst.

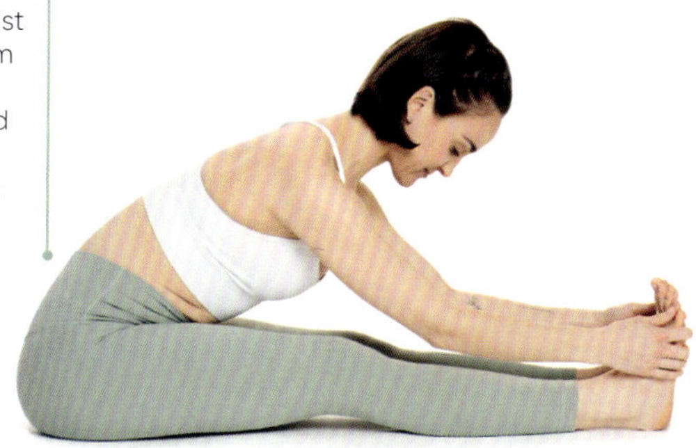

8. Vorbeuge im Sitzen (30 Sekunden halten) Beuge den Oberkörper aus dem Hüftgelenk nach vorne. Du musst die Zehen nicht berühren können!

Steißbeinschmerzen sind oft die Folge zu langen Sitzens in einer schlechten Haltung.

SCHON GEWUSST?

Wenn Steißbeinschmerzen nur um das Steißbein herum auftreten und sich wie ein Schneiden oder Ziehen anfühlen, ist die Ursache wahrscheinlich das Steißbein selbst. Wenn die Schmerzen in den unteren Rücken, das Gesäß oder die Oberschenkel ausstrahlen, kann es sein, dass ein Nerv die Schmerzen auf das Steißbein überträgt. In jedem Fall ist es ratsam, ärztlichen oder physiotherapeutischen Rat einzuholen.

Ich habe viele Yogis mit Steißbeinschmerzen gesehen, die zu häufig Hot Yoga praktiziert hatten. Man kann auch zu viel des Guten tun! Wenn man viermal pro Woche bei 40 °C Yoga macht, wird man definitiv beweglicher, kann aber, wenn man nicht aufpasst, die Muskeln auch zu sehr lockern und dadurch kleine Probleme wie dieses bekommen. Schwangerschaft und Geburt und eine daraus resultierende Beckenbodenschwäche (oder -verspannung oder beides!) können ebenfalls Steißbeinschmerzen verursachen. Dazu mehr ab S. 96, an dieser Stelle wollen wir Steißbeinschmerzen lindern. Die erste Korrektur ist einfach: Achte einmal darauf, wie du beim Sitzen auf einem Stuhl mit der Zeit wie von selbst nach vorne gleitest. Wahrscheinlich kippt das Becken nach hinten, und du rutschst nach vorne und unten. So entsteht Druck auf das Steißbein. Korrigiere deine Sitzhaltung, um diesen zu vermeiden. Die zweite Korrektur lockert den Beckenboden und aktiviert die Gesäßmuskulatur, um das Steißbein zu stabilisieren.

STEISSBEIN-SCHMERZEN

STEISSBEIN KORREKTUR 1

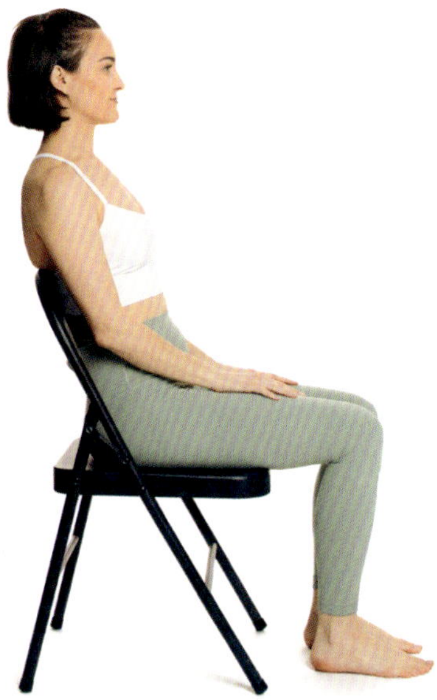

Sitze so ...

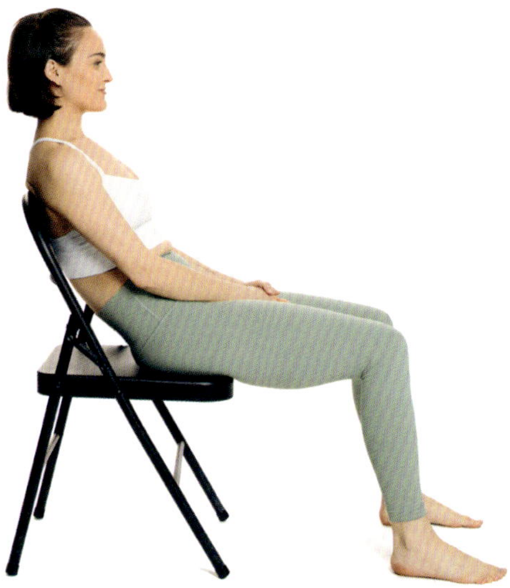

... nicht so!

TIPP

Bei chronischen Steißbeinschmerzen kann es sinnvoll sein, eine auf den Beckenboden spezialisierte Physiotherapiepraxis zu konsultieren. Manchmal verursacht ein stark verspannter Beckenboden Steißbeinschmerzen, was aber therapierbar ist.

Statt auf dem Stuhl nach unten zu rutschen, schiebe die Hüften nach hinten, sodass du auf den Sitzbeinhöckern sitzt. Das sind die vorstehenden Knochen am unteren Ende des Gesäßes. Wenn du gerade entbunden hast, empfehle ich dir dringend, diese korrigierte Haltung einzunehmen, aber das Gesäß mit einem Kissen abzupolstern. Mache dir in den nächsten Wochen regelmäßig deine Sitzhaltung bewusst und korrigiere dich, wie beschrieben. Du wirst bemerken, dass die Schmerzen aufhören.

STEISSBEIN KORREKTUR 2

Wiederhole die Sequenz 2–3x. Übe sie 3–4x pro Woche für 3–4 Wochen. Die Schmerzen werden fast sofort nachlassen. Bei Bedarf erneut beginnen.

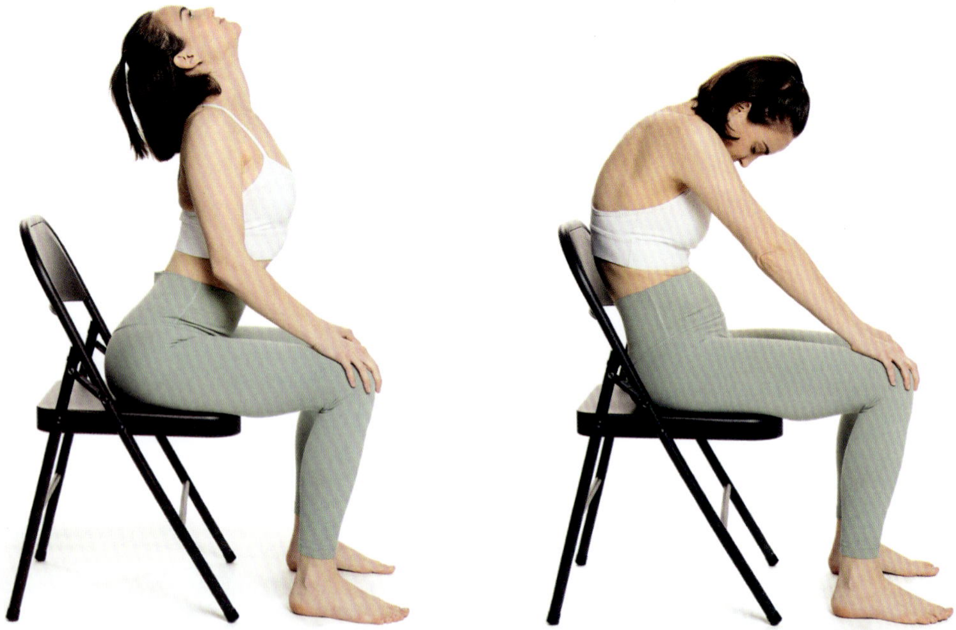

1. Katze/Kuh im Sitzen mit Händen auf den Knien (10x)
Setze dich aufrecht hin, wie in Korrektur 1 beschrieben, sodass beide Sitzbeinhöcker den Stuhl berühren. Schiebe das Steißbein beim Einatmen nach oben und hinten und ziehe es beim Ausatmen nach unten und vorne. Spanne die Gesäßmuskeln an.

TIPP

Wenn du im Sitzen Steißbeinschmerzen verspürst, lege dir bei der Übung ein Kissen unter. Der Vorteil der Variante im Sitzen besteht darin, dass du das Becken stärker isolieren kannst. Ist dir die Variante unangenehm, praktiziere die traditionelle Katze/Kuh im Vierfüßlerstand (siehe S. 62).

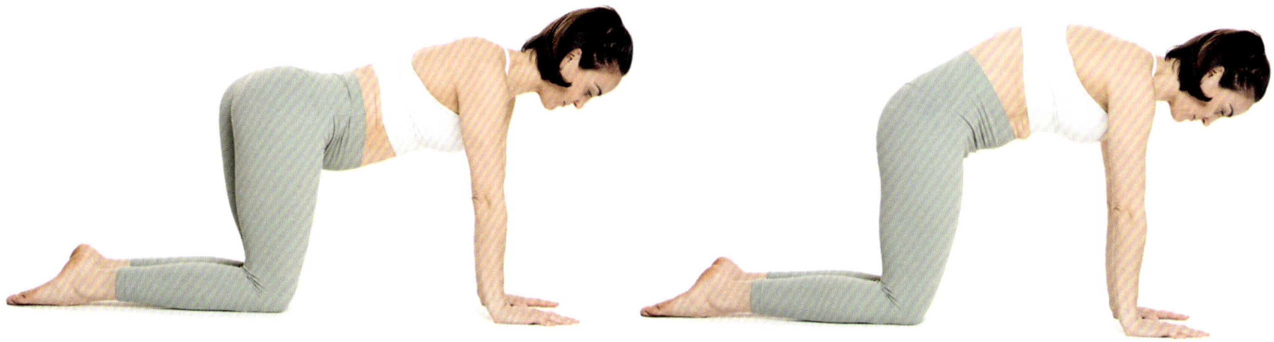

2. Isoliertes Beckenkreisen (je Seite 10 x) Begib dich in den Vierfüßlerstand und versuche, das Becken zu isolieren und nach rechts und links zu kreisen. Der Oberkörper wird sich ein wenig mit bewegen, aber der Großteil der Bewegung sollte aus dem Becken kommen. Dabei hilft die Vorstellung, man hätte einen Schwanz, der die Bewegung anführt.

3. Erhöhtes Beckenheben (10-30 Sekunden halten) Stelle die Füße hüftbreit auf eine erhöhte Unterlage, z. B. auf eine Kiste, und hebe die Hüften langsam an, bis Knie und Schultern eine Linie bilden. Entspanne den Nacken und blicke gerade nach oben. Aktiviere den Core und die Gesäßmuskeln, um dich zu stabilisieren.

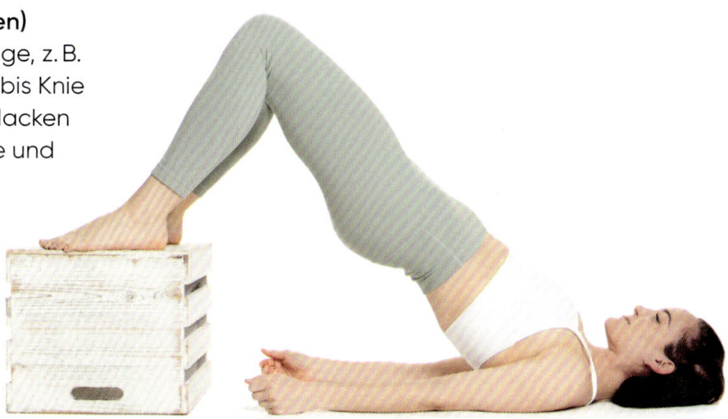

Bei einer Ischialgie ist der Ischiasnerv eingeklemmt, was Schmerzen im unteren Rücken verursacht, die in die Hüfte oder das Bein ausstrahlen können.

TIPP

Bewegungen, die du bei Ischiasschmerzen vermeiden solltest, sind Vorbeugen, einbeinige Bewegungen und tiefe Rotationen mit asymmetrischem Becken. Liegt ein Bandscheibenvorfall oder eine Bandscheibenvorwölbung vor, die auf den Ischiasnerv drückt und Schmerzen verursacht, hilft kein Dehnen. Suche zuerst einen Arzt oder eine Ärztin auf und mache diese Übungen erst, wenn du die Erlaubnis hast, dich zu bewegen.

Eine Ischialgie entsteht gelegentlich durch einen Bandscheibenvorfall oder die Verletzung eines Wirbelkörpers, häufiger jedoch durch einen nicht optimal arbeitsfähigen Piriformismuskel. Während einer Schwangerschaft kann eine Kombination aus hormonellen Veränderungen und Verlagerung des Körperschwerpunkts durch den immer größer werdenden Bauch zu Ischialgie führen. Der Piriformis ist ein flacher, kleiner Muskel in der Hüfte, der an der Außenrotation des Oberschenkels beteiligt ist. Unter dem Muskel verläuft der Ischiasnerv. Wenn der Piriformis chronisch überlastet ist, z. B. weil er zu schwache Gesäßmuskeln kompensiert, kann es zu einer Kompression des Ischiasnervs kommen. Gezielte Bewegung kann diese Schmerzen lindern. Die erste Korrektur hat das Ziel, den Piriformis zu entspannen und die Gesäßmuskeln zu aktivieren, um das muskuläre Gleichgewicht wiederherzustellen. Die zweite Korrektur konzentriert sich auf die Dehnung des Piriformis; es handelt sich um eine einfache, sanfte und wirksame Übung.

ISCHIALGIE

ISCHIALGIE KORREKTUR 1

Wiederhole die Sequenz 3–4x und übe nach Bedarf. Nach wenigen Tagen wird Linderung einsetzen. Um erneuten Schmerzen vorzubeugen, das Üben einige Wochen fortsetzen.

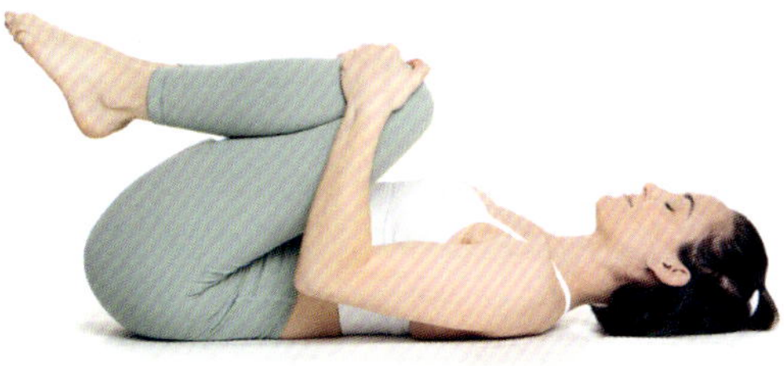

1. Knie zur Brust (30–60 Sekunden halten) Halte Kreuzbein, unteren Rücken, Schultern und Kopf in Kontakt mit dem Boden und ziehe die Knie Richtung Brust.

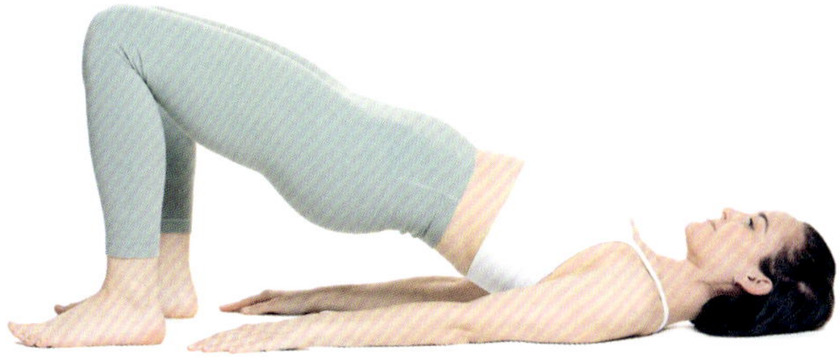

2. Beckenheben (10x) Stelle die Füße hüftbreit auf und hebe die Hüften mit dem Ausatmen an. Senke sie mit dem Einatmen wieder zum Boden.

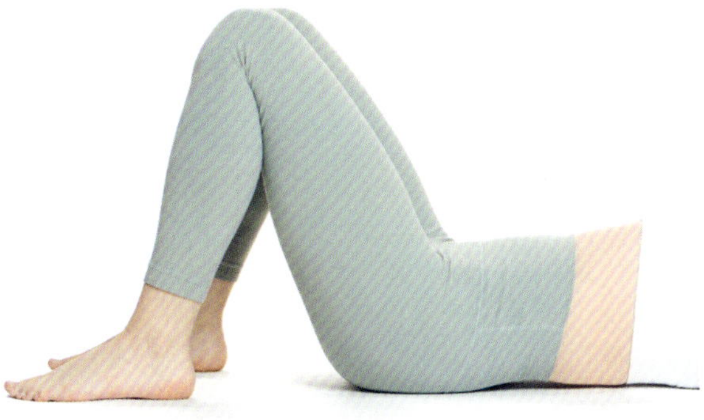

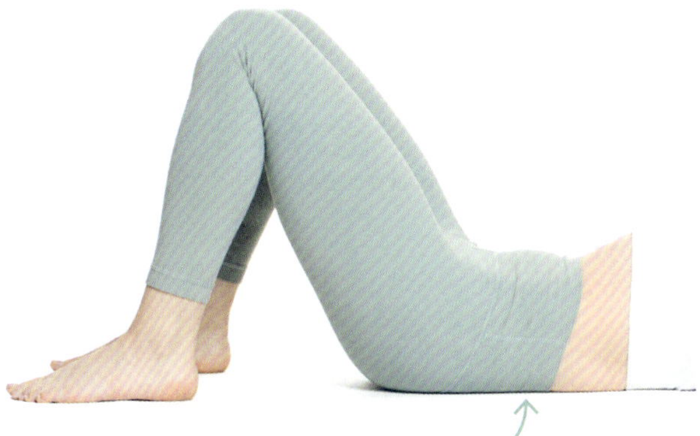

Beuge die Knie so stark wie nötig, damit der Rücken flach aufliegt.

3. Beckenkippe (10x) Lege dich auf den Rücken, presse das Kreuzbein in den Boden, rolle das Steißbein sanft ein und aktiviere den Core, sodass der untere Rücken flach auf dem Boden liegt. Dies ist eine subtile Bewegung, die man stärker spürt als sieht.

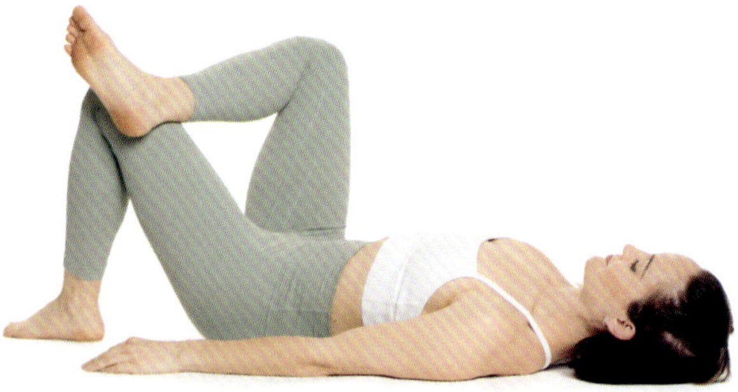

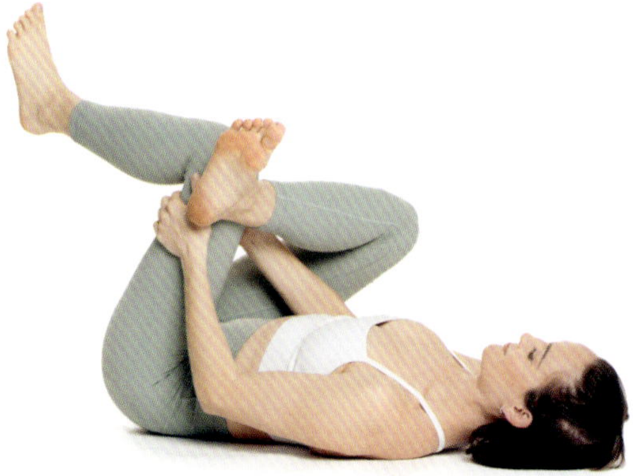

4. Gesäßmuskeln im Liegen dehnen (je Seite 30 Sekunden halten) Lege das rechte Sprunggelenk nah am Knie über den linken Oberschenkel. Wenn dir die Dehnung genügt, stoppe hier. Um die Dehnung zu intensivieren, greife mit der rechten Hand zwischen den Beinen durch, umfasse das Schienbein oder den Oberschenkel des linken Beins und ziehe das Bein näher zum Körper heran.

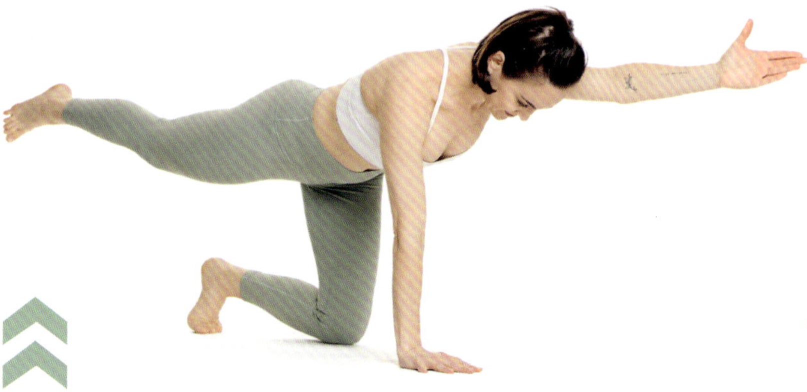

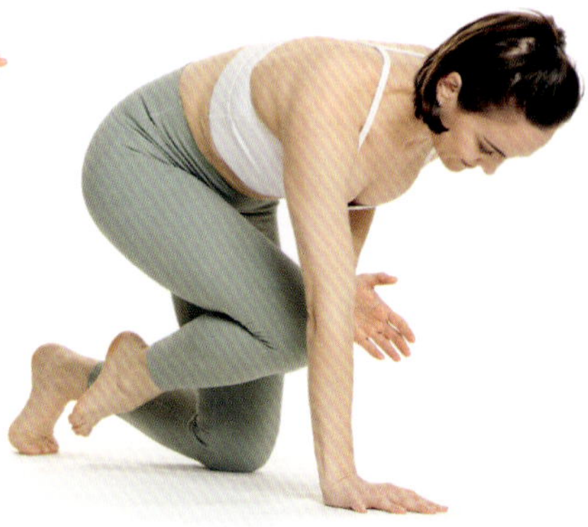

5. Arm-/Beinstrecken mit Bauchpressen (je Seite 10 x) Strecke einen Arm und das entgegengesetzte Bein und halte sie auf Schulterhöhe, aber nicht höher. Aktiviere sanft den Core und halte die Wirbelsäule neutral. Ziehe mit dem Einatmen das Knie und den Ellbogen zur Mitte.

ISCHIALGIE KORREKTUR 2

Wiederhole die Sequenz 2 x.
Übe täglich für 2 Wochen oder bis die Symptome verschwunden sind.

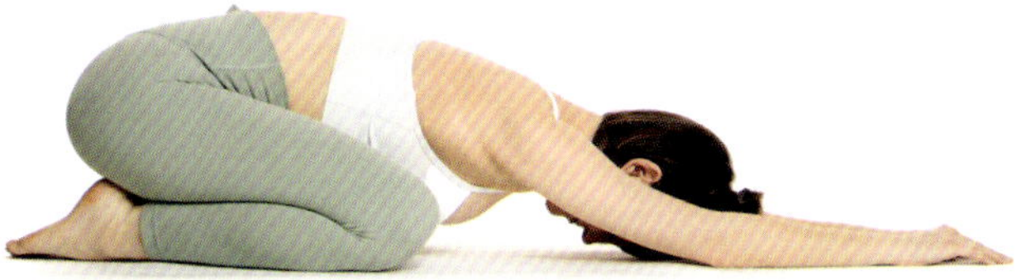

1. Kindhaltung (1 Minute halten) Öffne die Knie so weit, dass der Oberkörper dazwischenpasst. Bring das Gesäß an oder nahe an die Fersen und lass den Oberkörper schwer werden.

TIPP

Bei einer Ischialgie gilt: Je schonender die Dehnung, desto besser. Der Ischiasnerv liegt sehr nahe an der Oberfläche. Dehnt man zu tief, kann der Nerv mehr als nötig belastet werden, was die Beschwerden verschlimmert. Diese Korrektur ist sanft, aber wirksam.

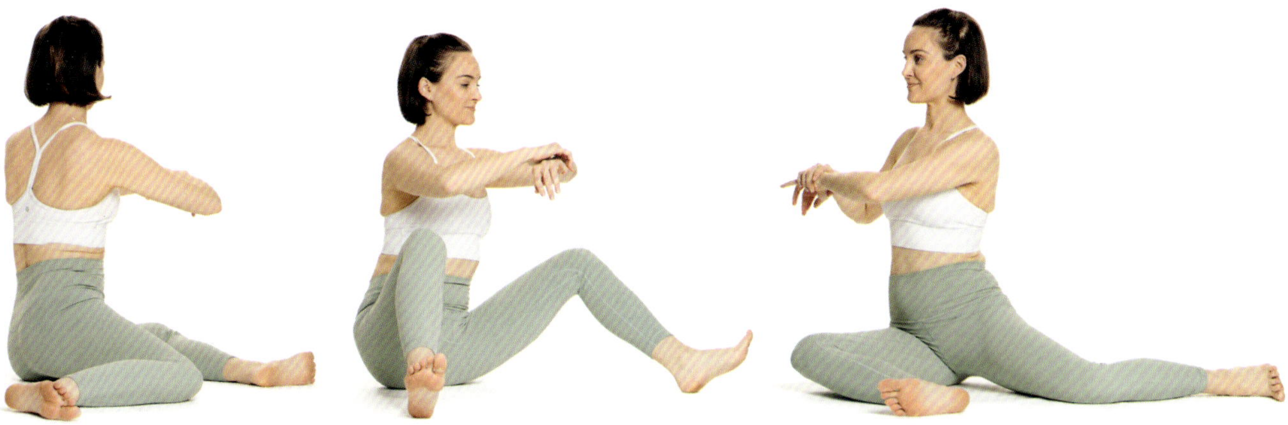

2. Hirschstellung (4 x) Beginne im Sitzen und lege beide Knien im 90-Grad-Winkel auf dem Boden ab. Entspanne die Füße und halte die Position 30–45 Sekunden lang. Verlagere dann in einem kontrollierten Wechsel bei aufgestellten Fersen das Gewicht und lege beide Knie auf der anderen Seite ab. Die Position halten. Sitze nach jeder Runde 1 Minute lang bequem, dann wiederholen.

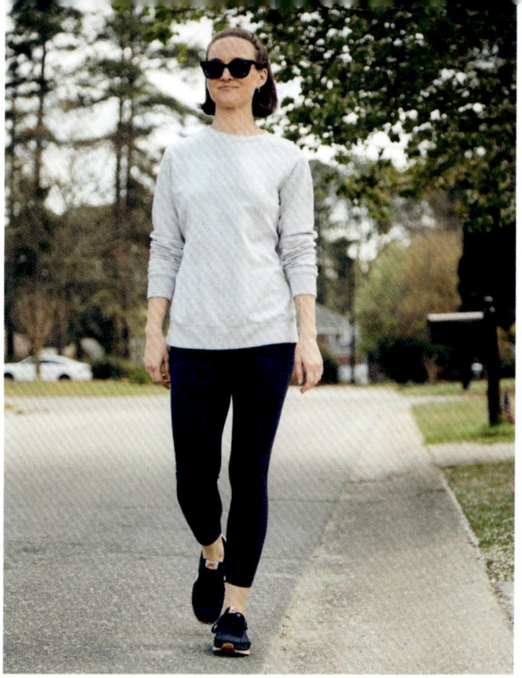

WIE OFT GEHST DU SPAZIEREN?
Gehen ist ein stark unterschätztes Ganzkörpertraining! Jedes Tempo ist besser als gar nicht zu gehen, aber am besten ist ein moderates Tempo, bei dem Gesäßmuskeln, Core und Hüftbeuger zusammenarbeiten müssen, um dich aufrecht und in Bewegung zu halten. Das stärkt alle Muskeln, die den unteren Rücken funktionell stützen und schmerzfrei halten. Ein Spaziergang ist auch eine Möglichkeit zur Verbesserung der Stimmung. Beim Sport, besonders im Freien, schüttet der Körper vermehrt Glückshormone (Endorphine) aus, die dich gelegentliche Beschwerden besser bewältigen lassen – während die Bewegung dich kräftigt, sodass Schmerzen seltener auftreten.

Korrektur: Mach einen Spaziergang!

WIE STARK IST DEIN CORE?
Jeder weiß, wie wichtig eine starke Körpermitte für einen schmerzfreien unteren Rücken ist. Ab S. 94 beschäftigen wir uns damit, wie du den Core stärken kannst.

Korrektur: Trainiere regelmäßig den Core.

VERURSACHT DEIN GEWICHT PROBLEME?
Unter einem »gesunden« Gewicht versteht jeder ein bisschen etwas anderes, und nicht jeder muss Gewicht reduzieren. Wahrscheinlich kennst du den Bereich, in dem du dich am wohlsten fühlst, unabhängig von Schönheitsvorstellungen oder der Jeansgröße.

FUNKTIONELLE GEWOHNHEITEN

Gehen ist ein stark unterschätztes Ganzkörpertraining!

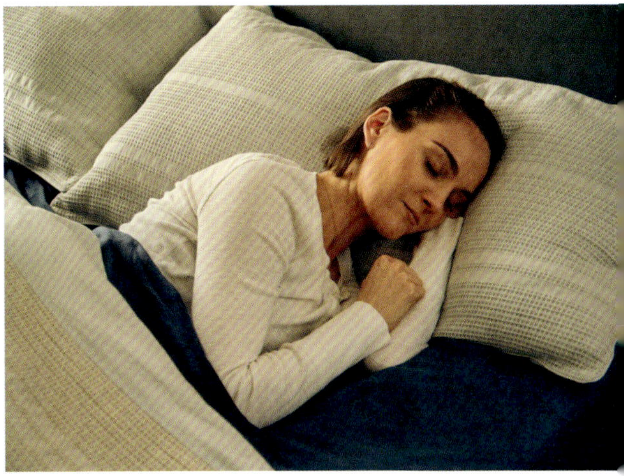

Korrektur: Werde dir deines Körpers bewusst und überlege, ob sich dein Gewicht für dich optimal anfühlt.

SCHLÄFST DU IN EINER UNGÜNSTIGEN HALTUNG?

Wenn du regelmäßig mit Schmerzen im unteren Rücken aufwachst, achte auf deine Schlafposition. Becken und Wirbelsäule sollten eine Linie bilden.

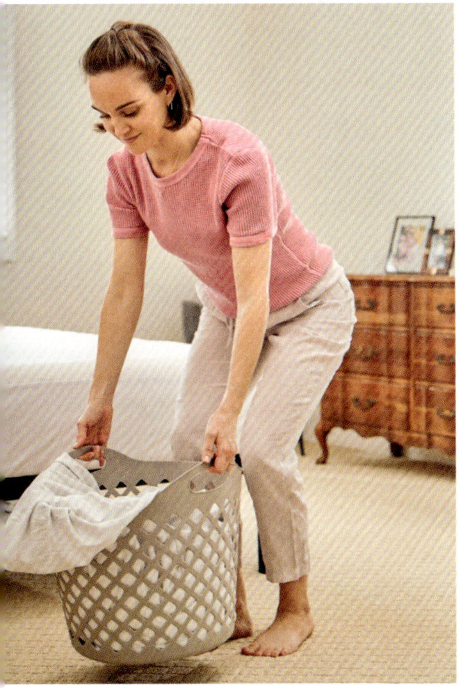

Korrektur: Lege dir entweder ein festes Kissen oder einen Keil speziell für Seitenschläfer zwischen die Knie. Finde etwas, das nicht zu sehr nachgibt.

HAST DU EINE GUTE KÖRPERHALTUNG?

Unser Körper ist dafür gemacht, sich zu bewegen, und er ist in der Lage, sich an alle möglichen Situationen anzupassen, von der »perfekten« Körperhaltung bis zu plötzlichen und unerwarteten Bewegungen. Du musst nicht in jedem Moment des Tages eine ideale Körperhaltung einnehmen, aber achte insbesondere in Ruhestellung darauf, wie du sitzt oder stehst.

Korrektur: Stehe und sitze in einer echt neutralen Position (Ohren über den Schultern, Schultern über den Hüften und im Stehen Hüften über den Sprunggelenken), sodass du automatisch eine funktionelle Haltung einnimmst.

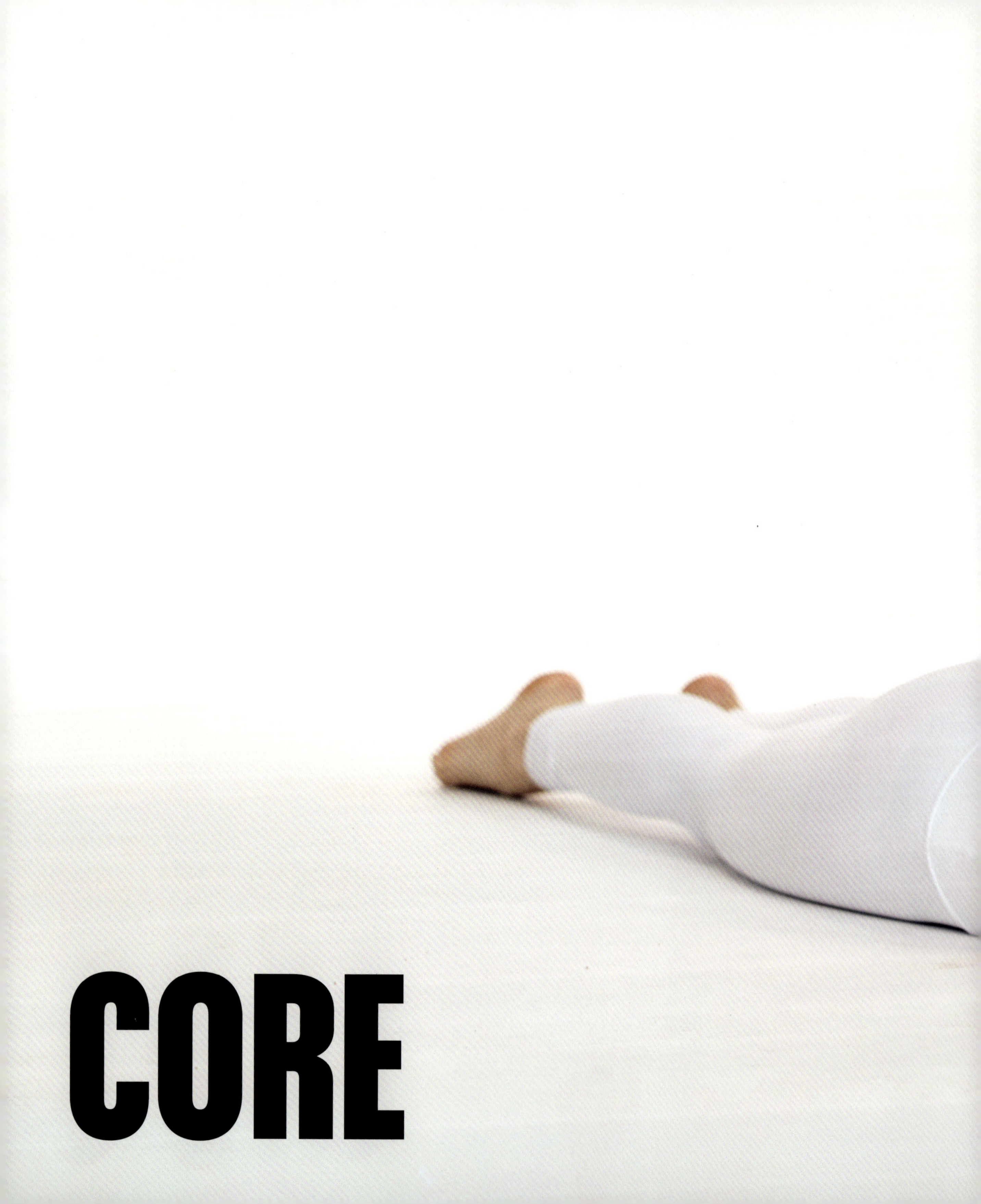
CORE

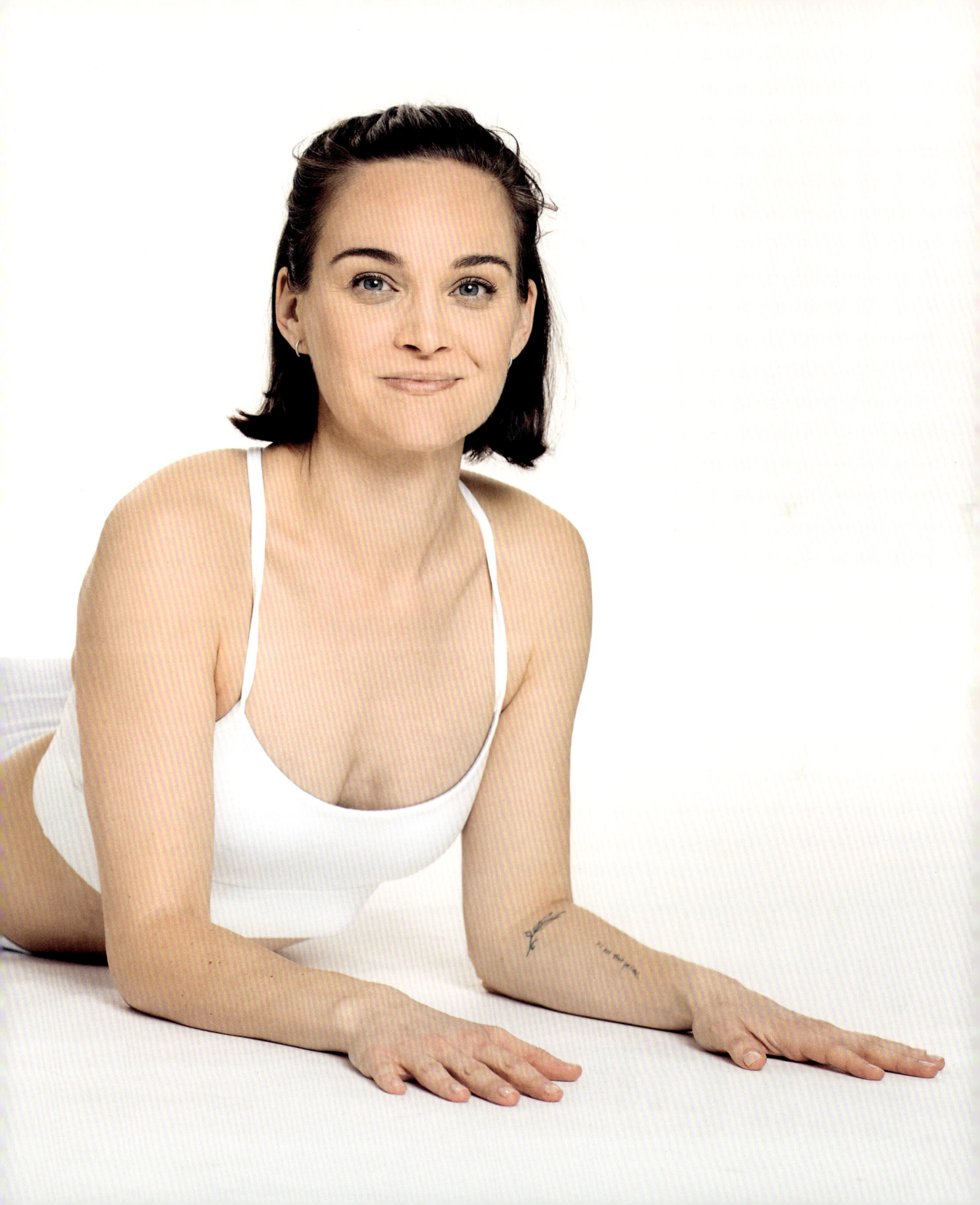

In der Sexualität spielt die Beckenbodenmuskulatur eine wichtige Rolle.

Im Gegensatz zu dem, was du in den 1990er- oder frühen 2000er-Jahren möglicherweise in einer Frauenzeitschrift gelesen hast, besteht der Core nicht nur aus einem sichtbaren Sixpack. Der Core umfasst viele Muskeln – der gerade Bauchmuskel, das sogenannte Sixpack, ist nur einer davon –, und alle erfüllen wichtige Aufgaben. Die Coremuskeln stützen die Wirbelsäule und das Becken; sie beugen, strecken und drehen den Rumpf und schützen und stützen die lebenswichtigen Organe im Bauchraum. Die Beckenbodenmuskulatur spielt eine wichtige Rolle in der Sexualität. In meinen Kursen vergleiche ich den Core manchmal mit einer Dose: das Zwerchfell oben, der Beckenboden unten, die schrägen Bauchmuskeln an den Seiten, die Bauchmuskeln vorne und der untere Rücken hinten. Der Core umschließt die Körpermitte beinahe vollständig. Wenn er nicht voll funktionstüchtig ist, spüren wir das in vielen Regionen. Er umfasst auch einige Muskeln im Rücken, aber für unsere Zwecke konzentrieren wir uns auf die Vorderseite, um die häufigsten Schmerzen in diesem Bereich zu beheben.

ANATOMIE DES CORES

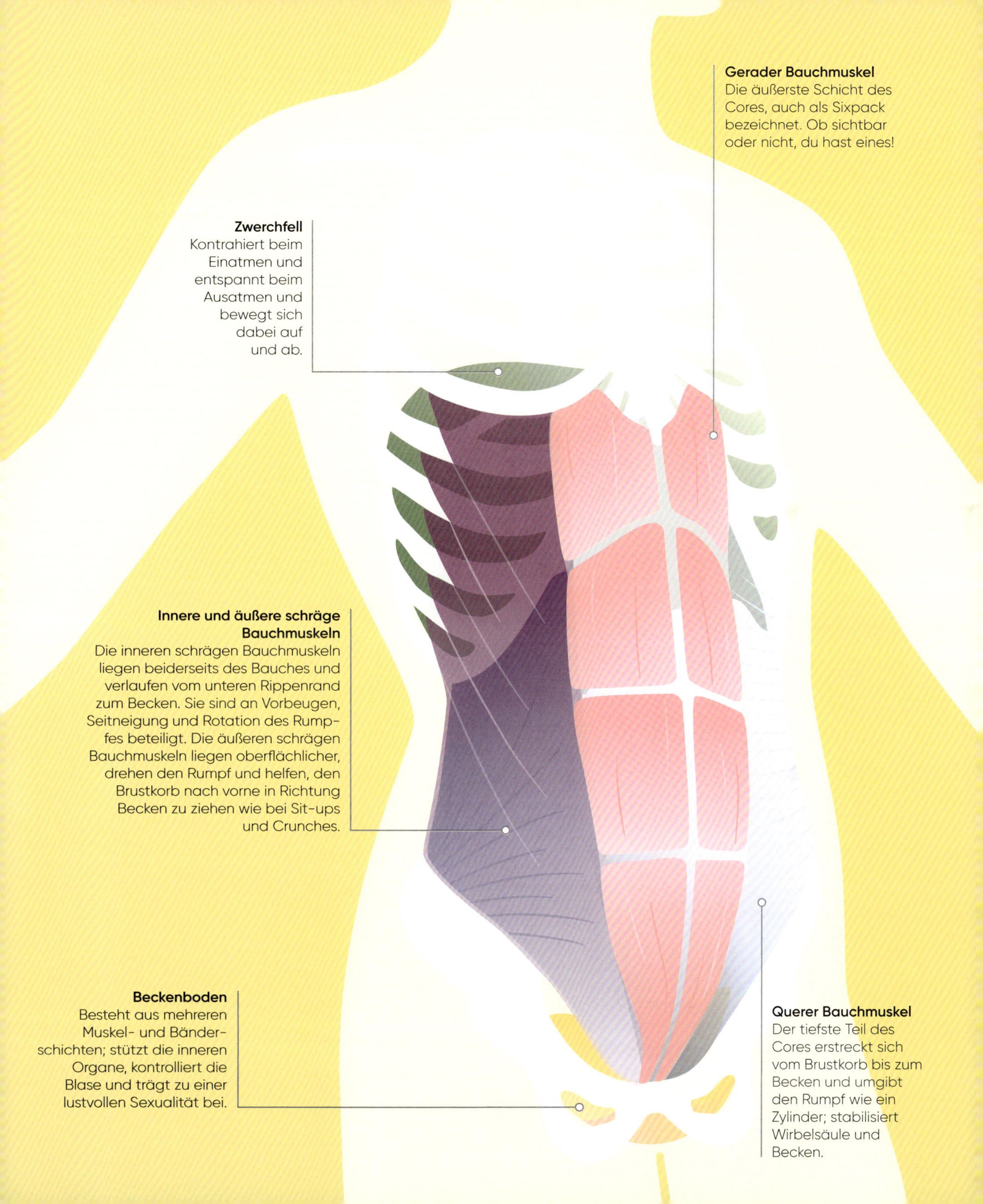

Gerader Bauchmuskel
Die äußerste Schicht des Cores, auch als Sixpack bezeichnet. Ob sichtbar oder nicht, du hast eines!
Zwerchfell
Kontrahiert beim Einatmen und entspannt beim Ausatmen und bewegt sich dabei auf und ab.
Innere und äußere schräge Bauchmuskeln
Die inneren schrägen Bauchmuskeln liegen beiderseits des Bauches und verlaufen vom unteren Rippenrand zum Becken. Sie sind an Vorbeugen, Seitneigung und Rotation des Rumpfes beteiligt. Die äußeren schrägen Bauchmuskeln liegen oberflächlicher, drehen den Rumpf und helfen, den Brustkorb nach vorne in Richtung Becken zu ziehen wie bei Sit-ups und Crunches.
Beckenboden
Besteht aus mehreren Muskel- und Bänderschichten; stützt die inneren Organe, kontrolliert die Blase und trägt zu einer lustvollen Sexualität bei.
Querer Bauchmuskel
Der tiefste Teil des Cores erstreckt sich vom Brustkorb bis zum Becken und umgibt den Rumpf wie ein Zylinder; stabilisiert Wirbelsäule und Becken.

Eine Beckenbodenschwäche tritt häufig nach einer Geburt auf, das ist aber nicht die einzige Ursache für diese Beschwerden.

SCHON GEWUSST?

Der Ausstoß von Gas durch die Scheide, auch Flatus vaginalis oder Queefing genannt, wird meist durch einen schwachen Beckenboden verursacht. Ja, ich weiß, wie peinlich und unangenehm das sein kann! Stärke den Beckenboden, um es zu verhindern. Noch ein Tipp: Sitze zum Urinieren nicht länger auf der Toilette als nötig, da dies zur Schwächung des Beckenbodens beitragen kann.

Und sie betrifft nicht nur Frauen. Chronische Verstopfung, Verletzungen oder Fettleibigkeit können den Beckenboden schwächen. Dies zeigt sich bei beiden Geschlechtern ähnlich: Beim Husten, Niesen oder Hüpfen verliert man ein wenig Urin. Möglicherweise halten Tampons nicht mehr, oder du hast sogar Schmerzen oder Beschwerden, die sich im Laufe des Tages verschlimmern. Wenn du vor Kurzem entbunden hast, empfehle ich dir dringend, eine Physiotherapiepraxis aufzusuchen, die auf die Beckenbodenrehabilitation spezialisiert ist. Die folgenden Sequenzen stärken den Beckenboden unabhängig von der Ursache. Die erste Korrektur verbindet dich mit dem tiefen Core, um dir den Beckenboden bewusst zu machen, stabilisiert und unterstützt ihn. Die zweite baut auf der ersten auf und stellt eine etwas größere Herausforderung dar.

SCHWACHER BECKENBODEN

SCHWÄCHE KORREKTUR 1

Wiederhole die Sequenz 3–4x und übe sie täglich für 2–3 Wochen. Es ist normal, dass es einige Wochen dauert, bis sich Besserung einstellt.

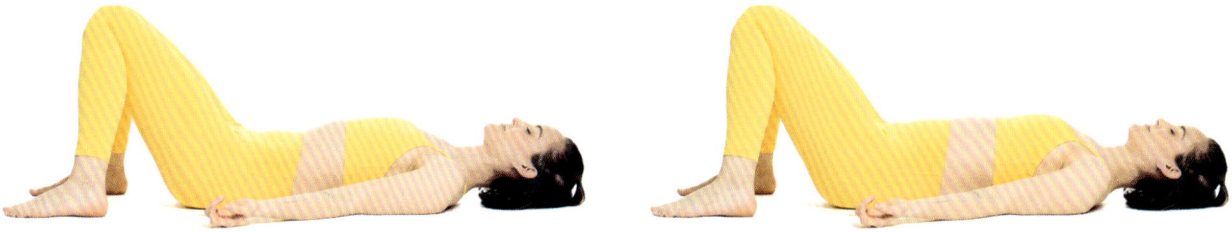

1. Zwerchfellatmung (10x) Lege dich auf den Rücken, die Knie gebeugt und die Füße flach aufgestellt. Hebe mit dem Einatmen die Bauchdecke und visualisiere, wie du die Lunge füllst und den Atem herumschickst. Spüre, wie der Atem dich vom Grund des Bauches bis zu den Rippen und sogar um den Rücken herum füllt. Lass die Bauchdecke beim Ausatmen sinken und die Rippen in die neutrale Position zurückkehren. Spüre die Atmung im Beckenboden: ein Gefühl der Fülle am Damm beim Einatmen und sanftes, leichtes »Hochziehen« beim Ausatmen.

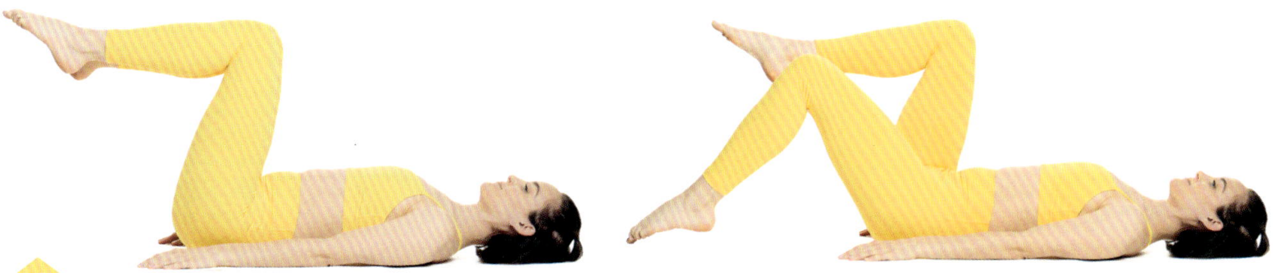

2. Zehentippen in Rückenlage (je Seite 10x) Bring die Knie im 90-Grad-Winkel über die Hüften. Atme aus, um den Core sanft zu stützen und den Beckenboden zu aktivieren. Tippe beim Einatmen eine Fußspitze auf den Boden und und führe das Bein beim Ausatmen langsam zurück in die Ausgangsposition. Nimm beim Atmen den Beckenboden wahr und bleibe in Verbindung.

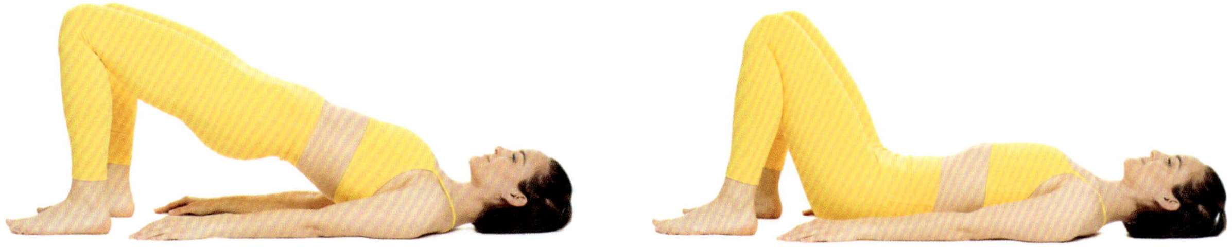

3. Beckenheben (10 x) Stelle die Füße hüftbreit auf, atme aus und schiebe den Bauchnabel vom Becken weg. Aktiviere dabei sanft den Beckenboden und hebe die Hüften gerade so weit an, dass sie sich vom Boden lösen. Beim Einatmen Core und Beckenboden entspannen und in die Ausgangsposition zurückkehren.

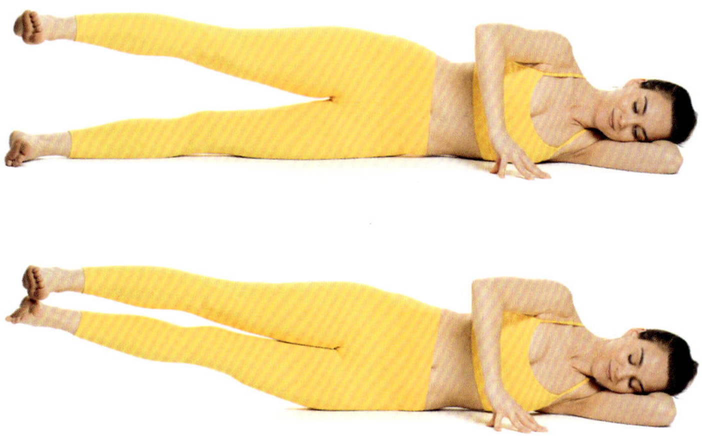

4. Beinheben in Seitlage (je Seite 10 x) Lege dich auf die Seite, sodass die Sprunggelenke übereinanderliegen und beide Hüften nach vorne zeigen. Stütze dich mit dem oberen Arm ab, damit du nicht nach vorne oder hinten kippst. Hebe das obere Bein einige Zentimeter an und führe den unteren Fuß nach, ohne die Verbindung zum tiefen Core zu verlieren. Senke beide Beine ab und wiederhole die Übung.

SCHWÄCHE KORREKTUR 2

Wiederhole die Sequenz 3–4x und übe sie täglich für 2–3 Wochen. Es ist normal, dass es einige Wochen dauert, bis sich Besserung einstellt.

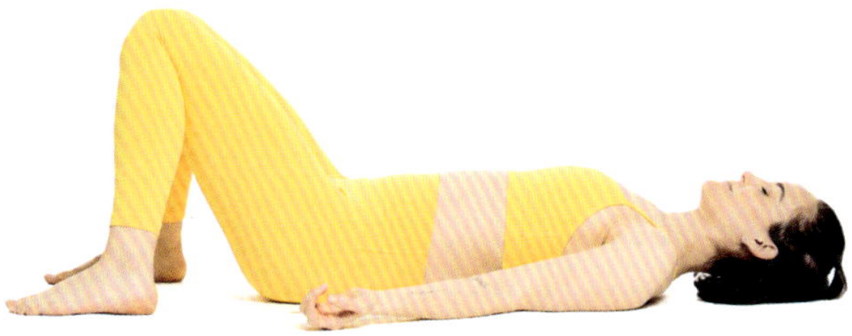

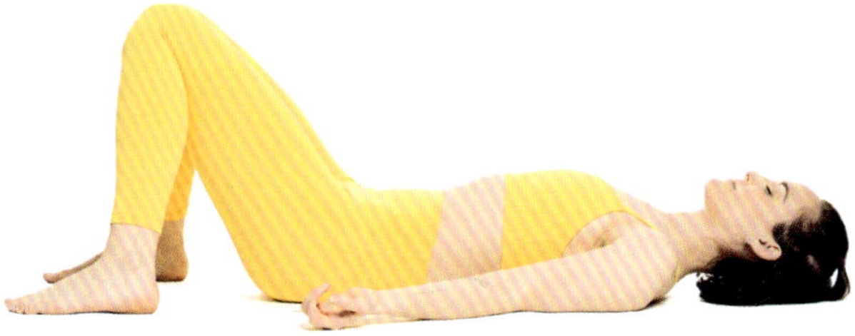

1. Zwerchfellatmung (10x) Lege dich auf den Rücken, die Knie gebeugt und die Füße flach aufgestellt. Hebe mit dem Einatmen die Bauchdecke und visualisiere, wie du die Lunge füllst und den Atem herumschickst. Spüre, wie der Atem dich vom Grund des Bauches bis zu den Rippen und sogar um den Rücken herum füllt. Lass die Bauchdecke beim Ausatmen sinken und die Rippen in die neutrale Position zurückkehren. Spüre die Atmung im Beckenboden: ein Gefühl der Fülle am Damm beim Einatmen und sanftes, leichtes »Hochziehen« beim Ausatmen.

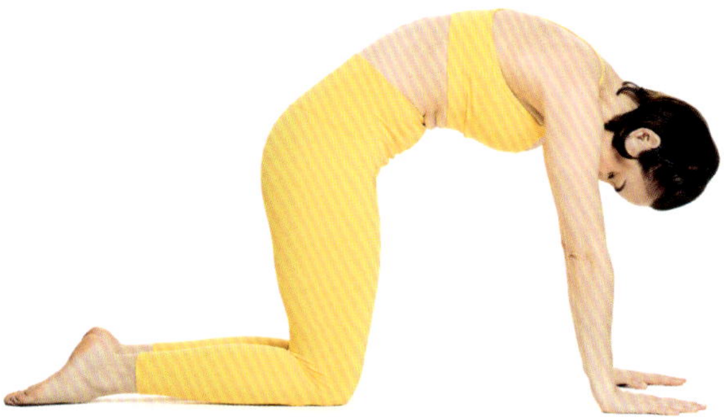

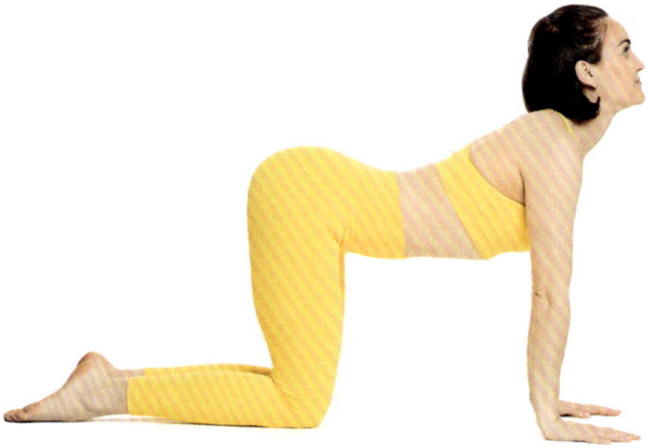

2. Katze/Kuh (10x) Bei der Katze ziehst du das Steißbein unter den Körper und spreizt die Schulterblätter. Bei der Kuh presst du die Schulterblätter zusammen und lässt den Bauch Richtung Boden sinken.

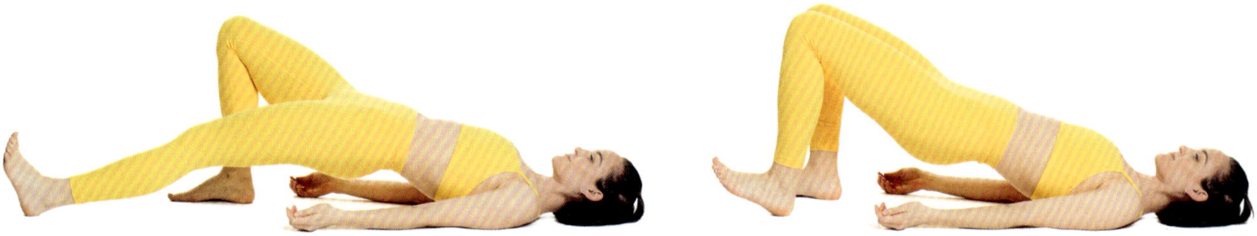

3. Fersengleiten (je Seite 10 x) Hebe die Hüften leicht an, wie für die halbe Brücke. Gleite beim Ausatmen mit einem Fuß nach vorne, ohne dass die Hüfte zur Seite kippt. Gleite beim Einatmen mit dem Fuß zurück in die Ausgangsposition.

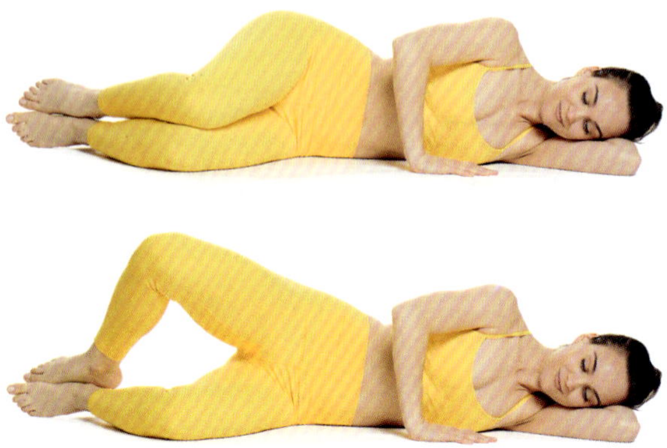

4. Muschelübung (je Seite 10 x) Liege auf der Seite, Beine angewinkelt, atme aus und ziehe Bauchnabel und Beckenboden zu den Rippen, während du das obere Knie anhebst. Die Füße bleiben in Kontakt. Atme ein und schließe die Knie wieder. Achte darauf, dass die obere Hüfte nicht nach hinten kippt; halte das Becken auf der Seite und drehe es nicht nach oben.

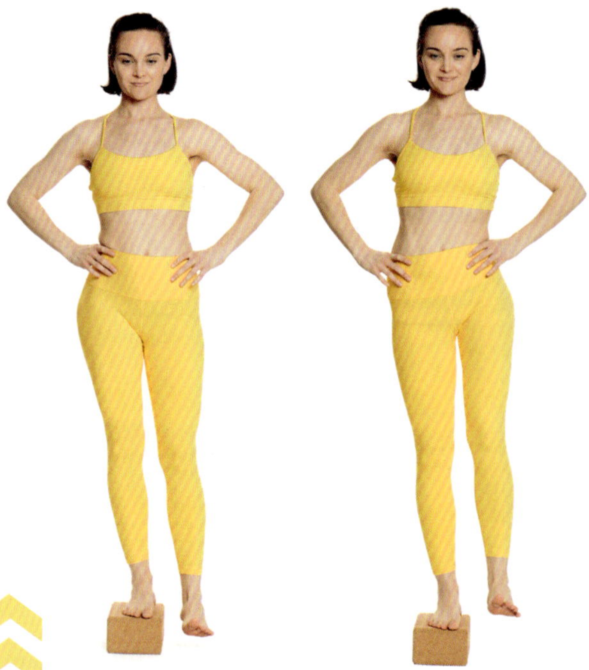

5. Hüftheben im Stehen (je Seite 10 x) Stehe mit einem Fuß auf einem Block oder einer Stufe. Atme aus und ziehe auf der anderen Seite die Hüfte Richtung Brustkorb; hebe Bauchnabel und Beckenboden mit an. Atme ein und senke den Fuß wieder, aber nicht bis zum Boden. Das Becken sollte nach jeder Wiederholung neutral und nur beim Anheben der Hüfte asymmetrisch sein.

Wenn der Beckenboden verspannt ist, hast du vielleicht das Gefühl, dass du diesen Bereich nicht lockern kannst, auch nicht unter Anleitung.

SCHON GEWUSST?

Zwischen Funktionsstörungen des Beckenbodens und Schmerzen im unteren Rücken besteht häufig ein Zusammenhang. Menschen mit Schmerzen in diesem Bereich haben oft eine Beckenbodendysfunktion.

Um mit Gewissheit zu diagnostizieren, ob dein Beckenboden schwach oder verspannt ist, solltest du eine spezialisierte Physiotherapiepraxis aufsuchen, wo mittels innerer und äußerer Untersuchungen Ursachenforschung betrieben werden kann. Eine Verspannung kann verschiedene Ursachen haben, aber sie ist nicht leicht von Muskelschwäche zu unterscheiden: Überaktive Muskeln sind verkürzt und reagieren langsamer, was sich genauso anfühlen kann wie Muskelschwäche. Ein verspannter Beckenboden bereitet dir möglicherweise Schmerzen beim Geschlechtsverkehr oder beim Einführen eines Tampons, gibt dir das Gefühl, dass du Wasser lassen musst, obwohl du gerade erst warst, oder verursacht Probleme beim Urinieren wie einen zögerlichen Fluss oder einen aufgefächertern Urinstrahl. Stress und Angstzustände verspannen den Beckenboden, ebenso chronischer Husten, Alterung, Reizdarmsyndrom, Prostataentzündung, ein sexuelles oder ein Geburtstrauma und sogar eine schlechte Körperhaltung. Bei der folgenden Korrektur werden Beckenboden, Leiste und Oberschenkelinnenseiten angeregt, sich zu entspannen.

VERSPANNTER BECKENBODEN

VERSPANNUNG KORREKTUR

Wiederhole die Sequenz 2–3 x.
Übe sie täglich für 2–3 Wochen.

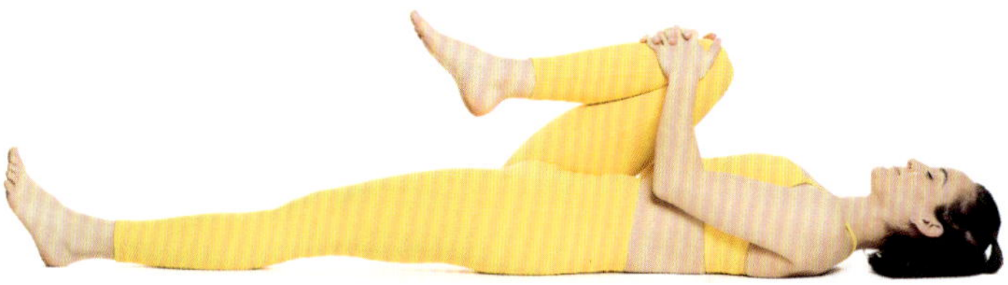

1. Ein Knie zur Brust (je Seite 30 Sekunden halten)
Achte darauf, dass die Hüften sich nicht vom Boden lösen, wenn du das Knie heranziehst. Halte den unteren Rücken, die Schultern und den Kopf nach Möglichkeit in Kontakt mit dem Boden.

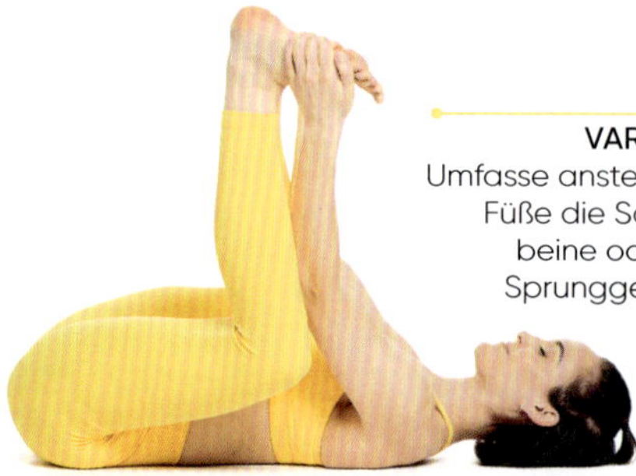

VARIANTE
Umfasse anstelle der Füße die Schienbeine oder die Sprunggelenke.

2. Happy Baby (30–60 Sekunden halten)
Begib dich in die Rückenlage und umfasse die Außenkanten der Füße. Hinterkopf, Schultern und unterer Rücken bleiben in Kontakt mit dem Boden. Beuge die Knie möglichst um 90 Grad und halte die Sprunggelenke über den Knien.

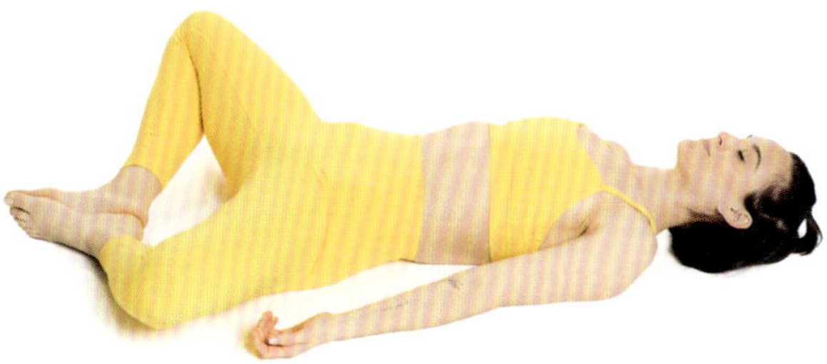

3. Gebundener Winkel in Rückenlage (1 Minute halten)
Bring die Füße möglichst nah an den Körper. (Je näher, desto schwieriger wird es.) Lass die Knie in Richtung Boden sinken; lege Kissen oder Blöcke unter, wenn das angenehmer ist. Du solltest dich gestützt fühlen und dich vollständig entspannen können. Du kannst auch ein Kissen oder einen Block unter den Oberkörper legen, wenn sich das besser anfühlt.

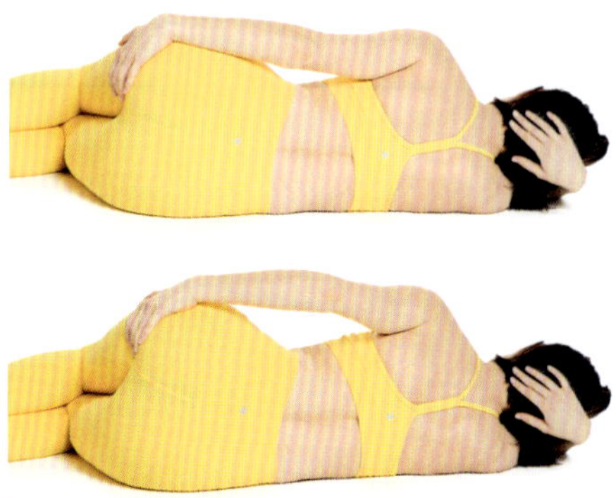

4. Becken heben und lockern (je Seite 10 Sekunden halten) Lege in Seitenlage eine Hand unter die obere Pobacke und hebe die Unterseite des Beckens an, um die Sitzbeinhöcker auseinanderzuziehen und die Muskeln des Beckenbodens zu lockern.

Manchmal liegt eine Kombination aus Schwäche und Verspannung vor, und auch dagegen kann man mit Yogaübungen etwas tun.

WAHR ODER FALSCH?

Wenn du einatmest, entspannt sich der Beckenboden.

WAHR. Beckenboden und Zwerchfell arbeiten zusammen. Beim Einatmen kontrahiert das Zwerchfell und senkt sich nach unten ab. Der Beckenboden entspannt sich und bewegt sich leicht nach unten. Beim Ausatmen gehen beide in die Ursprungsposition zurück, wobei der Beckenboden sich leicht anspannt.

Dies kann passieren, wenn mehrere Faktoren zusammentreffen – z. B. eine Geburt, gefolgt von zu viel Beckenbodentraining. Bevor du jetzt entmutigt denkst: »Uff. Das ist einfach ein Problem zu viel!«, mach dir bewusst, dass unser Körper kein Ausstellungsstück ist, sondern täglich in Gebrauch ist. Und genau wie dein Auto ab und zu eine Inspektion bekommt, tut es auch deinem Körper, der immer tut, was du von ihm erwartest, gut, wenn du selbst kleinen Problemen Aufmerksamkeit schenkst und alle verfügbaren Mittel nutzt, damit es rund läuft. Die folgende Korrektur bietet Hilfe für beide Probleme: Zuerst spricht sie den tiefen Core an, damit du ihn dir bewusst machst, stabilisierst und unterstützt; anschließend wird der Beckenboden gelockert und entspannt.

BECKENBODEN SCHWACH & FEST

SCHWACH & FEST KORREKTUR

Wiederhole die Sequenz 2–3 x.
Übe sie täglich für 2–3 Wochen.

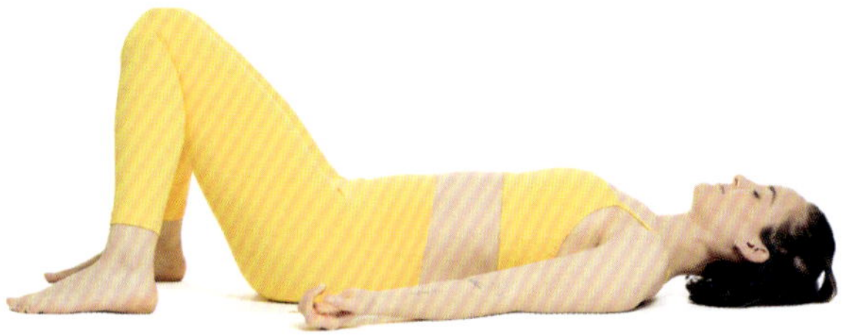

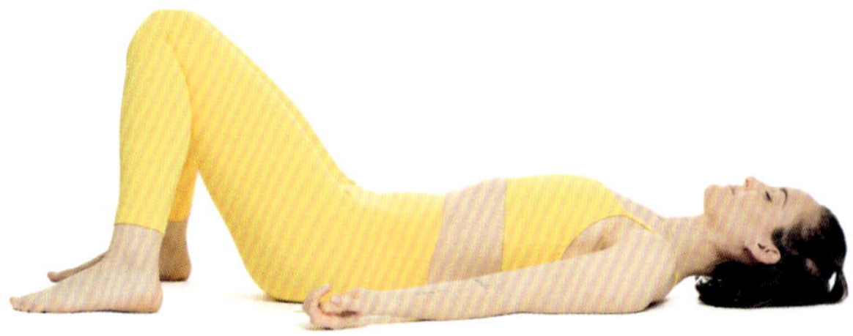

1. Zwerchfellatmung (10 x) Lege dich auf den Rücken, die Knie gebeugt und die Füße flach aufgestellt. Hebe mit dem Einatmen die Bauchdecke und visualisiere, wie du die Lunge füllst und den Atem herumschickst. Spüre, wie der Atem dich vom Grund des Bauches bis zu den Rippen und sogar um den Rücken herum füllt. Lass die Bauchdecke beim Ausatmen sinken und die Rippen in die neutrale Position zurückkehren. Spüre die Atmung im Beckenboden: ein Gefühl der Fülle am Damm beim Einatmen und sanftes, leichtes »Hochziehen« beim Ausatmen.

VARIANTE
Umfasse anstelle der Füße die Schienbeine oder die Sprunggelenke.

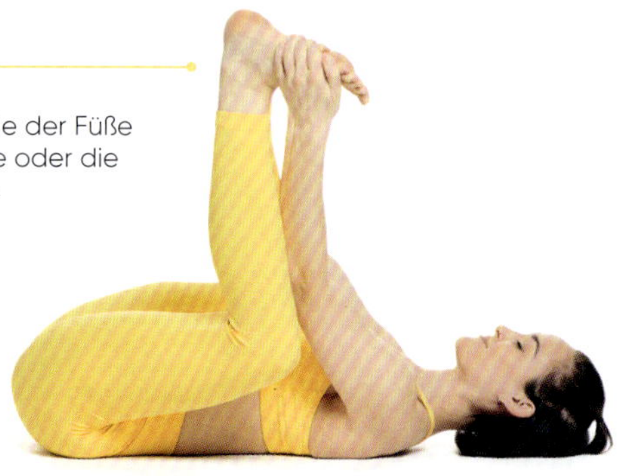

2. Happy Baby (30–60 Sekunden halten) Umfasse in Rückenlage die Außenkanten der Füße. Hinterkopf, Schultern und unterer Rücken bleiben in Kontakt mit dem Boden. Beuge die Knie im 90-Grad-Winkel und halte die Sprunggelenke über den Knien.

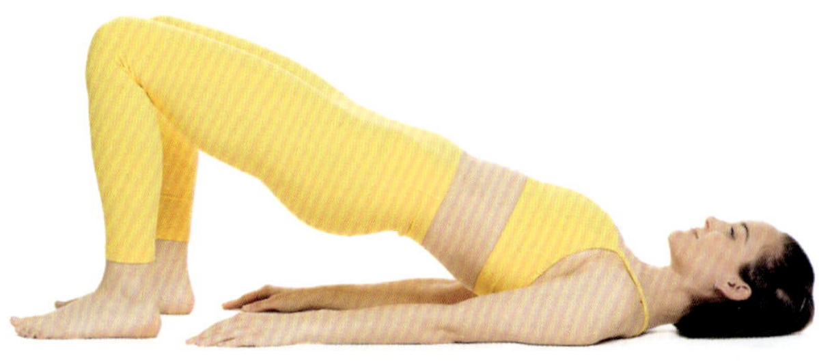

3. Halbe Brücke (30 Sekunden halten) Stelle die Füße hüftbreit auf und hebe die Hüften an, sodass sie über dem Boden schweben.

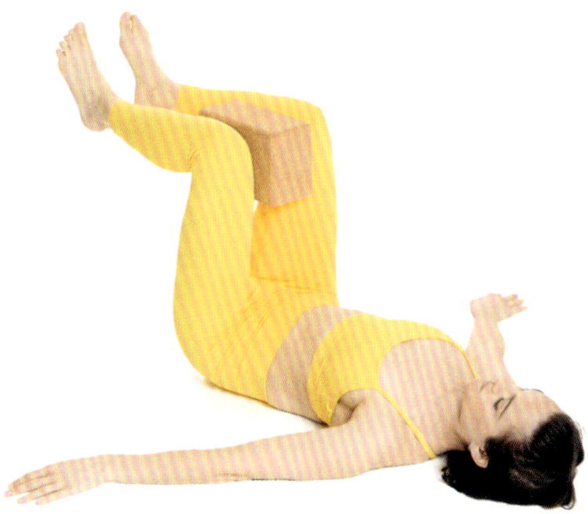

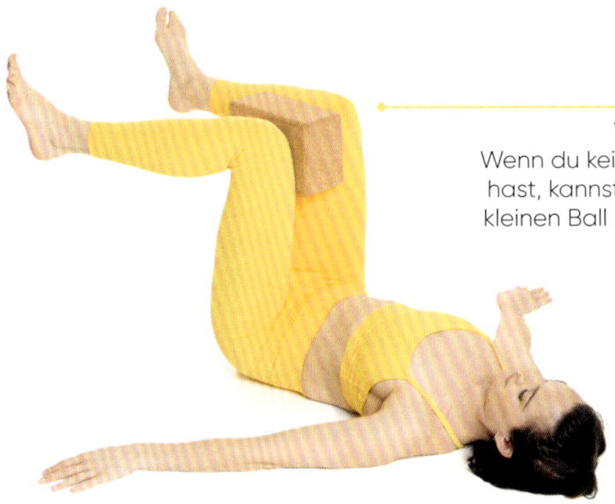

VARIANTE
Wenn du keinen Block hast, kannst du einen kleinen Ball benutzen.

4. Innenrotation mit Block (je Seite 10 x) Lege dich auf den Rücken, bring die Knie im 90-Grad-Winkel über die Hüften und halte einen Block mit der schmalen Längsseite nach oben zwischen den Knien. Kicke mit den Sprunggelenken im Wechsel zur Seite, ohne den Block fallen zu lassen.

VARIANTE
Beuge die Knie leicht oder bring die Füße näher zusammen.

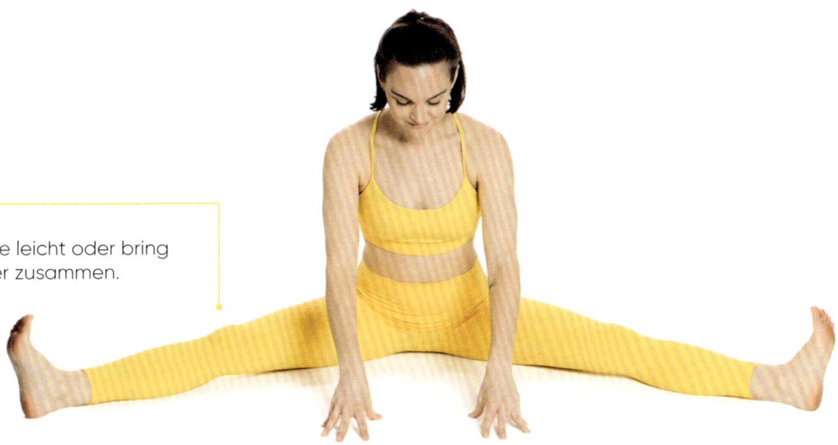

5. Adduktoren entspannen (30–60 Sekunden halten)
Setze dich auf den Boden und öffne die Beine. Knie und Zehen sollten nach oben zeigen. Spreize die Beine nur so weit, wie du dabei aufrecht sitzen kannst, ohne womöglich nach hinten zu kippen oder die Wirbelsäule nach vorne krümmen zu müssen.

Wenn wir hier über den berühmten Hängebauch sprechen, möchte ich vorher eines klarstellen: Sichtbare Bauchmuskeln sind kein Ziel, das ich erstrebenswert finde.

WAHR ODER FALSCH?

Du kannst isoliert am Bauch oder an anderen Stellen, an denen du abnehmen möchtest, Fett abbauen.

FALSCH. Im Krafttraining sind Isolationsübungen möglich, aber nicht beim Fettabbau. Der Körper reduziert Fett zuerst dort, wo es biologisch am wenigsten benötigt wird. Beim Abnehmen bemerken viele Menschen als Erstes Veränderungen im Gesicht und am Hals und zuletzt in der Körpermitte. Es gibt Geschlechterunterschiede, und die genetische Veranlagung spielt auch eine Rolle. Du kannst aber darauf vertrauen, dass du irgendwann überall Resultate sehen wirst, auch wenn manche Bereiche etwas mehr Zeit benötigen.

Immer wieder höre ich von Frauen Sätze wie: »Wie werde ich dieses Bauchfett los? Wenn das weg wäre, würde ich mich super fühlen.« Ich erlaube mir kein Urteil darüber. Manchmal sammelt sich nach Schwangerschaft und Geburt oder aufgrund von hormonellen Veränderungen in den Wechseljahren mehr Fett in der Körpermitte an. Auch eine Östrogendominanz oder Insulinresistenz können bewirken, dass viel Fett in der Bauchregion abgespeichert wird. Ein sogenannter Hängebauch kann aber auch durch eine Muskelschwäche statt durch Fettablagerung verursacht sein. Oft führen ein schwacher querer Bauchmuskel oder eine wenig aktive Gesäßmuskulatur dazu, dass das Becken nach vorne kippt. In diesem Fall ist der Hängebauch eher ein Haltungsproblem. Die erste Korrektur aktiviert die Muskeln im unteren Bauchbereich, die dir helfen, den Bauch einzuziehen, sodass er weniger vorsteht. Die zweite Korrektur lockert die Hüftbeuger und kräftigt den Core sowie die Gesäßmuskulatur, um ein nach vorne gekipptes Becken wieder aufzurichten.

HÄNGEBAUCH

HÄNGEBAUCH KORREKTUR 1

Wiederhole die Sequenz 3x. Übe 3–4x pro Woche für 4–5 Wochen. Dauerhafte Veränderung erfordert mehrere Wochen Training.

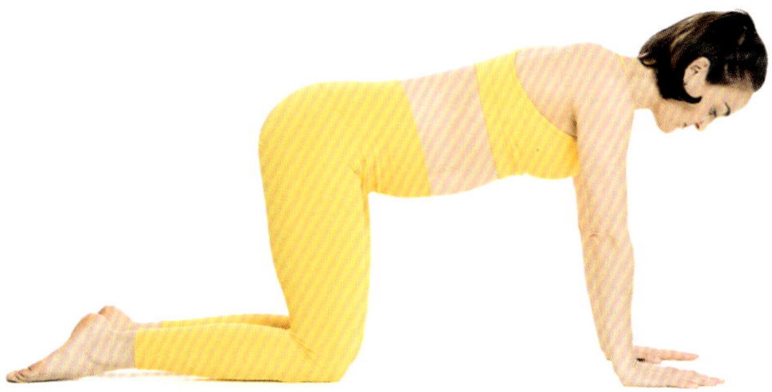

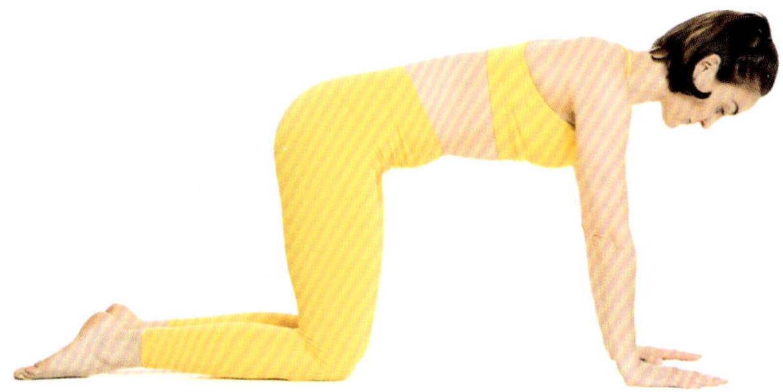

1. Zwerchfellatmung im Vierfüßlerstand (10x) Begib dich auf Hände und Knie, atme ein und weite deinen Bauch. Visualisiere, wie du die Lunge füllst und den Atem herumschickst. Spüre, wie der Atem dich vom Grund des Bauches bis zu den Rippen und sogar um den Rücken herum füllt. Beim Ausatmen kontrahieren die Bauchmuskeln sanft und die Rippen kehren in die neutrale Position zurück. Spüre die Atmung im Beckenboden: ein Gefühl der Fülle am Damm beim Einatmen und sanftes, leichtes »Hochziehen« beim Ausatmen.

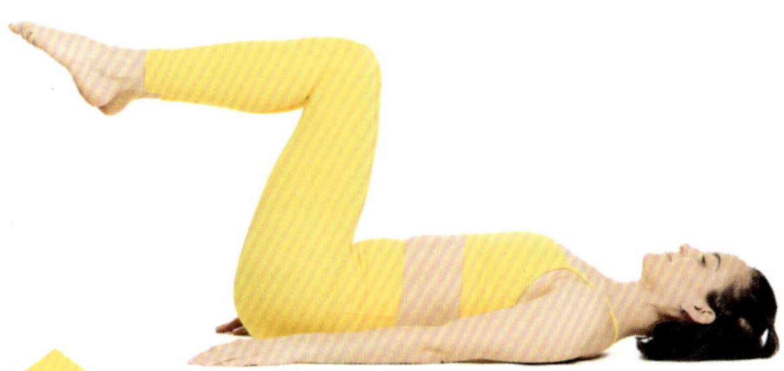

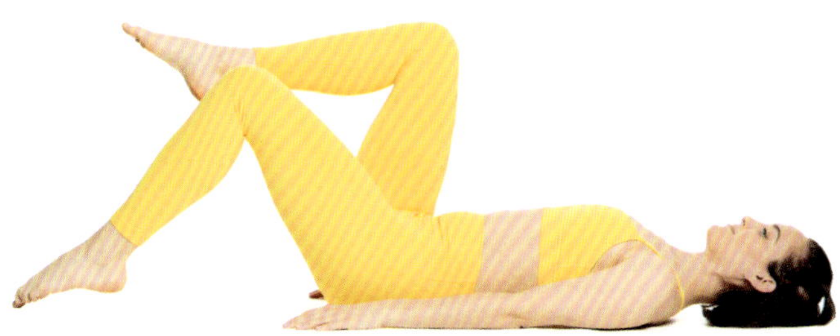

2. Zehentippen (je Seite 10x) Presse den unteren Rücken in den Boden. Tippe mit dem Einatmen eine Fußspitze auf den Boden. Bring das Bein mit dem Ausatmen zurück.

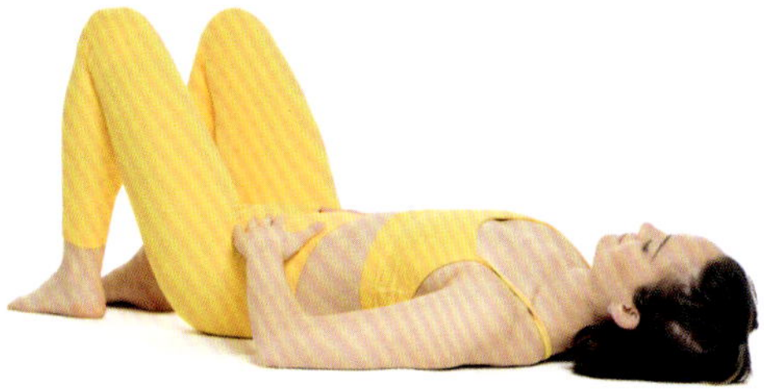

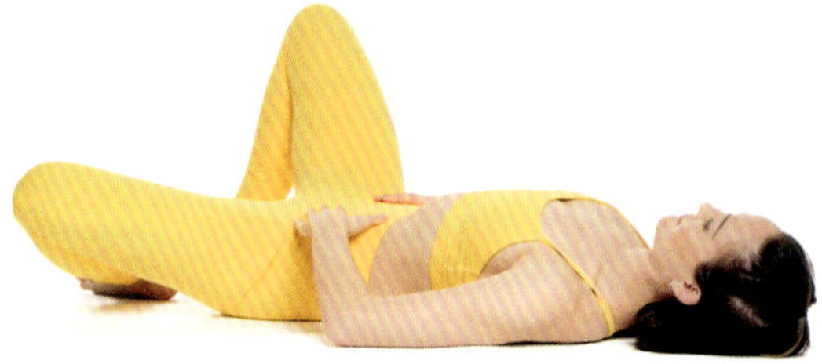

3. Gebeugtes Knie senken (je Seite 10 x) Beuge in Rückenlage die Knie und stelle die Füße flach auf. Senke die Knie im Wechsel langsam zur Seite, ohne dass sich der untere Rücken vom Boden löst. Halte die unteren Rippen am Boden und das Becken neutral.

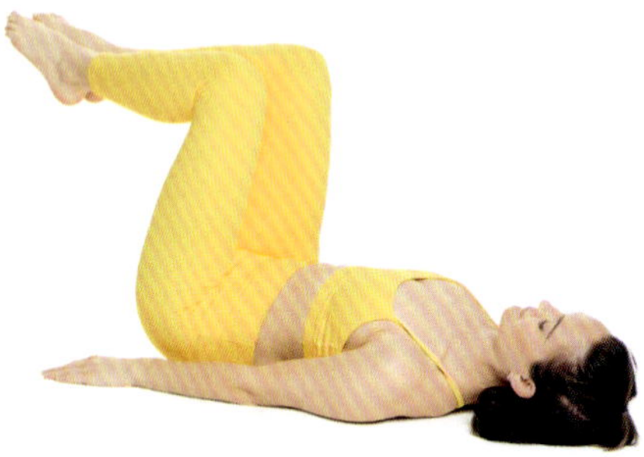

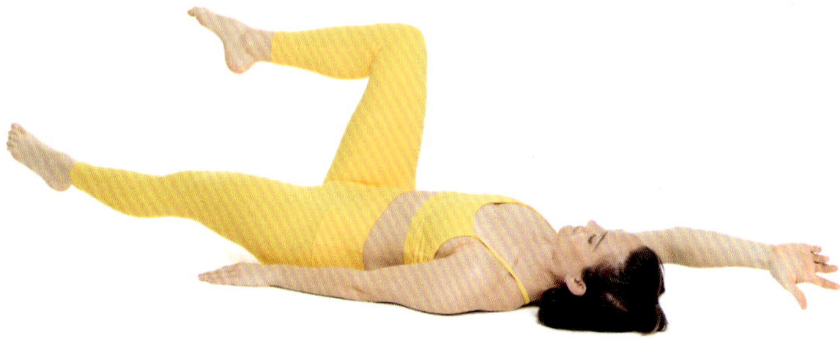

4. Käfer (je Seite 10 x) Beginne in der Rückenlage, die Knie im 90-Grad-Winkel über dem Becken und die Hände an den Seiten. Aktiviere sanft den Core. Atme ein und strecke den rechten Arm und das linke Bein von dir weg. Atme aus und kehre zurück in die Ausgangsposition. Zur anderen Seite wiederholen.

5. Unterarmstütz (15-60 Sekunden halten, je nach Kraft) Die Arme stehen unter den Schultern, die Wirbelsäule ist neutral, der Brustkorb ist angehoben, Hüften und Schultern sind auf einer Linie. Ziehe die Schultern möglichst nicht hoch. Halte die Position nur so lange, wie du kannst, ohne die Haltung zu verändern.

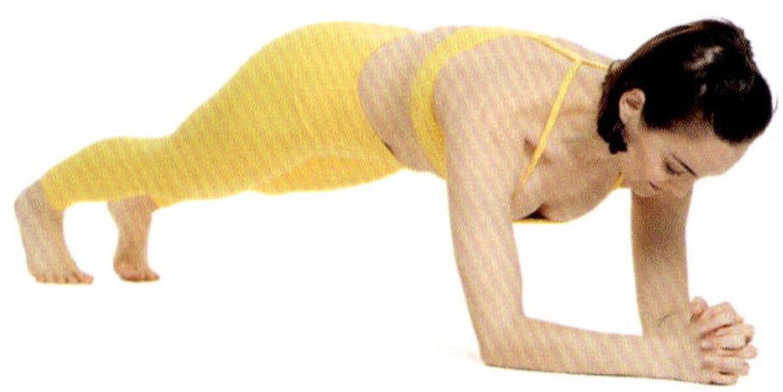

HÄNGEBAUCH KORREKTUR 2

Wiederhole die Sequenz 2–3 x, 3–4 x pro Woche für 5–6 Wochen. Übe die Sequenz danach je nach Bedarf in der gewünschten Intensität.

1. Hüftbeuger lockern (je Seite 30–60 Sekunden halten) Lege die Hüften auf einen Block oder eine Schaumstoffrolle, Füße und Kopf haben Bodenkontakt. Ziehe ein Knie zur Brust und halte die Position. Der andere Fuß bleibt am Boden.

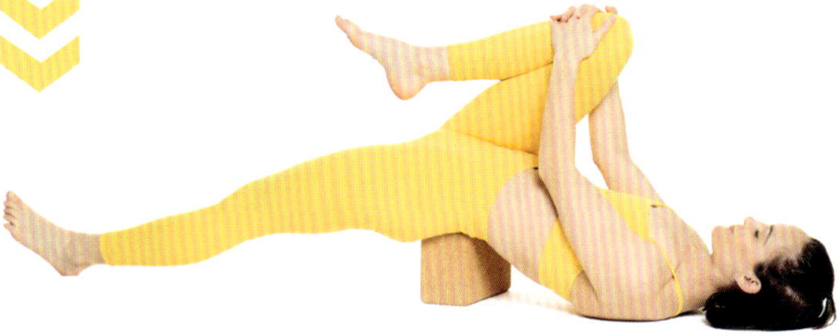

WAHR ODER FALSCH?

Ein Hängebauch ist immer überschüssiges Fett.

FALSCH. Manchmal liegt auch ein Hohlkreuz vor. Infolge von langem Sitzen oder Inaktivität kippt das Becken nach vorne und unten, und das Steißbein zeigt nach oben. Stelle dich einmal so hin – dein Bauch steht vor, auch wenn du keinen hast. Es kann lange dauern, bewusst die korrekte Haltung einzunehmen.

2. Bauchpresse mit gestrecktem Bein (je Seite 10–30 Sekunden halten) Beuge in Rückenlage die Knie. Strecke mit dem Ausatmen ein Bein und hebe die Schultern. Halte die Position und atme normal weiter.

VARIANTE
Strecke beide Beine, um die Intensität zu steigern. Hältst du die Beine höher, ist die Haltung einfacher. Der untere Rücken muss durchgehend in Kontakt mit dem Boden sein.

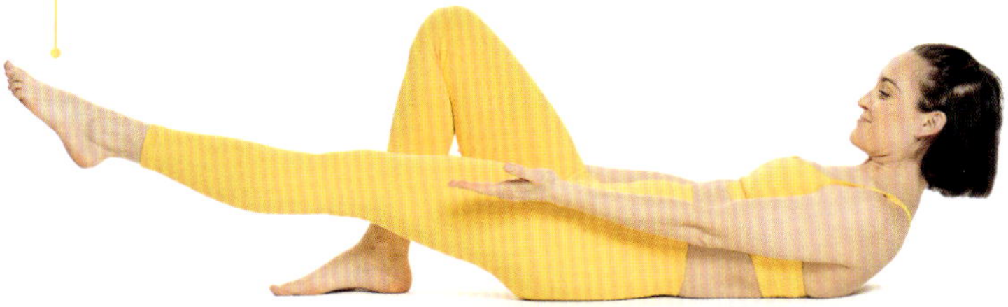

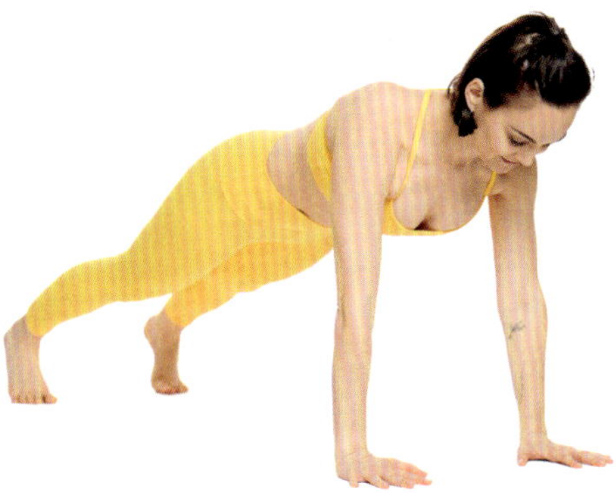

3. Plank (15-60 Sekunden halten) Die Arme stehen unter den Schultern. Du kannst dich auf die Hände oder die Unterarme stützen. Halte die Wirbelsäule neutral, ziehe den Brustkorb ein und halte die Hüften in einer Linie mit den Schultern.

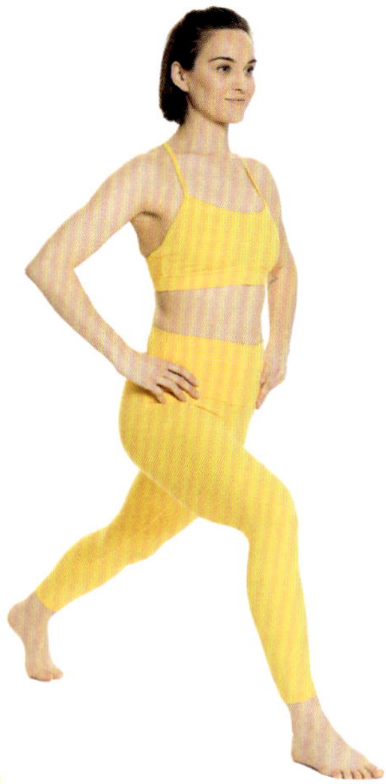

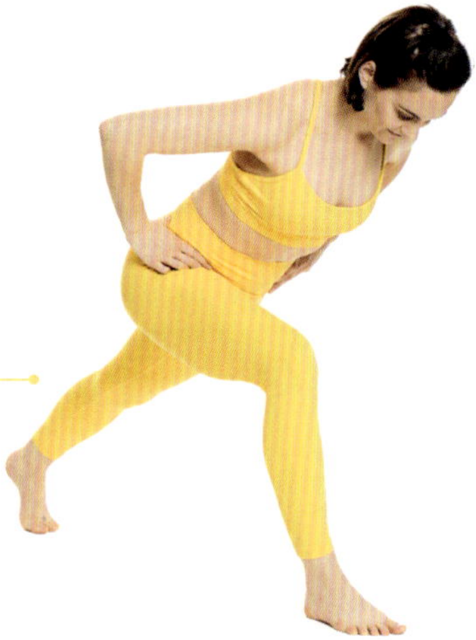

VARIANTE
Beuge das hintere Knie.

4. Ausfallschritt mit Vorbeuge (je Seite 10 x) Setze einen Fuß im Ausfallschritt nach vorne. Spanne den Quadrizeps im hinteren Bein an, um die Dehnung im Hüftbeuger desselben Beins zu spüren. Beuge den Oberkörper aus dem Hüftgelenk nach vorne und spüre, wie sich die Gesäßmuskeln und die Oberschenkelrückseiten aktivieren. Presse dann die Füße in den Boden, um den Oberkörper wieder in die Ausgangsposition zu bringen.

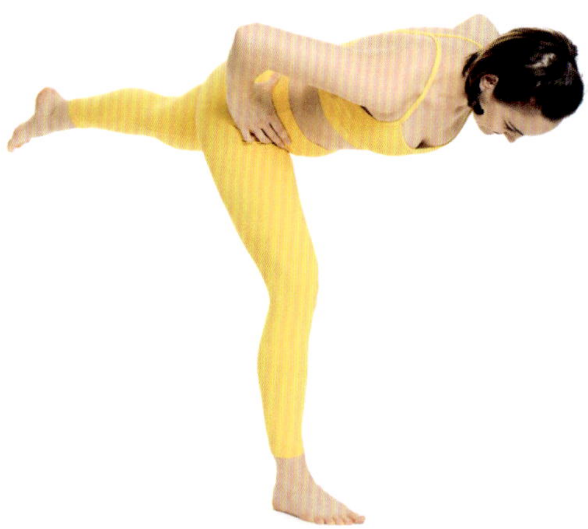

5. Krieger 3 mit Kniebeugen (je Seite 10 x) Verlagere im Stand dein Gewicht auf ein Bein und strecke das andere Bein nach hinten. Halte Schultern und Becken parallel zum Boden. Aktiviere den Core sanft und ziehe die unteren Rippen Richtung Hüften. Beuge das Standbein mit dem Einatmen leicht und strecke es mit dem Ausatmen wieder.

Vielleicht hattest du schon mal den Eindruck, dass du nicht kräftiger wirst, egal wie viele Sit-ups oder Liegestütze du machst?

TESTE DICH

Wie kannst du wissen, ob du genug Kraft im Core für alltägliche Bewegungen hast und ob nicht andere Muskeln kompensieren?

Begib dich in den Vierfüßlerstand: Die Knie stehen unter den Hüften und die Handgelenke unter den Schultern. Aktiviere mit dem Ausatmen sanft den Core und hebe die Knie einige Zentimeter an, sodass sie über dem Boden schweben. Versuche, diese Position 60–90 Sekunden lang zu halten. Wenn sich deine Haltung verschlechtert oder du es nicht schaffst, solltest du den Core kräftigen.

Tatsache ist, dass du so viel Bauchmuskeltraining machen kannst, wie du willst, ohne stärker zu werden, solange du nicht lernst, die tiefe Coremuskulatur zu aktivieren. Wenn die Stabilisatoren nicht funktionieren, wird das durch andere Muskeln kompensiert. Zwei weitere häufige Gründe für mangelnde Kraft im Core sind: Entweder du versuchst, mehr zu tun, als du kannst, oder du forderst dich nicht genug. Vielleicht spürst du einen gewissen Widerstand dagegen, dein Coretraining zu verändern, weil es dein Selbstbild stört. Liegestütze auf den Knien? Ich doch nicht! Stattdessen streckst du die Hüften hoch oder lässt sie durchhängen; in beiden Fällen wird der Core nicht so stark trainiert, wie wenn du die Knie auf den Boden setzt und die Hüften in Position hältst. Es kann aber auch sein, dass du dich nicht genug herausforderst oder immer das Gleiche machst. Vielleicht kannst du die Plank 1 Minute halten, aber das ist deine Standard-Bauchmuskelübung, und du machst nicht viel anderes. Um Fortschritte zu erzielen, solltest du dein Training variieren. Du kannst die Übungen bzw. Haltungen variieren, die Haltezeit und die Anzahl der Wiederholungen. Die folgende Korrektur aktiviert den queren Bauchmuskel (siehe S. 95), den Beckenboden und die vielgefiederten Muskeln (siehe S. 77).

CORE BLEIBT SCHWACH

CORE-KRAFT KORREKTUR

Übe die Sequenz 3–4 x pro Woche für 4 Wochen. Danach kannst du sie 2 x pro Woche zum Krafterhalt ausführen.

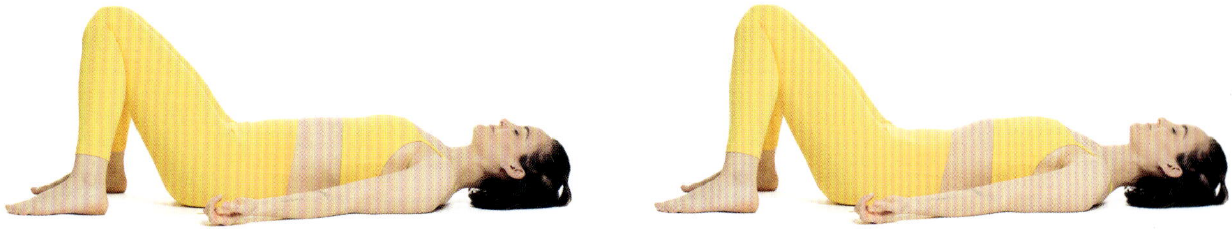

1. Zwerchfellatmung Lege dich auf den Rücken, die Knie gebeugt und die Füße flach aufgestellt. Hebe mit dem Einatmen die Bauchdecke und visualisiere, wie du die Lunge füllst und den Atem herumschickst. Spüre, wie der Atem dich vom Grund des Bauches bis zu den Rippen und sogar um den Rücken herum füllt. Lass die Bauchdecke beim Ausatmen sinken und die Rippen in die neutrale Position zurückkehren. Spüre die Atmung im Beckenboden: ein Gefühl der Fülle am Damm beim Einatmen und sanftes, leichtes »Hochziehen« beim Ausatmen.

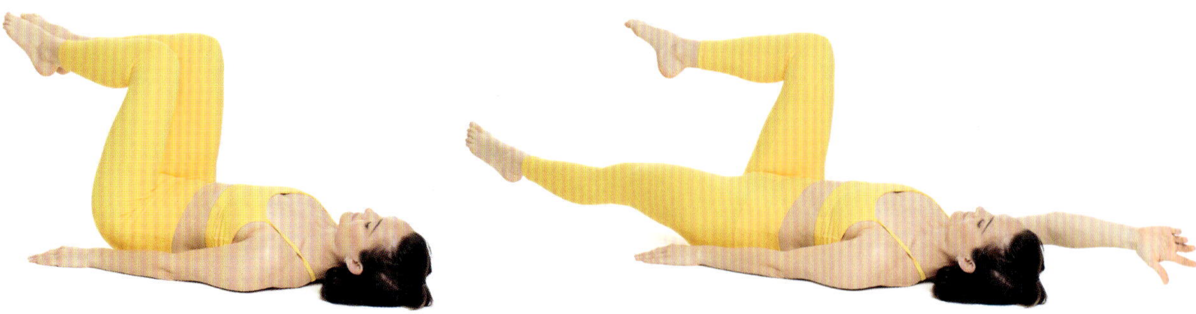

2. Käfer (je Seite 10 x) Beginne in der Rückenlage, die Knie im 90-Grad-Winkel über dem Becken und die Hände an den Seiten. Aktiviere sanft den Core. Atme ein und strecke den rechten Arm und das linke Bein von dir weg. Atme aus und kehre zurück in die Ausgangsposition. Zur anderen Seite wiederholen.

3. Aus der Sphinx in den Stütz aufrollen (8 x)
Platziere die Ellbogen unter den Schultern und strecke dich sanft von der Brust bis zum Scheitel nach oben. Beine und Core sind leicht aktiv. Richte den Blick geradeaus, damit der Nacken neutral ist. Ziehe beim Ausatmen Bauch und Hüften vom Boden weg und komme auf die Knie. Hebe dann die Knie langsam, bis du im Unterarmstütz bist. Kehre zurück: Lege zuerst die Knie, dann die Hüften, dann den Bauch ab und komme in die Sphinx. Dies ist eine Wiederholung.

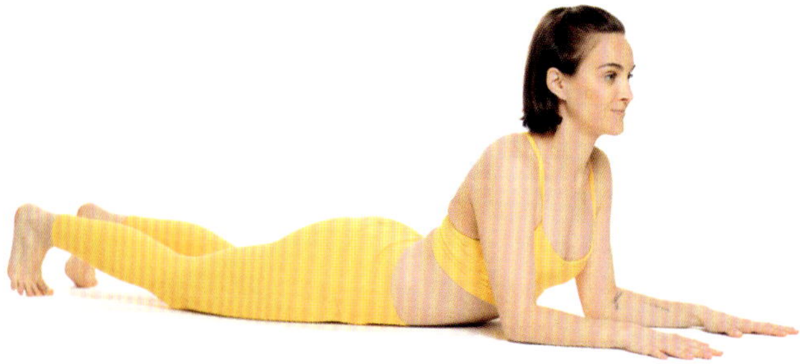

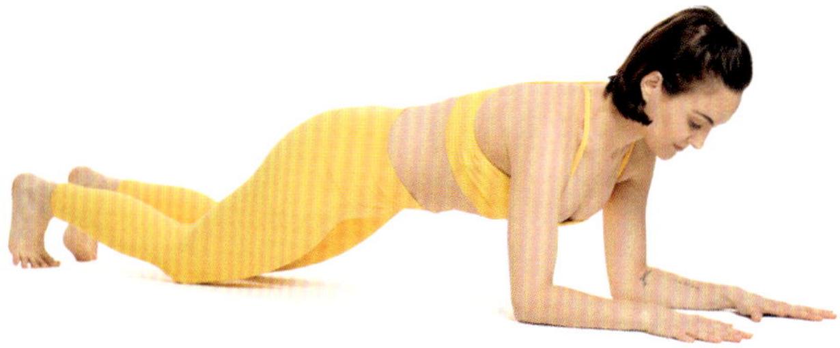

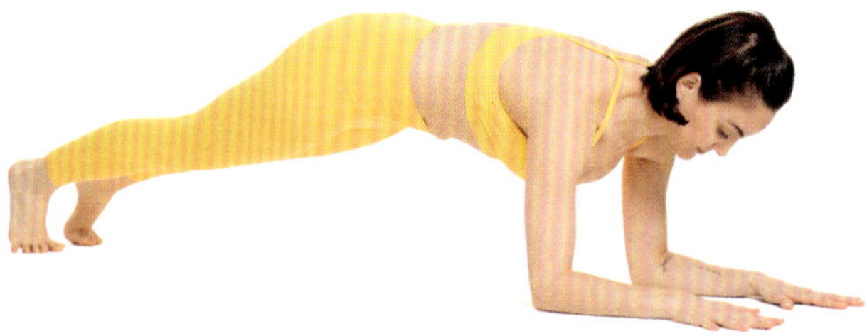

4. Plank (30–60 Sekunden halten) Die Arme stehen unter den Schultern. Du kannst dich auf die Hände oder die Unterarme stützen. Halte die Wirbelsäule neutral, ziehe den Brustkorb ein und halte die Hüften in einer Linie mit den Schultern.

VARIANTE
Setze die Knie ab.

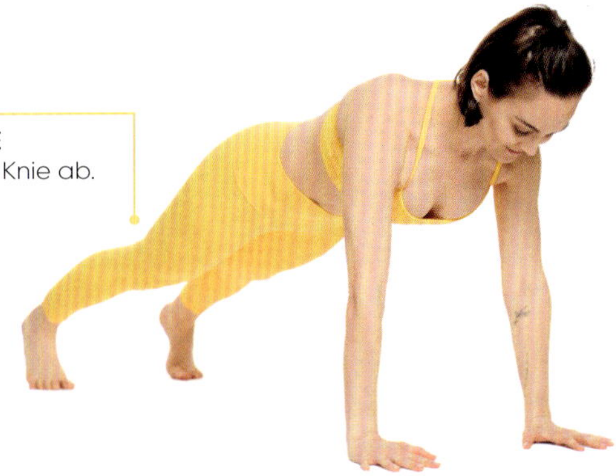

Ein starker Core ermöglicht dem gesamten Körper effizientere Bewegungen.

ZIEHST DU DEINEN BAUCH EIN?
Viele von uns sind sich ihres Bauchs sehr bewusst, aber nicht unbedingt des Cores. Vielleicht stellst du fest, dass du deinen Bauch einziehst oder anspannst, weil du gut aussehen willst. Diese Angewohnheit verschönert vielleicht kurzfristig dein Selbstbild, bereitet auf lange Sicht aber mehr Probleme, als sie wert ist. Denn wenn wir die ganze Zeit den Bauch einziehen, übt dies unnatürlichen Druck auf den Beckenboden aus und verändert unsere Atemmechanik.

Korrektur: Stehe aufrecht, aber halte die Körpermitte neutral und entspannt. Mit einem starken Core fühlst du dich gestützt, ohne den Bauch einziehen zu müssen.

KANNST DU ANDERS SITZEN?
Der Core ist »ausgeschaltet«, wenn du im Stuhl hängst. Wenn du viel sitzt, bist du für diese Fehlhaltung besonders anfällig.

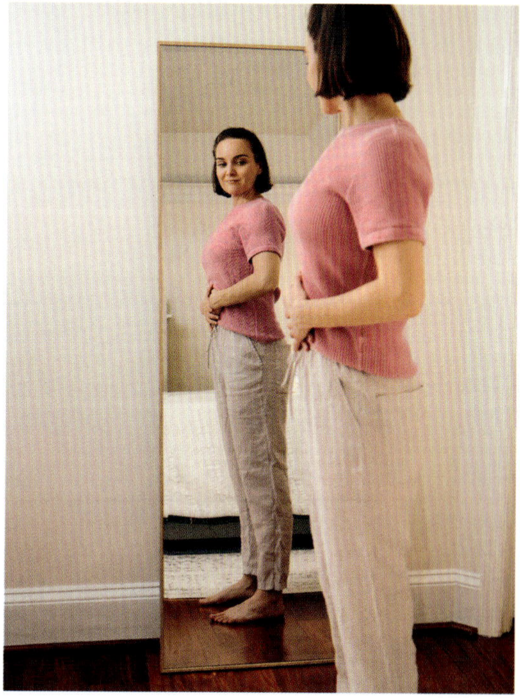

FUNKTIONELLE GEWOHNHEITEN

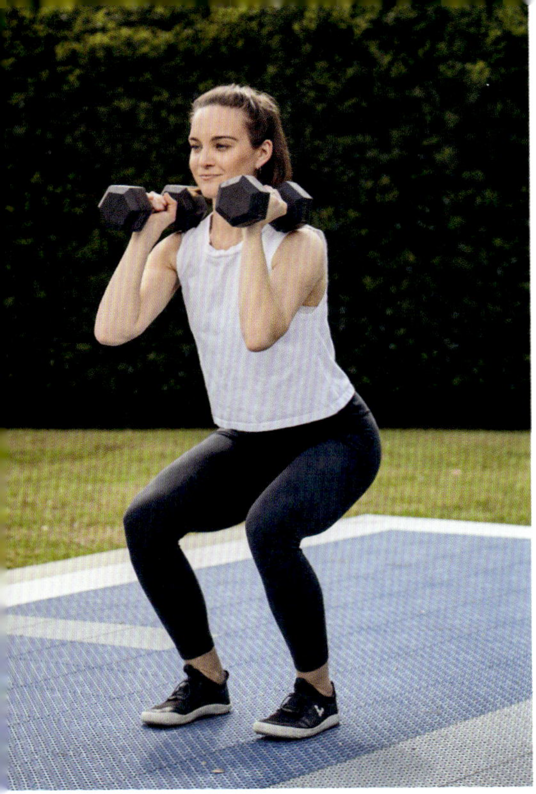

Korrektur: Um den Core zu trainieren, empfehle ich dir, auf einem Gymnastikball statt immer nur auf einem Bürostuhl zu sitzen. Das zwingt dich, den Core leicht anzuspannen, um aufrecht zu bleiben. Tausche zunächst für eine Stunde pro Arbeitstag deinen Stuhl gegen einen Ball und verlängere diese Zeit, wenn dir das Sitzen auf dem Ball leichter fällt.

BIST DU IMMER VERSPANNT?
Lerne, dich zu entspannen. Achte einmal darauf, wie oft du dich während des Tages anspannst oder den Atem anhältst. Vielleicht öfter, als du denkst!

Korrektur: Richte dir auf dem Smartphone eine tägliche Erinnerung ein, um auf Core und Beckenboden zu achten, und atme dann bewusst aus und entspanne dich.

MACHST DU KRAFTTRAINING?
Alle Übungen in diesem Buch sind eher sanfter Natur und geben dir eine gute Grundlage. Aber sobald du das erreicht hast, ist es wichtig, dass du mit Gewichten trainierst.

Kreuzheben, Kniebeugen, Farmer's Carry und Step-ups sind zusammengesetzte Bewegungen, die die tiefe Rumpfmuskulatur aktivieren. Viele Menschen glauben fälschlicherweise, dass solche Übungen mit schweren Gewichten (angepasst an deine Fähigkeiten) gefährlich sind, aber das Gegenteil ist der Fall – eine starke Körpermitte ermöglicht dem ganzen Körper effizientere Bewegungen.

Korrektur: Fordere dich selbst heraus und trainiere mit schwereren Gewichten!

VERMEIDEST DU ANSTRENGUNG?
Jede Medaille hat zwei Seiten. Genauso wichtig wie echte Entspannung ist echte Anstrengung. Coretraining zählt für viele nicht zu ihren Lieblingsübungen, ist aber extrem wichtig.

Korrektur: Nimm dir an mindestens zwei Tagen pro Woche Coretraining vor; verzichte nicht darauf, auch wenn es verlockend ist. Das Training muss nicht lang dauern, schon 5–10 Minuten machen einen Unterschied.

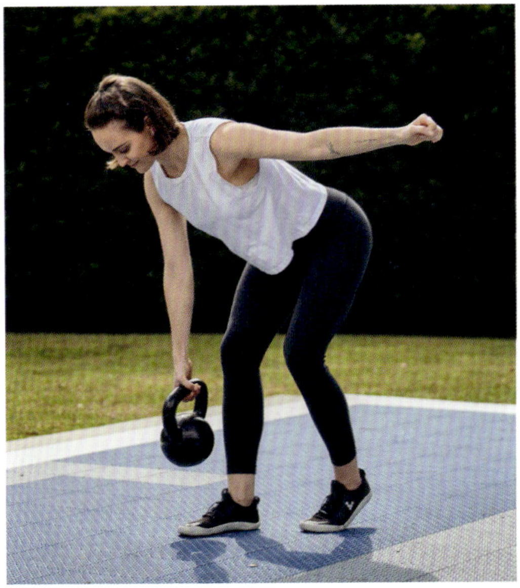

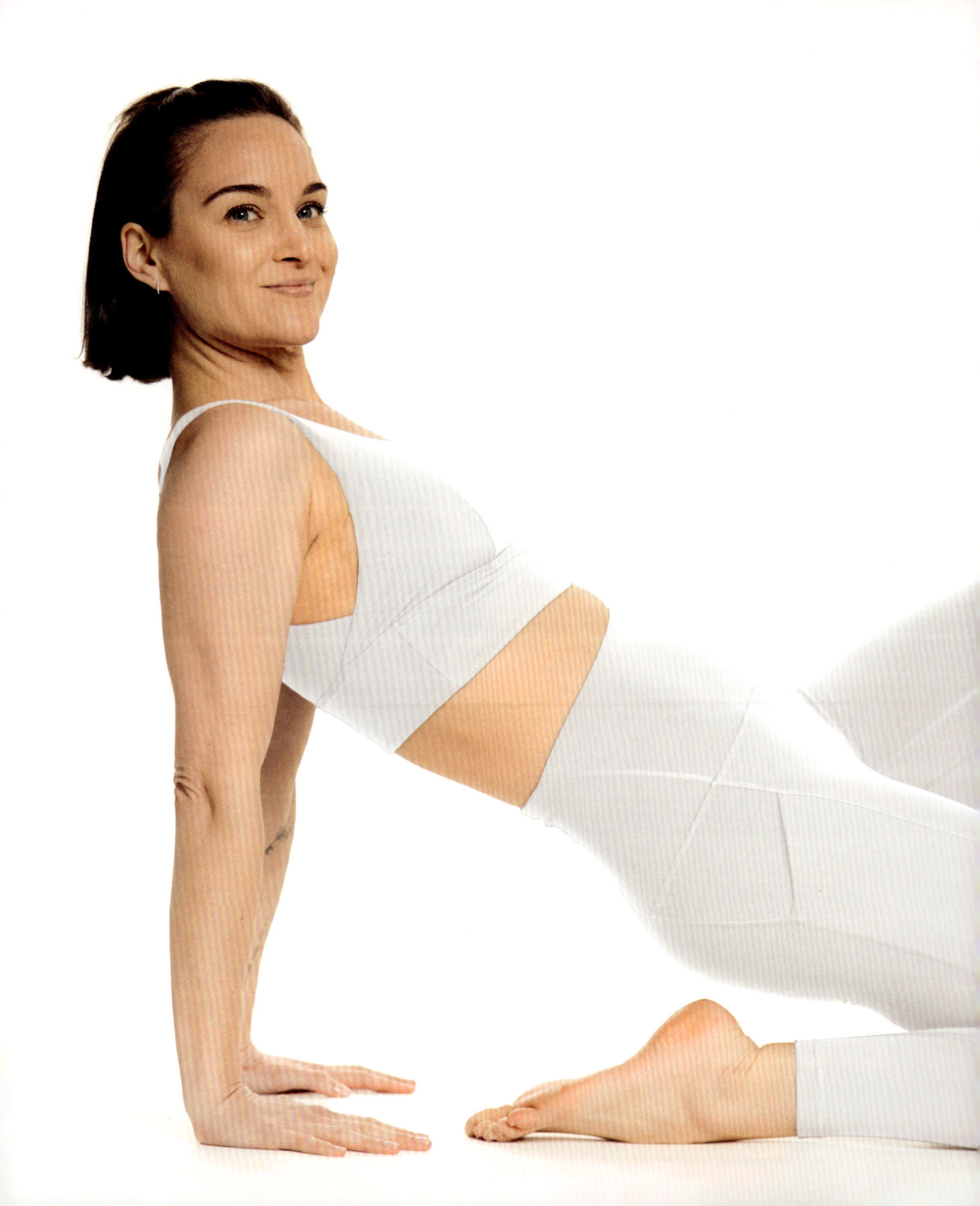

HÜFTEN & BEINE

Monotone Bewegungsabläufe ebnen Schmerzen und Verspannungen den Weg.

Von allen Yogakursen erfreuen sich diejenigen der größten Beliebtheit, die Hüften und Oberschenkelrückseiten fokussieren. Die Hüften ummanteln 24 Muskeln, die Laufen, Springen, Beugen sowie die Innen- und Außenrotation ermöglichen. Da verwundert es kaum, dass wir hier oft Steifheit und Verspannungen lösen müssen. Als Kugelgelenk bietet das Hüftgelenk eine optimale Beweglichkeit, die nur von der der Schulter übertroffen wird. Das harmonische Zusammenwirken der Strukturen stabilisiert das Becken und die Wirbelsäule und gewährleistet den vollen Bewegungsumfang. Monotone Bewegungsabläufe ebnen Schmerzen und Verspannungen den Weg. Beim Sitzen werden die Gesäßmuskeln schwächer, und die hinteren Oberschenkelmuskeln verkürzen sich, weil das Becken chronisch nach hinten gekippt ist. Wenn du viele Stunden am Tag stehst oder herumläufst, können sich die Hüftbeuger und die hinteren Oberschenkelmuskeln verspannen, weil sie andauernd das Knie abbremsen, damit es sich nicht zu schnell streckt, und kontrahieren, um die Ferse anzuheben. Wir betrachten hier nicht jedes Band und jeden Muskel, sondern nur solche, die wichtig sind, um zu verstehen, wie Bewegung in diesem Bereich funktioniert.

ANATOMIE VON HÜFTE & BEIN

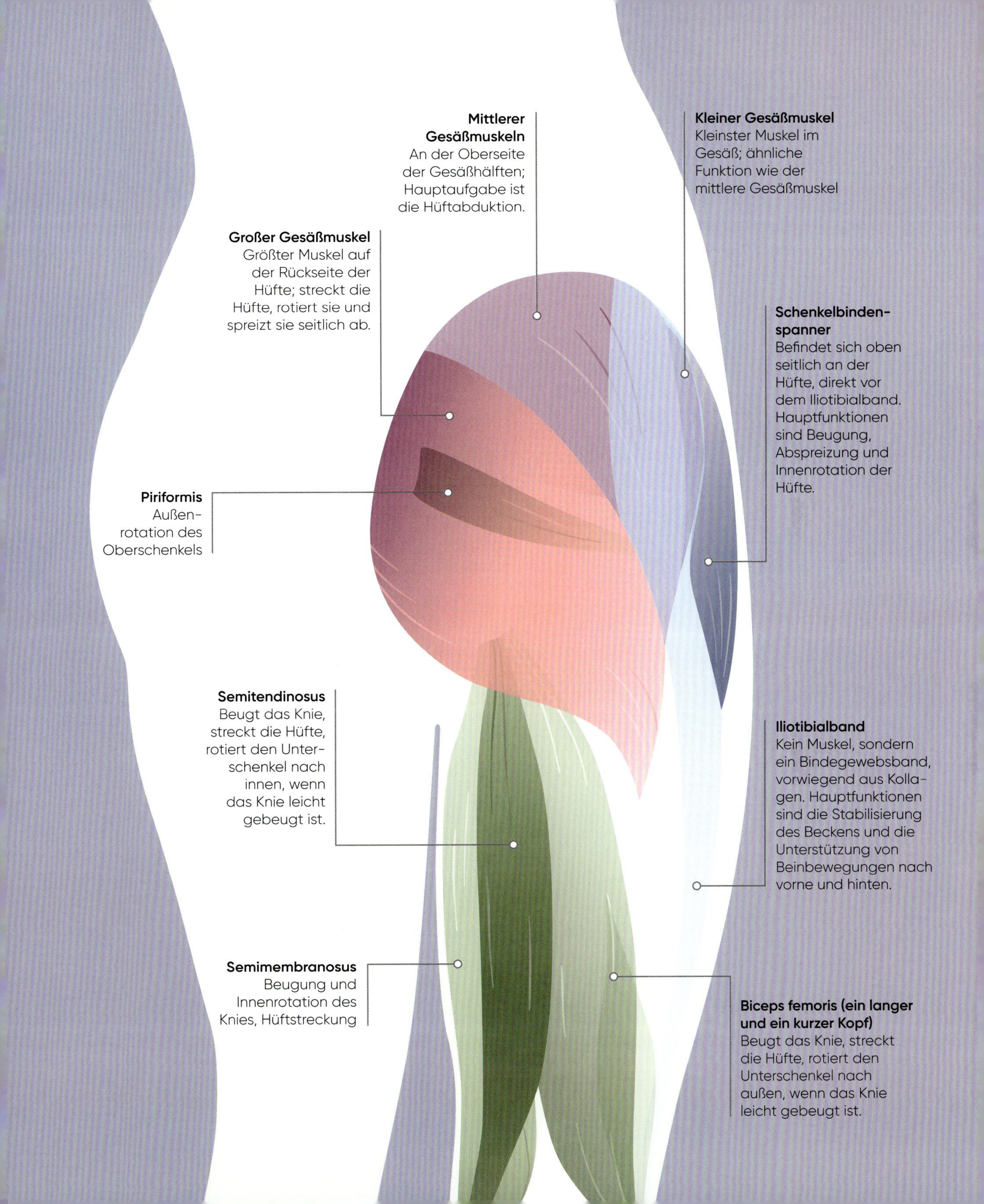
Mittlerer Gesäßmuskeln
An der Oberseite der Gesäßhälften; Hauptaufgabe ist die Hüftabduktion.
Kleiner Gesäßmuskel
Kleinster Muskel im Gesäß; ähnliche Funktion wie der mittlere Gesäßmuskel
Großer Gesäßmuskel
Größter Muskel auf der Rückseite der Hüfte; streckt die Hüfte, rotiert sie und spreizt sie seitlich ab.
Schenkelbindenspanner
Befindet sich oben seitlich an der Hüfte, direkt vor dem Iliotibialband. Hauptfunktionen sind Beugung, Abspreizung und Innenrotation der Hüfte.
Piriformis
Außenrotation des Oberschenkels
Semitendinosus
Beugt das Knie, streckt die Hüfte, rotiert den Unterschenkel nach innen, wenn das Knie leicht gebeugt ist.
Iliotibialband
Kein Muskel, sondern ein Bindegewebsband, vorwiegend aus Kollagen. Hauptfunktionen sind die Stabilisierung des Beckens und die Unterstützung von Beinbewegungen nach vorne und hinten.
Semimembranosus
Beugung und Innenrotation des Knies, Hüftstreckung
Biceps femoris (ein langer und ein kurzer Kopf)
Beugt das Knie, streckt die Hüfte, rotiert den Unterschenkel nach außen, wenn das Knie leicht gebeugt ist.

Verspannte Oberschenkelrückseiten kennt beinahe jeder. Doch auch wenn viele von uns mehr für ihre Beweglichkeit tun sollten, braucht man hier keine besondere Flexibilität, um sich funktionell zu bewegen.

TIPP

Du kannst die hintere Oberschenkelmuskulatur dehnen, indem du in Rückenlage ein Handtuch oder einen Gurt um einen Fuß legst und das Bein zu dir heranziehst. Achte darauf, den Gurt um die Ferse zu legen, damit Sprunggelenk und Fuß neutral bleiben. Bei gebeugtem Sprunggelenk spürst du die Dehnung vor allem in der Wade. Hältst du es neutral, zielst du auf die Oberschenkelmuskulatur.

Mit verspannter hinterer Oberschenkelmuskulatur meine ich eine Verspannung, die dich bei deinen alltäglichen Aktivitäten einschränkt, nicht eine, die es dir unmöglich macht, dein Bein hinter den Kopf zu legen. Du solltest im Stehen deine Zehen berühren und dich bei Bedarf bücken können, ohne dass andere Körperteile diese Bewegungen kompensieren müssen. Um Weichgewebe zu dehnen, brauchen wir eine Kombination aus statischen und dynamischen Übungen. Beim statischen Dehnen begibst du dich in eine Position und hältst diese, beim dynamischen Dehnen werden Muskeln und Gelenke über den vollen Bewegungsumfang aktiviert. Beide Formen sind wichtig, um die Beweglichkeit insgesamt, einschließlich der Oberschenkelrückseiten, zu verbessern. Ich stelle dir eine dynamische und eine statische Korrektur vor. Die erste Sequenz ist die dynamische und soll dir helfen, den natürlichen Bewegungsumfang wiederherzustellen. Übe sie morgens. Die zweite ist eine Abfolge statischer Dehnungen zur Verlängerung des Muskelgewebes. Übe sie vor dem Schlafengehen, da sich der Körper im Schlaf erholt; das ist die optimale Voraussetzung, um neu hinzugewonnene Flexibilität zu erhalten.

VERSPANNTE BEINRÜCKSEITEN

BEINRÜCKSEITEN KORREKTUR 1

Übe die Sequenz morgens täglich für 2–3 Wochen. Sobald sich Besserung einstellt, genügen 2–3 x pro Woche zum Erhalt der Beweglichkeit.

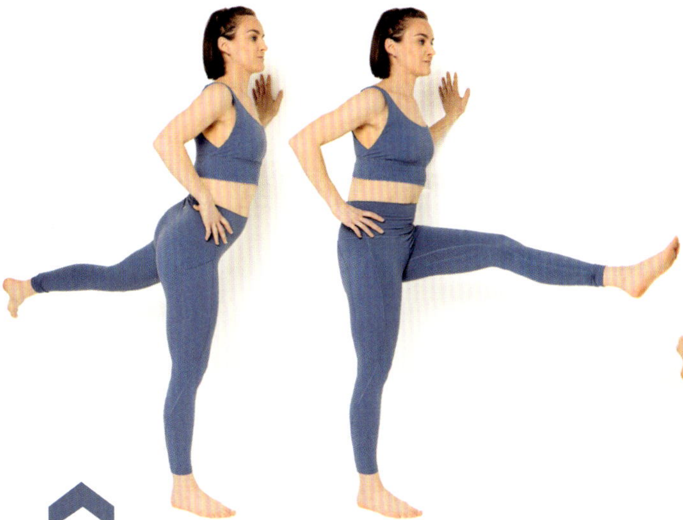

1. Bein im Stehen vor- und zurückschwingen (je Seite 10 x) Stehe seitlich an einer Wand und stütze dich mit einer Hand ab. Schwinge ein Bein vor und zurück – nur so hoch, wie es möglich ist, ohne das Knie zu beugen.

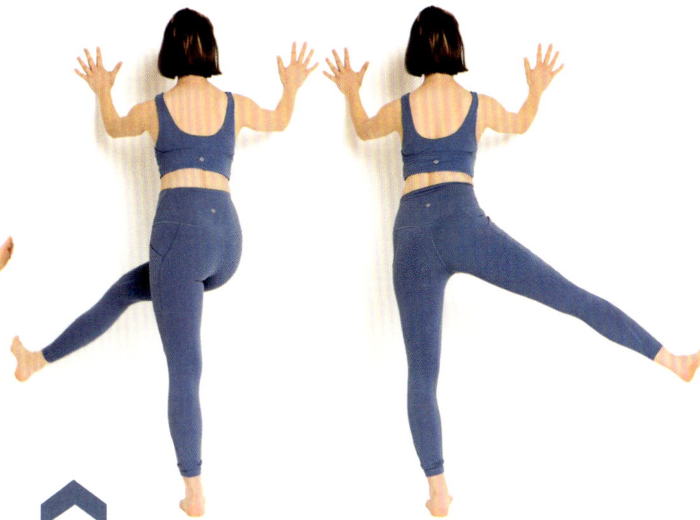

2. Bein im Stehen zur Seite schwingen (je Seite 10 x) Stehe frontal vor einer Wand und stütze dich mit beiden Händen ab. Schwinge ein Bein von links nach rechts – nur so hoch, wie es möglich ist, ohne das Knie zu beugen.

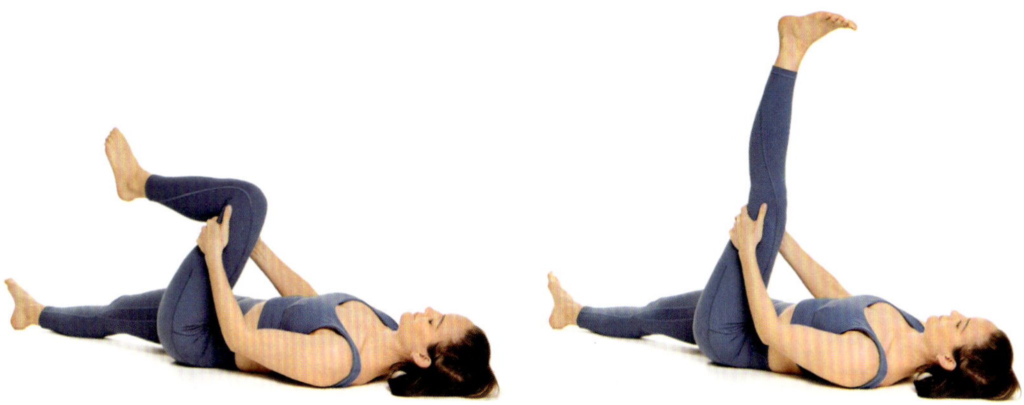

3. Oberschenkel-Curls in Rückenlage (je Seite 10 x) Umfasse in Rückenlage ein Bein hinter dem Oberschenkel oder dem Knie. Führe die Ferse langsam Richtung Gesäß, dann strecke das Bein langsam möglichst weit hoch, ohne den Oberkörper vom Boden zu lösen.

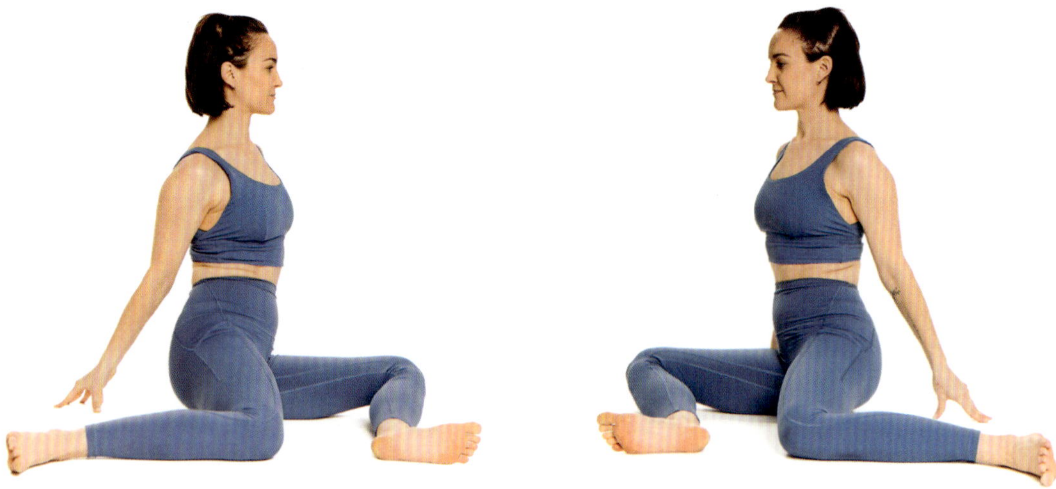

4. Hirschstellung (je Seite 10 x) Beginne im Sitzen und lege beide Knie im 90-Grad-Winkel auf dem Boden ab. Entspanne die Füße und halte die Position 30–45 Sekunden lang. Verlagere dann in einem kontrollierten Wechsel bei aufgestellten Fersen das Gewicht und lege beide Knie auf der anderen Seite ab. Die Position halten. Sitze nach jeder Runde 1 Minute lang bequem, dann wiederholen.

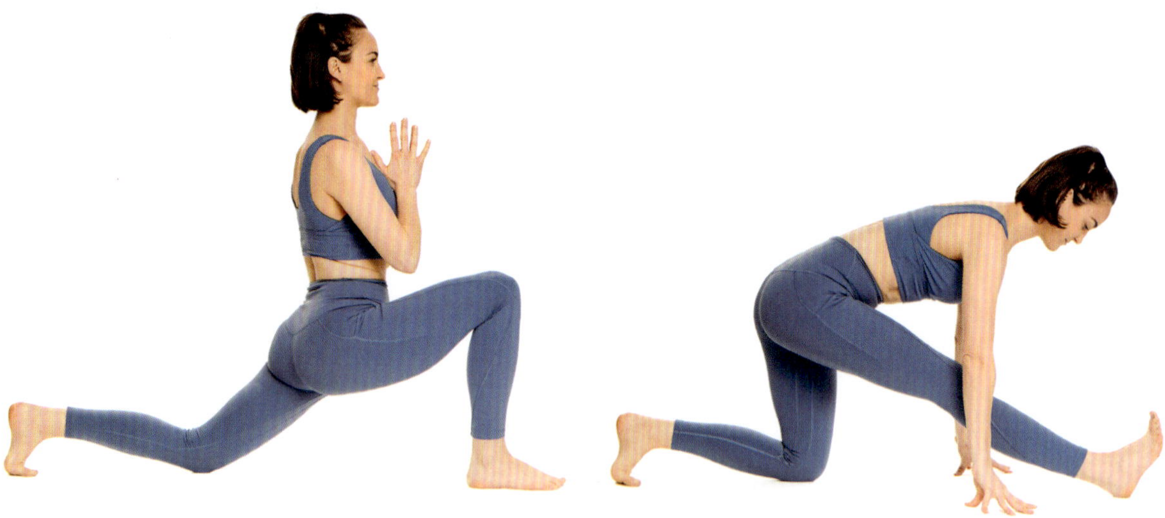

5. Kniender Ausfallschritt zu Läufer-Ausfallschritt (je Seite 10 x) Beuge das vordere Knie um 90 Grad und stelle das hintere Knie ab. Verlagere das Gewicht nach hinten, beuge das hintere Knie und strecke das vordere Bein. Du kannst dich mit den Händen auf dem Boden abstützen. Eine Wiederholung umfasst einen Wechsel von vorne nach hinten.

BEINRÜCKSEITEN KORREKTUR 2

Übe die Sequenz abends täglich für 2–3 Wochen, dann 2–3 x pro Woche zum Erhalt der Beweglichkeit.

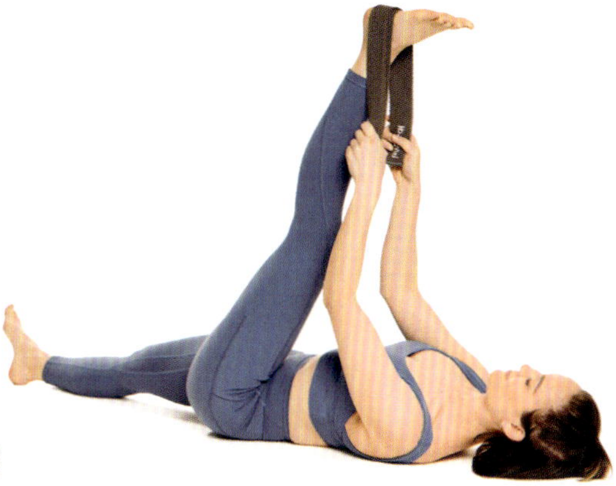

1. Oberschenkeldehnung in Rückenlage (je Seite 1 Minute halten) Ziehe ein Knie zur Brust und lege ein Handtuch oder ein Band so um den Fuß, dass es nahe der Ferse liegt. Strecke das Knie langsam, bis du eine Dehnung in der hinteren Oberschenkelmuskulatur spürst.

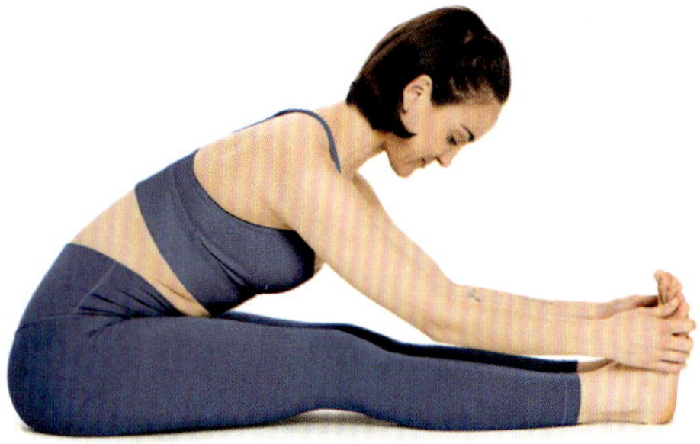

2. Vorbeuge (30 Sekunden halten) Beuge den Oberkörper aus dem Hüftgelenk nach vorne. Du musst die Zehen nicht berühren können!

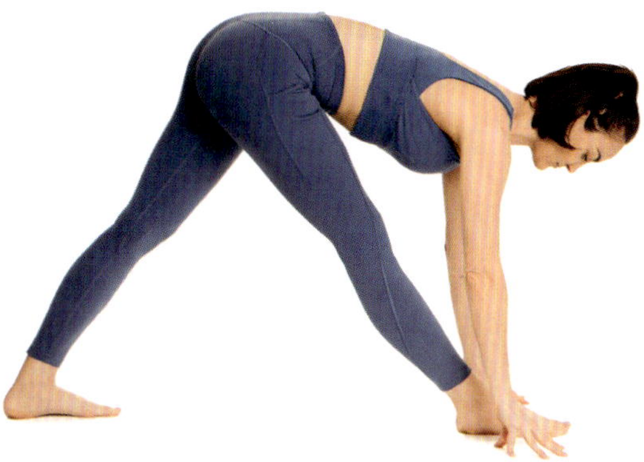

3. Pyramide (je Seite 30 Sekunden halten) Stelle die Füße hüftbreit auf, setze einen Fuß nach vorne und den anderen nach hinten. Die vordere Fußspitze zeigt nach vorne, die hintere leicht nach außen. Beuge den Oberkörper aus der Hüfte vor. Wenn nötig, beuge auch das vordere Knie ein wenig. Du musst die Hände nicht auf dem Boden absetzen. Lege sie alternativ auf dem Schienbein oder auf Blöcken ab.

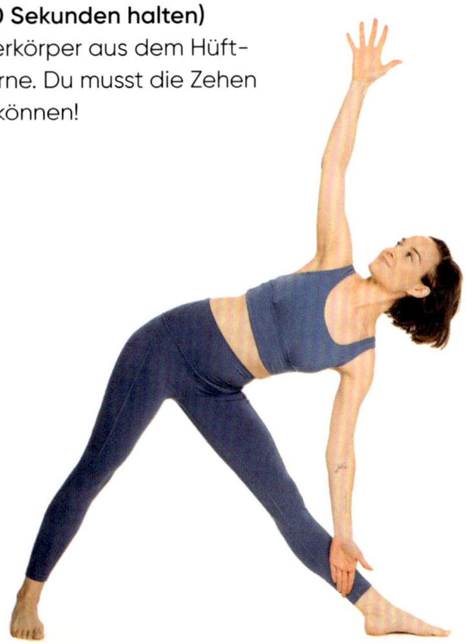

4. Dreieck (je Seite 30 Sekunden halten) Setze einen Fuß weit nach vorne und richte die Zehen zum vorderen Mattenrand aus, stelle den hinteren Fuß parallel zum kurzen Mattenrand auf. Beuge das vordere Knie leicht und neige dich aus der Hüfte nach vorne. Halte den Oberkörper lang und die Taille möglichst gerade. Setze die vordere Hand auf das Schienbein oder den Boden.

Viele Menschen klagen über Schmerzen im Hüftbeuger. Wenn du täglich lange sitzt oder regelmäßig joggst, viel läufst oder Rad fährst, bist du für diese Beschwerden anfällig.

TESTE DICH

Sind deine Hüftbeuger verspannt? Lege dich auf dem Rücken aufs Bett oder Sofa und lass die Unterschenkel über die Kante hängen. Ziehe die Knie zur Brust; der untere Rücken liegt auf. Halte nun ein Bein fest und lass das andere wieder über die Kante hängen. Wenn Rücken und Oberschenkel flach aufliegen und das gebeugte Bein im 90-Grad-Winkel bleibt, hast du den Test bestanden. Wenn nicht, ist das nicht schlimm, du musst nur etwas für deine Beweglichkeit tun.

Die mechanische Überbeanspruchung der Hüftbeuger ist eine häufige Ursache für Schmerzen. Auf dich trifft das gar nicht zu, und deine Hüftbeuger schmerzen trotzdem? Dann handelt es sich möglicherweise nicht um eine Verspannung, sondern um eine Schwäche dieser Muskeln. Du findest hier Korrekturen für beide Fälle. Die erste Korrektur lockert Verspannungen. Sie dehnt die Beugemuskeln der Hüfte einschließlich des Darmbeinmuskels, des Psoas und der Adduktoren, um Schmerzen zu lindern. Die zweite Korrektur kräftigt schwache Hüftbeuger. Sie aktiviert und stärkt die genannten Muskeln, um für mehr Stabilität zu sorgen.

SCHMERZENDE HÜFTBEUGER

HÜFTBEUGER KORREKTUR 1

Übe die Sequenz 3–4x pro Woche. Nach 3–4 Wochen sollte sich Besserung einstellen. Die Dehnungen eignen sich auch nach dem Joggen oder einem Tag am Schreibtisch.

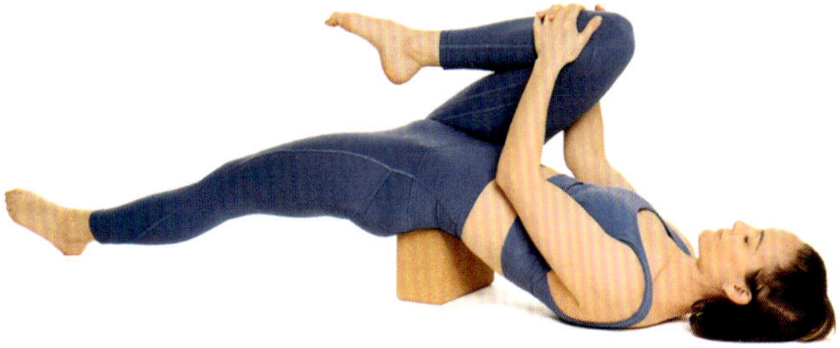

1. Hüftbeuger auf Block dehnen (je Seite 1 Minute halten) Lege die Hüften auf einen Block, der auf der schmalen Längsseite steht. Der Druck sollte auf das Kreuzbein gerichtet sein. Strecke ein Bein und halte die Ferse auf dem Boden, während du das Knie des anderen Beins in Richtung Brust ziehst.

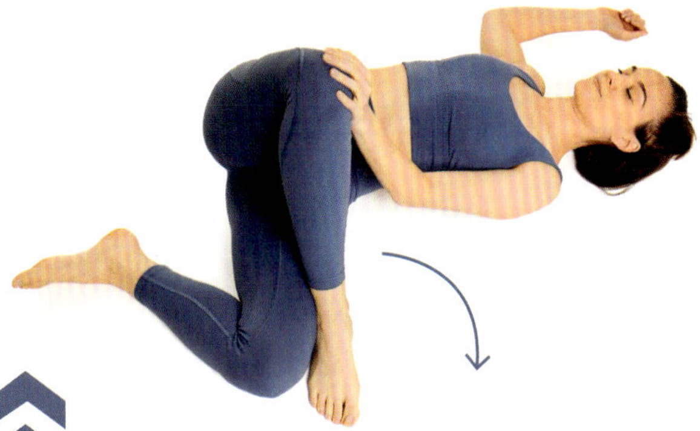

2. Gesäßmuskeln im Liegen mit Drehung dehnen (je Seite 30–60 Sekunden halten) Kreuze in Rückenlage einen Fuß über das gegenüberliegende Knie und ziehe die Knie bis auf Hüfthöhe an den Körper. Lass die Beine in dieser Position zur Seite fallen, bis der obere Fuß auf dem Boden steht. Drücke das obere Knie sanft von dir weg, ohne dass der Fuß sich vom Boden löst.

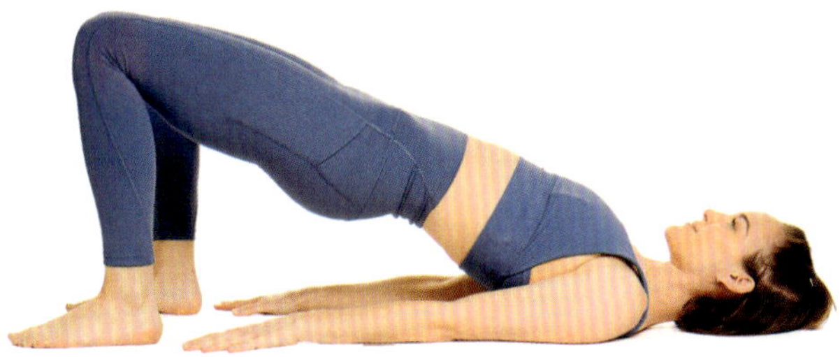

3. Halbe Brücke (30 Sekunden halten) Stelle die Füße hüftbreit auf und hebe die Hüften an, sodass sie über dem Boden schweben.

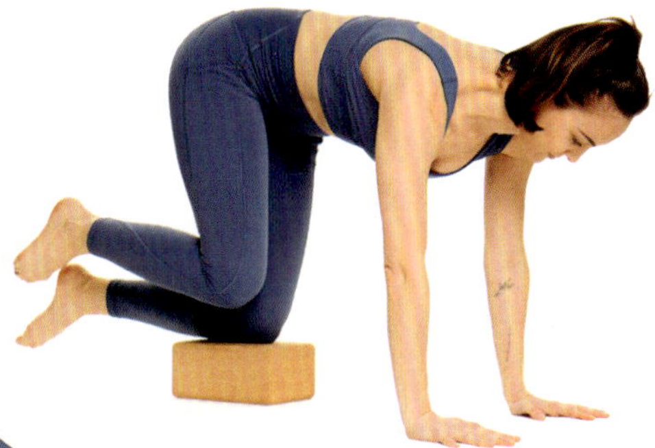

4. Asymmetrisches Hüftheben im Vierfüßlerstand (je Seite 10x) Setze ein Knie auf einen Block, das andere schwebt über dem Boden. Drücke das Knie in den Block und visualisiere, wie du den gegenüberliegenden Oberschenkelknochen gerade in die Gelenkpfanne hebst.

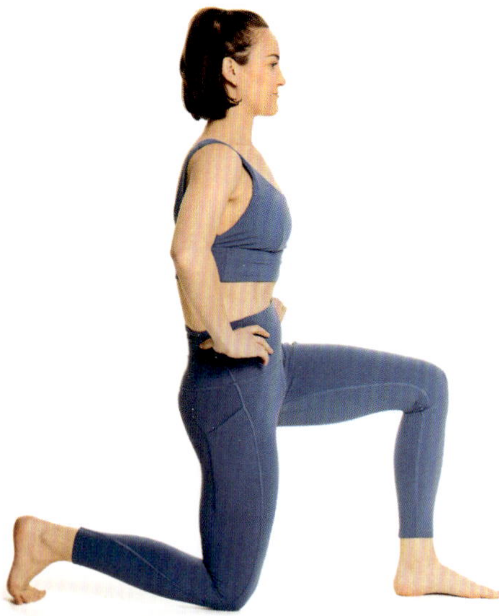

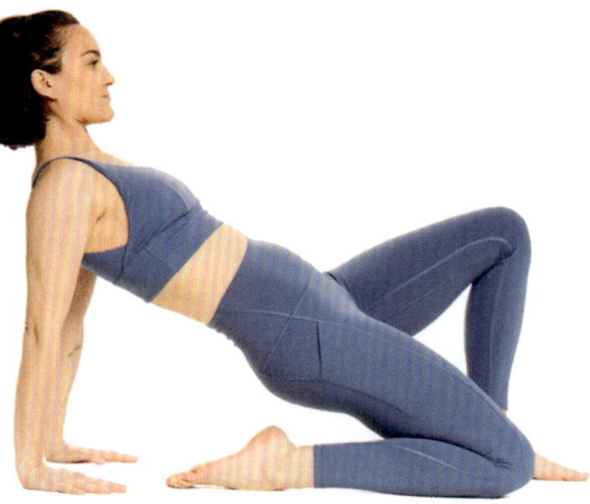

5. 90/90 Knien im Ausfallschritt mit Beckenkippe (je Seite 30 Sekunden halten) Positioniere die Knie so, dass du beide im 90-Grad-Winkel beugen kannst. Halte den Oberkörper aufrecht und richte das Becken auf, indem du das Steißbein nach vorne ziehst. Spüre auf der Vorderseite der Hüfte die deutliche Dehnung.

6. Halber Held mit Hüftheben (je Seite 30 Sekunden halten) Ziehe im Sitzen einen Fuß zum Gesäß, sodass der Fußrücken auf dem Boden aufliegt. Lehne dich nach hinten, stelle die Hände hinter dir auf und stütze dich mit dem anderen Fuß ab. Hebe die Hüften und rolle das Steißbein sanft ein, bis du eine Dehnung im Hüftbeuger und in der Oberschenkelvorderseite spürst.

7. Kamel (15–30 Sekunden halten, je nach Möglichkeit) Positioniere die Knie unter den Hüften und öffne sie nicht mehr als hüftbreit. Drücke die Hände in den unteren Rücken, um Hüften und Knie in einer Linie zu halten, während du dich zurückbeugst, um die Brust zu öffnen. Halte diese Position oder setze die Hände auf den Fersen ab.

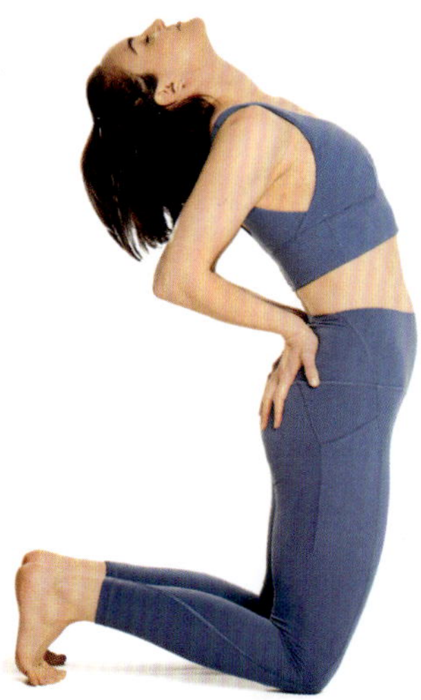

8. Hüftkreisen im Stehen auf dem Block (je Seite 10 x) Stehe mit einem Fuß auf einem Block oder einer Stufe. Halte das Becken neutral und ziehe mit dem anderen Fuß imaginäre Kreise gegen den Uhrzeigersinn.

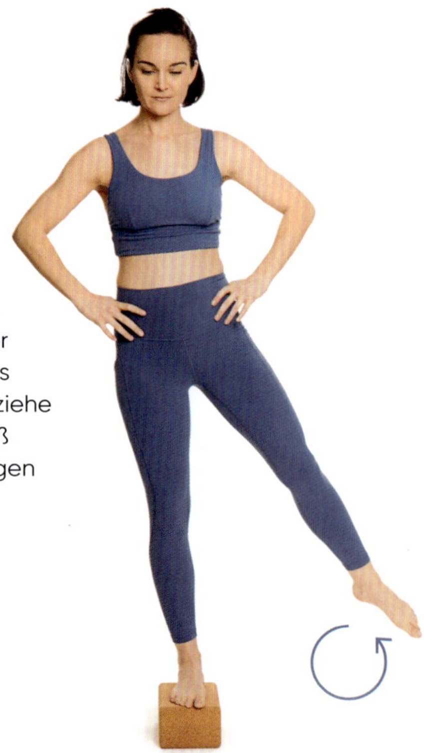

HÜFTBEUGER KORREKTUR 2

Übe die Sequenz 3–4 x pro Woche. Nach 3–4 Wochen sollte sich Besserung einstellen. Die Sequenz eignet sich auch als Warm-up vor einem Workout.

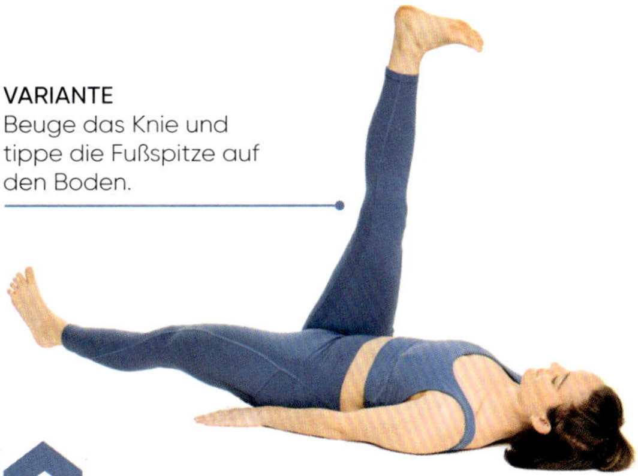

VARIANTE
Beuge das Knie und tippe die Fußspitze auf den Boden.

1. Beinheben im Wechsel (je Seite 10 x) Strecke beide Beine in Rückenlage gerade nach oben, sodass sie über den Hüften stehen. Senke beim Einatmen langsam ein Bein bis wenige Zentimeter über den Boden. Hebe es wieder an und wechsle die Seite.

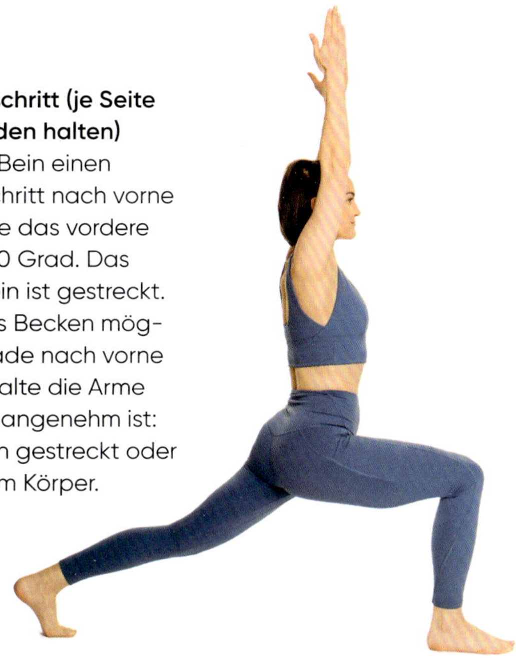

2. Ausfallschritt (je Seite 30 Sekunden halten)
Setze ein Bein einen großen Schritt nach vorne und beuge das vordere Knie um 90 Grad. Das hintere Bein ist gestreckt. Richte das Becken möglichst gerade nach vorne aus und halte die Arme so, wie es angenehm ist: nach oben gestreckt oder neben dem Körper.

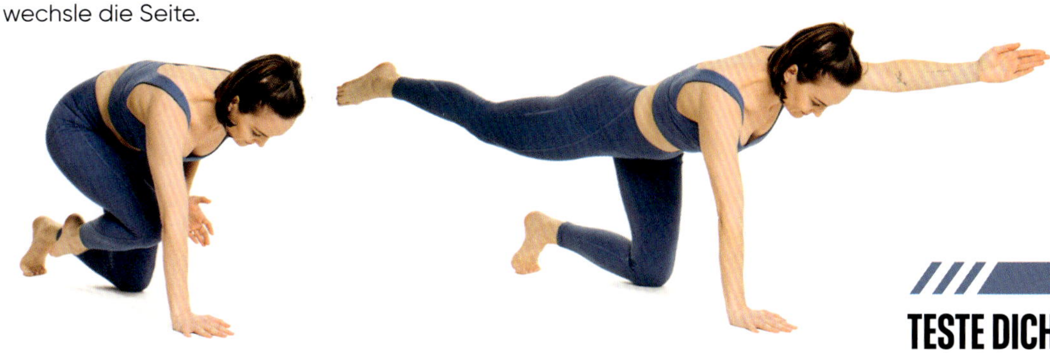

3. Arm-/Beinstrecken im Vierfüßlerstand mit Bauchpressen (je Seite 10 x) Strecke einen Arm und das entgegengesetzte Bein und halte sie auf Schulterhöhe, aber nicht höher. Aktiviere sanft den Core und halte die Wirbelsäule neutral. Ziehe mit dem Einatmen das Knie und den Ellbogen zur Mitte.

TESTE DICH

Sind deine Hüftbeuger schwach? Lege dich auf den Rücken, die Beine gestreckt. Bring mit den Händen langsam ein Knie zur Brust und lass es los. Hast du Mühe, das Knie über der Hüfte zu halten, kann ein schwacher Hüftbeuger die Ursache sein.

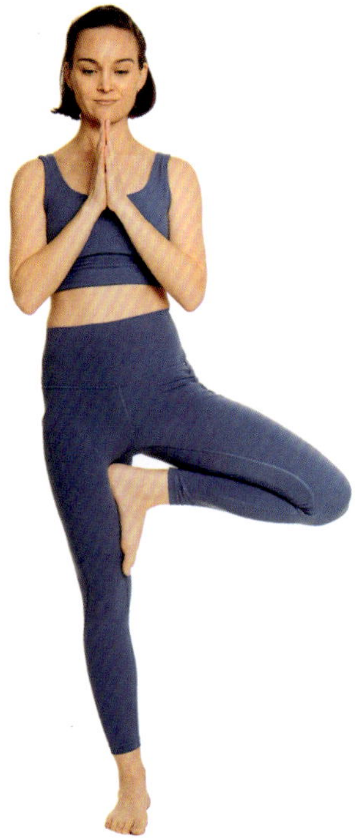

4. Baumhaltung (je Seite 30 Sekunden halten) Lege im einbeinigen Stand den Fuß des freien Beins innen an die Wade oder den Oberschenkel des Standbeins. Lege die Hände auf die Hüften oder halte sie in Gebetshaltung vor dem Herzzentrum.

VARIANTE
Lege dir ein gerolltes Handtuch unter die vordere Hüfte, wenn du keinen Bodenkontakt hast.

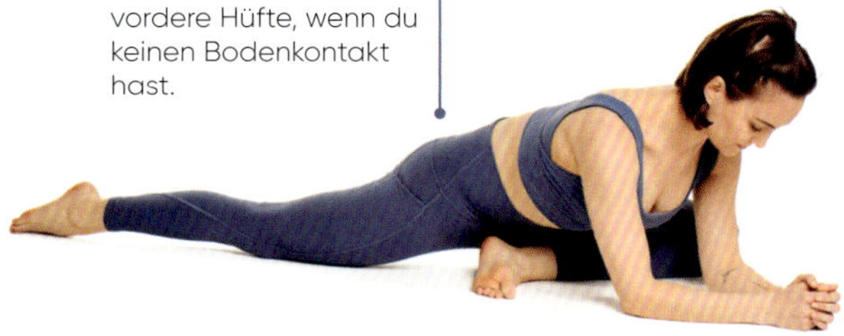

5. Taube (je Seite 1 Minute halten) Beuge ein Knie vor dem Körper und strecke das andere Bein gerade nach hinten, sodass die Hüftknochen nach vorne zeigen. Die vordere Hüfte ist in der Außenrotation gebeugt, das Körpergewicht zentriert. Du kannst dich auf die Hände stützen oder auf die Unterarme absenken.

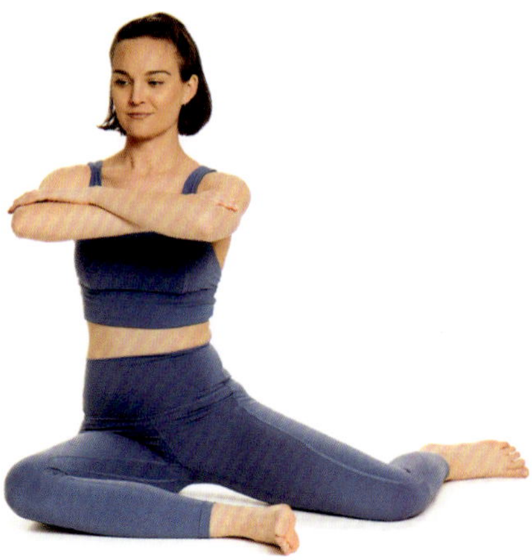

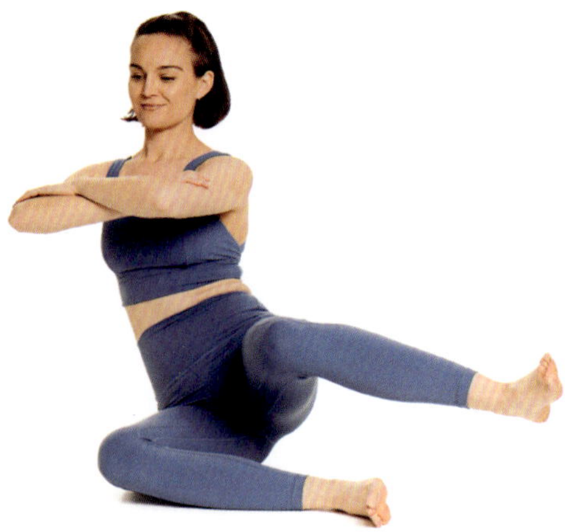

6. Hirschstellung mit vollständiger Hüftrotation (je Seite 10 x) Beuge im Sitzen beide Knie um etwa 90 Grad in die gleiche Richtung. Hebe dann in einer kontrollierten Bewegung das hintere Bein vom Boden ab, schwinge es sanft nach vorne, tippe mit der Ferse vor dem vorderen Bein auf den Boden und kehre in die Ausgangsposition zurück.

Das Iliotibialband (IT-Band) ist ein dickes Bindegewebsband, das vom oberen Rand der Hüfte bis zum Schienbein außen am Bein verläuft und häufig Schmerzen verursacht.

SCHON GEWUSST?

Hast du dich schon einmal gefragt, warum Muskeln tiefrot und Bindegewebe weißlich erscheinen? Der Grund ist die Durchblutung. Muskeln werden viel stärker durchblutet als Sehnen, Bänder oder anderes Bindegewebe. Deshalb heilen sie in der Regel auch viel schneller.

Das Iliotibialband ist nirgendwo direkt am Oberschenkelknochen befestigt, weshalb es sich beim Beugen und Strecken des Knies vor- und zurückbewegt. Seine Hauptaufgabe besteht darin, das Becken zu stabilisieren und in der Bewegung zu unterstützen. Es besteht aus Kollagen, dem am häufigsten vorkommenden Protein im Körper. Das Band muss stark genug sein, um stoßdämpfend zu wirken, und gleichzeitig elastisch genug, um zu »federn«, dehnt sich aber nie so wie ein Muskel. Das IT-Band-Syndrom zählt zu den häufigsten Beschwerden, besonders wenn man viel läuft oder Rad fährt. Es äußert sich in der Regel durch Schmerzen an der Außenseite des Knies und reagiert auf Berührung. Ich sehe das als gute Nachricht: Das IT-Band-Syndrom ist fast immer auf Überbeanspruchung und selten auf eine Verletzung zurückzuführen. Daher heilt es in der Regel relativ leicht durch Ruhe und etwas sanfte Bewegung. Die erste Korrektur aktiviert und stärkt die Gesäßmuskulatur. Das verhindert eine zu starke Innenrotation des Oberschenkels und fördert eine korrekte Lauftechnik beim Joggen. Die zweite Korrektur lockert Triggerpunkte und Verspannungen im Schenkelbindenspanner, der beim IT-Band-Syndrom oft übermäßig aktiv ist.

ILIOTIBIALBAND-SYNDROM

IT-BAND-SYNDROM KORREKTUR 1

Die Sequenz eignet sich auch als Cool-down und Warm-up. Bei Beschwerden 2–3 x wiederholen, 3–4 Tage pro Woche für 4 Wochen.

1. Fußsohlenmassage (je Seite 1-2 Minuten) Setze einen Fuß auf einen Massage- oder Tennisball und rolle langsam um das Fußgewölbe herum. Finde eine empfindliche Stelle. Halte inne. Wenn der Schmerz nachlässt, suche den nächsten Punkt.

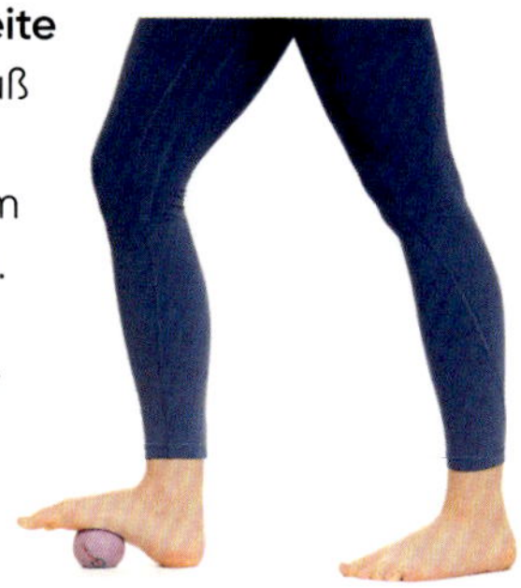

2. Stuhlhaltung mit Band (30 Sekunden halten) Lege ein Widerstandsband um die Oberschenkel oberhalb der Knie. Stelle die Füße hüftbreit auf, beuge Knie und Hüften und komme in die hohe Hocke.

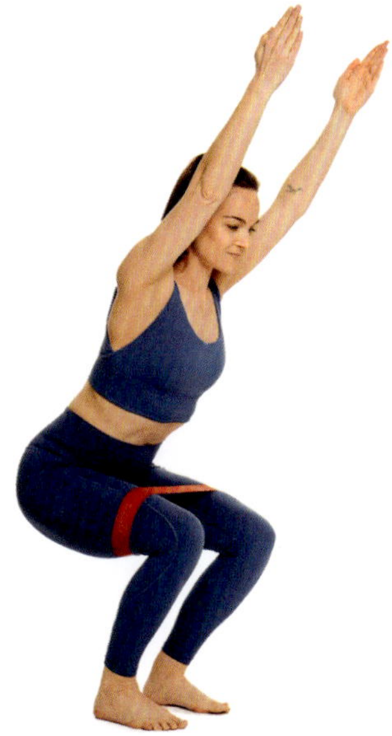

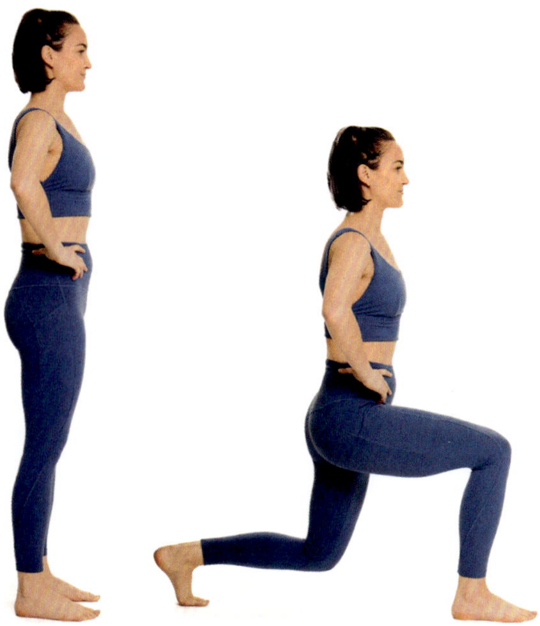

3. Ausfallschritte im Gehen (je Seite 10 x) Gehe in großen Ausfallschritt nach vorne und beuge beide Knie um etwa 90 Grad. Drücke dich mit dem hinteren Fuß ab in den nächsten Ausfallschritt.

4. Krieger 3 (je Seite 15 Sekunden halten) Beuge dich aus dem Hüftgelenk vor und strecke ein Bein nach hinten. Aktiviere den Core und beuge das Standbein leicht, um das Gleichgewicht leichter zu halten.

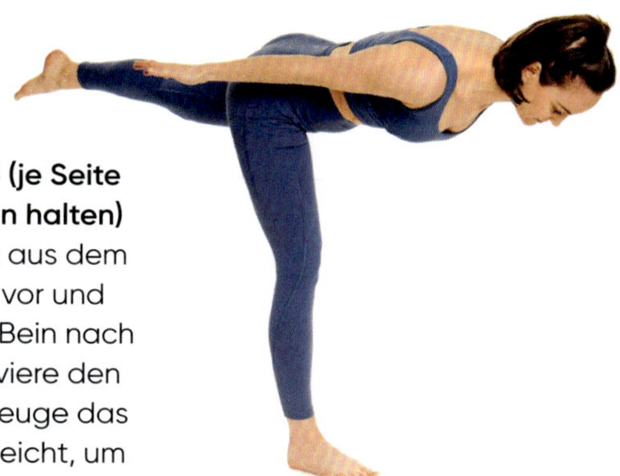

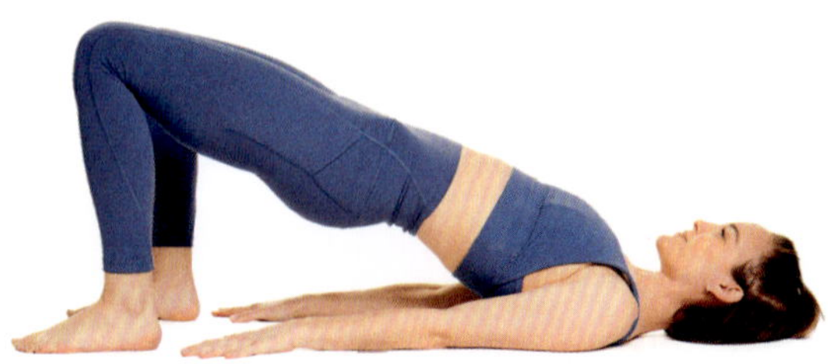

5. Halbe Brücke (30 Sekunden halten) Stelle die Füße hüftbreit auf und hebe die Hüften an.

IT-BAND-SYNDROM KORREKTUR 2

Die Sequenz eignet sich bei Beschwerden und generell als Cool-down. Bei Beschwerden 3–4 x pro Woche für 4 Wochen.

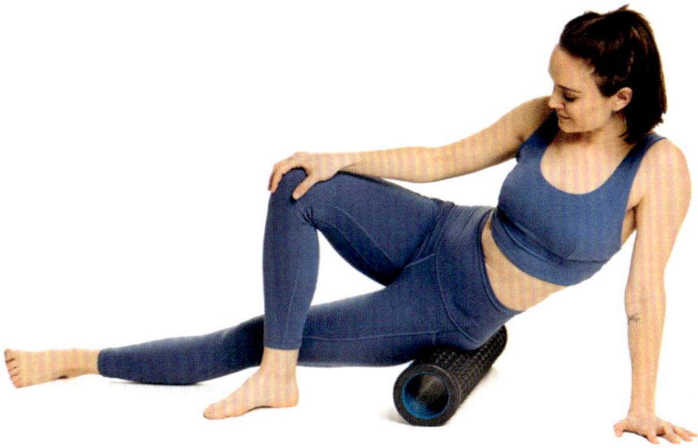

1. Myofasziale Entspannung des Schenkelbindenspanners (je Seite 1-2 Minuten) Platziere einen Ball oder eine Schaumstoffrolle unter dem Schenkelbindenspanner und rolle langsam vor und zurück, bis du eine empfindliche Stelle findest. Halte inne und übe Druck aus, bis der Schmerz nachlässt. Rolle dann zur nächsten empfindlichen Stelle.

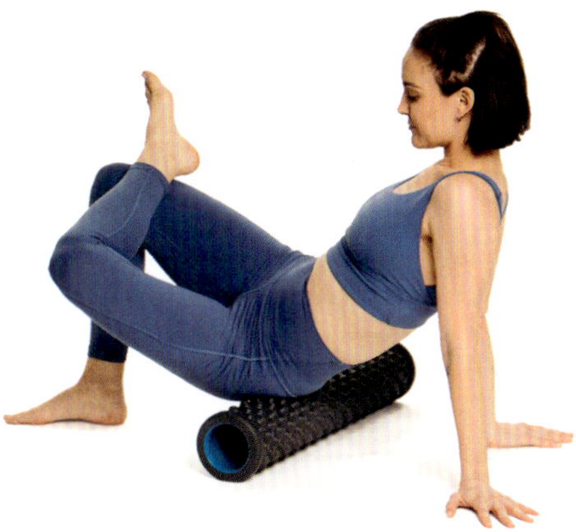

2. Myofasziale Entspannung der Gesäßmuskeln (je Seite 1–2 Minuten) Platziere einen Ball oder eine Schaumstoffrolle unter einer Gesäßhälfte und rolle vor und zurück, bis du eine empfindliche Stelle findest. Halte inne und übe Druck auf die Gesäßmuskulatur aus, bis der Schmerz nachlässt. Rolle dann zur nächsten empfindlichen Stelle.

WARUM HILFT DAS?

Manche schwören beim IT-Band-Syndrom auf die Behandlung mit einer Schaumstoffrolle, während andere abwinken, weil es die Schmerzen verschlimmert. Ich denke, das muss jeder selbst ausprobieren. Da sich das IT-Band nicht wirklich dehnen oder verlängern lässt, kommt es mehr darauf an, die Belastung zu verringern. Manchmal verschafft die Entspannung des Schenkelbindenspanners (siehe S. 119) oder der Gesäßmuskulatur Linderung. Der Schenkelbindenspanner führt direkt in das IT-Band, sodass die Lösung von Verspannungen in diesem Bereich hilfreich sein kann.

Es gibt unzählige Gründe für schmerzende Hüften – von langen Arbeitstagen bis zum kräftezehrenden Städtetrip.

Du hast ein neues Workout ausprobiert und Muskeln benutzt, von denen du bis dahin nicht einmal wusstest, dass sie existieren? Du hast im Hotel auf einer harten Matratze geschlafen? Du bist hochschwanger oder hast vor Kurzem entbunden? Auch viel Sport oder Radfahren kann diese Beschwerden hervorrufen. Was ich an ihnen schätze, ist, dass sie sich so gut beheben lassen! Einige einfache Dehnübungen verschaffen dir im Handumdrehen Linderung, und du fühlst dich rundum erneuert. Die erste Korrektur konzentriert sich auf die Außenrotation und auf Entspannung, mit dem Ziel, den natürlichen Bewegungsumfang wiederherzustellen. Die zweite Korrektur nutzt ebenfalls den vollen Bewegungsumfang und aktiviert die Gesäßmuskulatur.

TATSACHE!

Wenn die Hüften verspannt sind und schmerzen, liegt das oft gar nicht an den Hüften, sondern an der hinteren Oberschenkelmuskulatur. Probiere zur Lockerung eine Dehnung in Rückenlage (siehe S. 123). Legst du das Handtuch oder den Gurt um den Fußballen und ziehst die Fußspitze in Richtung Gesicht, spürst du die Dehnung vor allem in der Wade. Legst du den Gurt jedoch um die Ferse und hältst das Sprunggelenk neutral, spürst du die Dehnung in der Oberschenkelrückseite.

SCHMERZENDE HÜFTEN

SCHMERZENDE HÜFTEN KORREKTUR 1

Wiederhole die Sequenz 2 x und übe so oft wie nötig, wenn die Hüften schmerzen.

1. Gebundener Winkel im Sitzen (1–2 Minuten halten) Ziehe die Füße so nah an den Körper heran, wie es angenehm ist. (Je näher, desto schwieriger.) Lass die Knie in Richtung Boden sinken; lege Kissen oder Blöcke unter, wenn das angenehmer ist.

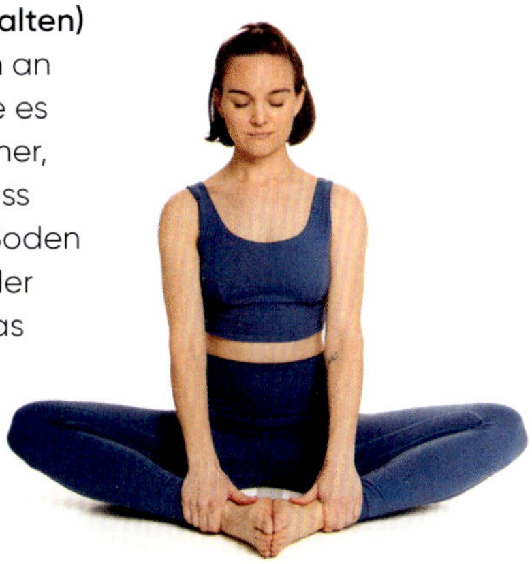

2. Doppelte Taube (je Seite 1 Minute halten) Bring ein Schienbein parallel zum Mattenrand und lege das Sprunggelenk des anderen Beins auf das Knie. Lass das obere Knie zum unteren Sprunggelenk sinken oder schiebe einen Block dazwischen. Um aufrecht zu sitzen, kannst du einen Keil oder ein Kissen unterlegen.

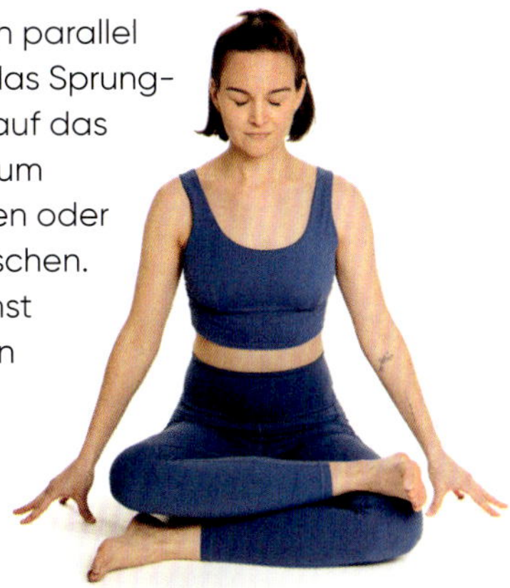

3. Kindhaltung (1 Minute halten) Öffne die Knie so weit, dass der Oberkörper dazwischenpasst. Bring das Gesäß an oder nahe an die Fersen und lass den Oberkörper schwer werden.

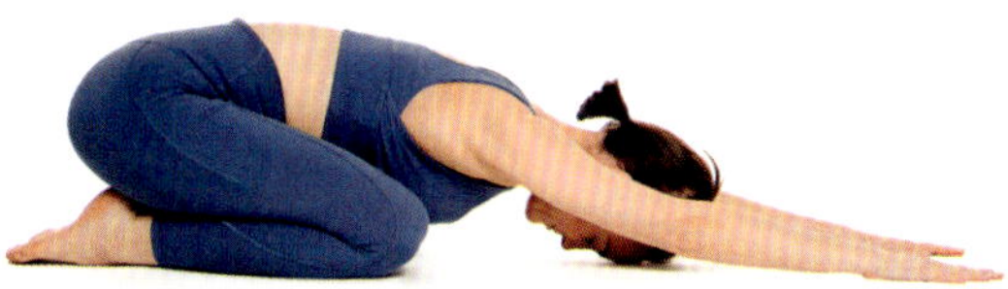

4. Tiefe Hocke (30–60 Sekunden halten) Knie und Zehen zeigen in eine Richtung. Halte die Brust aufrecht und den Core leicht aktiv.

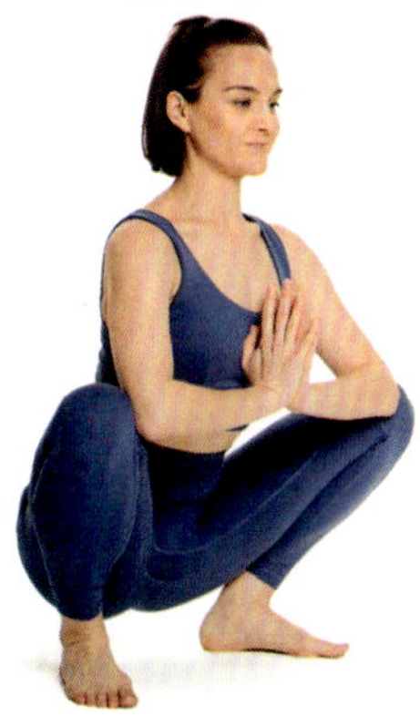

5. Vorbeuge im sitzenden Winkel (1 Minute halten) Öffne die Beine möglichst weit, ohne die Wirbelsäule zu runden. Knie und Zehen zeigen zur Decke. Weiter geöffnet ist nicht besser; es genügt, eine Dehnung in den Oberschenkelinnenseiten zu spüren. Stelle die Hände vor oder hinter dem Körper auf und entspanne dich.

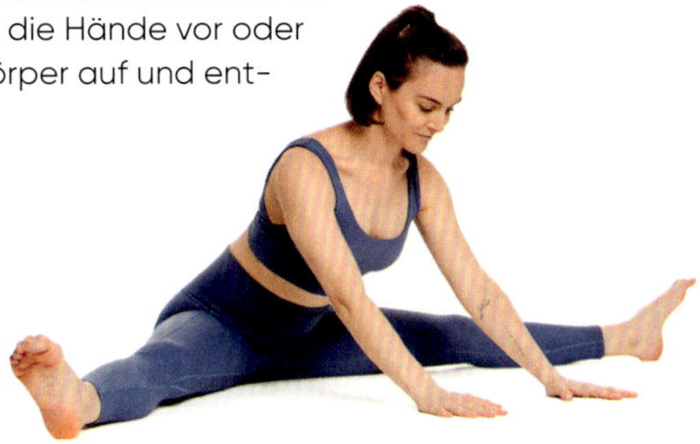

6. Gesäßmuskeln im Liegen dehnen (je Seite 1 Minute halten) Lege das rechte Sprunggelenk nah am Knie über den linken Oberschenkel. Wenn dir die Dehnung genügt, stoppe hier. Wenn du kannst, umfasse das Schienbein oder den Oberschenkel und ziehe ihn heran.

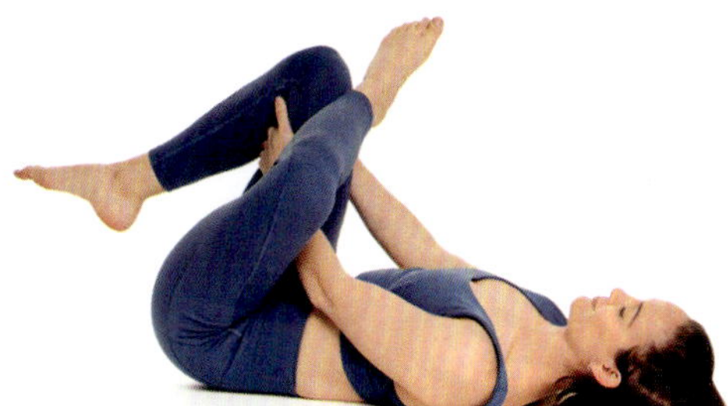

SCHMERZENDE HÜFTEN KORREKTUR 2

Wiederhole die Sequenz 2 x und übe so oft wie nötig, wenn die Hüften schmerzen.

VARIANTE
Umfasse anstelle der Füße die Schienbeine oder die Sprunggelenke.

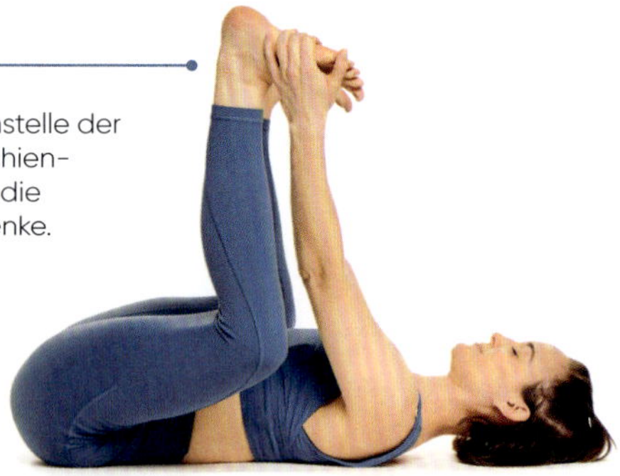

1. Happy Baby (30–60 Sekunden halten) Umfasse in der Rückenlage die Außenkanten der Füße. Hinterkopf, Schultern und unterer Rücken bleiben in Kontakt mit dem Boden. Beuge die Knie möglichst um 90 Grad und halte die Sprunggelenke über den Knien.

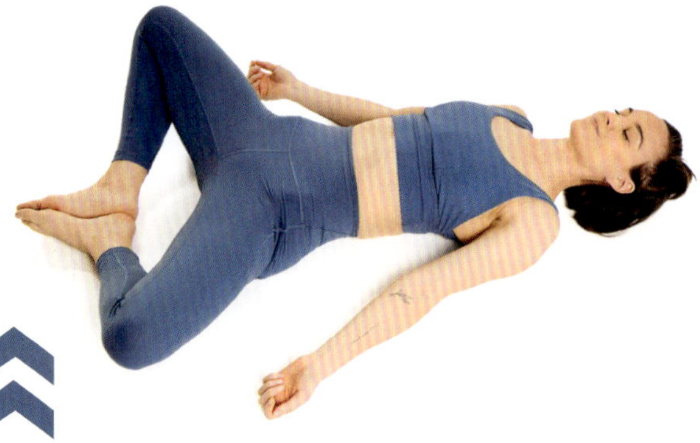

2. Gebundener Winkel in Rückenlage (1 Minute halten) Bring die Füße möglichst nah an den Körper. (Je näher, desto schwieriger wird es.) Lass die Knie in Richtung Boden sinken; lege Kissen oder Blöcke unter, wenn das angenehmer ist. Du solltest dich gestützt fühlen und dich vollständig entspannen können. Du kannst auch ein Kissen oder einen Block unter den Oberkörper legen, wenn sich das besser anfühlt.

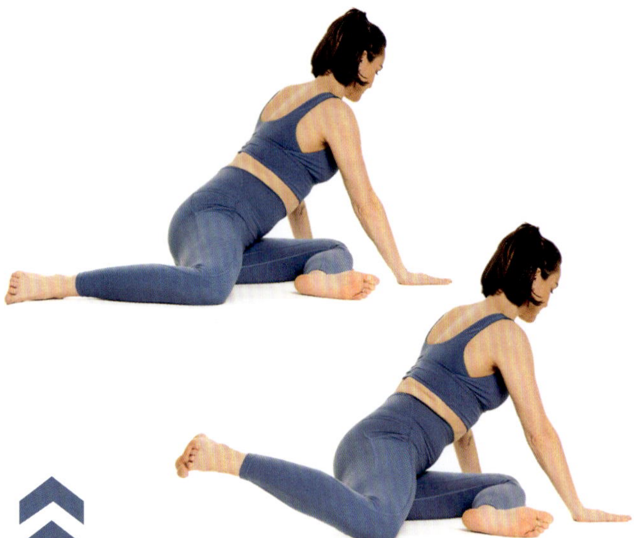

3. Innenrotationsimpulse (je Seite 10 x oder so oft wie möglich. Es ist anstrengend!) Beuge ein Knie um 90 Grad und lehne dich über dieses Bein leicht nach vorne. Setze beide Hände vor dir auf dem Boden oder auf dem Oberschenkel ab. Hebe dann nur das hintere Sprunggelenk (nicht das Knie) an und senke es wieder.

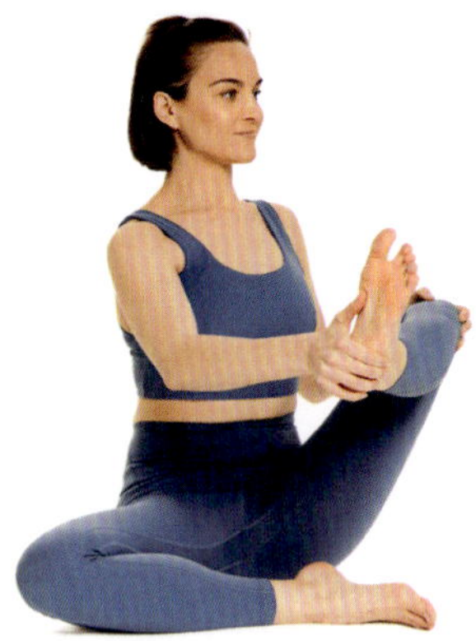

4. Wiege das Baby (je Seite 10 x) Du kannst bei dieser Übung auf einem Stuhl oder auf dem Boden sitzen. Bring einen Unterschenkel vor den Körper, das Knie um 90 Grad gebeugt, und halte Fuß und Knie jeweils in einer Hand. Schwinge die Hüfte sanft zur Seite und zurück zur Mittellinie. Dies ist eine Wiederholung.

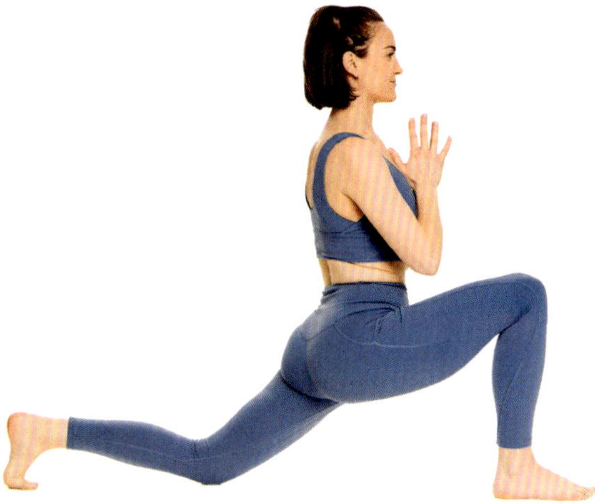

5. Knien im Ausfallschritt (30 Sekunden halten) Setze einen Fuß im Ausfallschritt nach vorne, sodass das Knie um 90 Grad gebeugt ist, und lege das hintere Knie ab. Die Hände kannst du auf die Hüften legen oder in Gebetshaltung bringen.

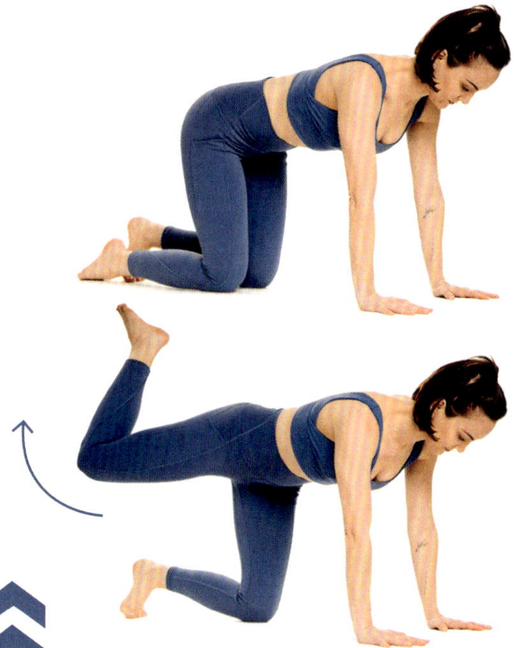

6. Hüftkreisen (je Seite 10 x) Beginne im Vierfüßlerstand, die Handgelenke unter den Schultern, die Knie unter den Hüften. Hebe ein Knie an und kreise im Uhrzeigersinn: einwärts in Richtung Brust, auswärts Richtung Achselhöhle, dann vom Körper weg und zurück zur Brust.

VARIANTE
Gehe in die tiefe Hocke und halte diese 30–60 Sekunden.

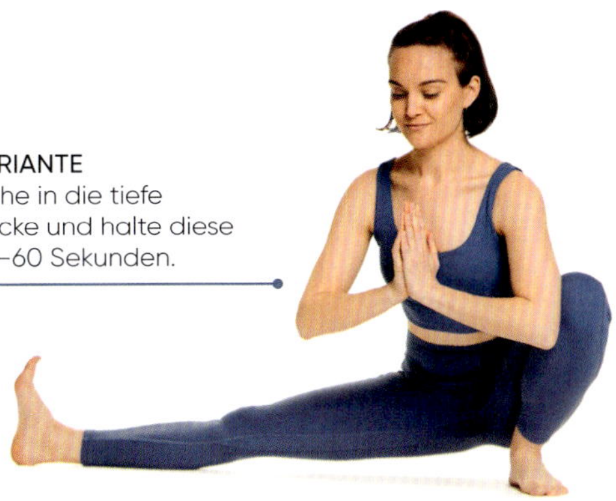

7. Halbe Hocke (je Seite 30 Sekunden halten) Stehe im breiten Stand, die Füße mehr als schulterbreit geöffnet. Rotiere eine Hüfte nach außen, sodass der Fuß auf dieser Seite diagonal steht. Beuge das Knie und verlagere das gesamte Gewicht auf dieses Bein. Das andere Bein bleibt gestreckt, Knie und Zehen zeigen nach oben. Wenn das Gesäß nach unten sinkt, platziere einen Block unter den Hüften, um dich abzustützen.

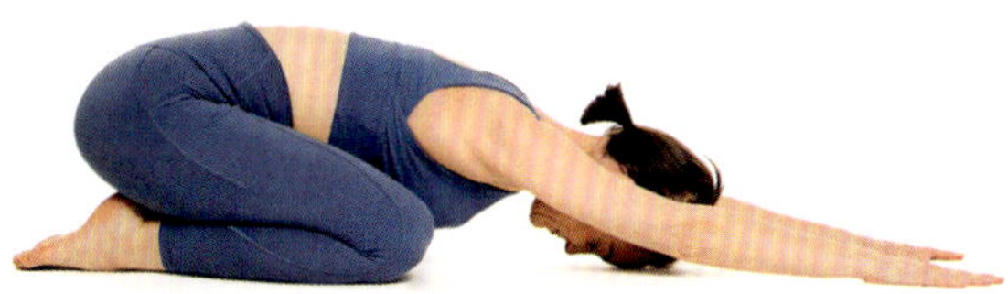

8. Kindhaltung (1 Minute halten) Öffne die Knie so weit, dass der Oberkörper dazwischenpasst. Bring das Gesäß an oder nahe an die Fersen und lass den Oberkörper schwer werden.

Bei einem Hohlkreuz ist der untere Rücken stark nach vorne gekrümmt, und der untere Bauch wölbt sich sichtbar vor. Die Ursache ist ein nach vorne gekipptes Becken.

Diese Fehlhaltung kann sich so anfühlen, als wäre die hintere Oberschenkelmuskulatur verspannt, aber sie ist nicht der eigentliche Übeltäter. Es handelt sich um eine Verkürzung der Hüftbeuger, die die Hüften nach unten zieht und die hintere Oberschenkelmuskulatur chronisch überdehnt, wodurch sie sich angespannt anfühlt. In der Regel deutet diese Körperhaltung auch auf einen schwachen Core und schwache Gesäßmuskeln hin. In den meisten Fällen entsteht sie durch häufiges Sitzen ohne ausgleichende Übungen. Wenn du das Problem von allen diesen Seiten angehst, kannst zu einer gesunden neutralen Ruhestellung zurückkehren. Die erste Korrektur aktiviert die Muskeln in Gesäß und Core, um das Becken wieder in die neutrale Position zu bringen. Die zweite Korrektur umfasst eine Dehnung der Hüftbeuger und eine Übung zur Aktivierung des Core. Die Sequenz ist ideal, wenn deine Zeit knapp ist.

SCHON GEWUSST?

Wenn das Becken nach vorne gekippt ist, entsteht im Bereich der Hüfte und des Rumpfes ein Ungleichgewicht zwischen den Muskelgruppen. Der Hüftbeuger ist verkürzt und überaktiv. Übungen wie Beinheben, Bauchpressen oder Sit-ups aktivieren dann eher den dominanten Hüftbeuger als die Bauchmuskulatur. Du solltest sie deshalb durch andere Core-Übungen ersetzen.

HOHLKREUZ

HOHLKREUZ KORREKTUR 1

Übe die Sequenz 3–4x pro Woche für 4–6 Wochen. Diese Haltungskorrektur braucht etwas Zeit, verliere nicht die Geduld.

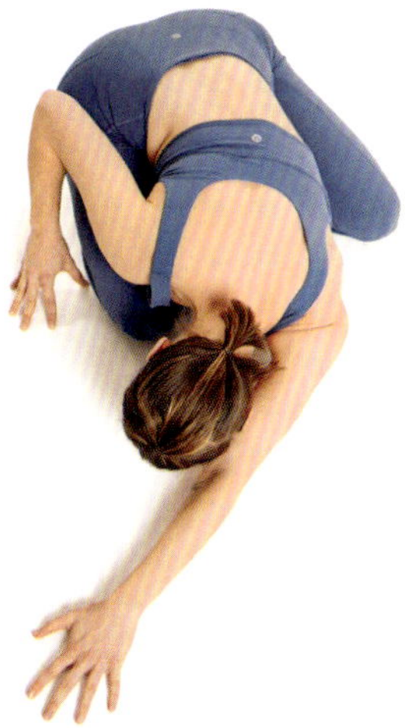

1. Kindhaltung mit Drehung (je Seite 30 Sekunden halten)
Öffne die Knie so weit, dass der Oberkörper dazwischenpasst. Bring das Gesäß an oder nahe an die Fersen und lass den Oberkörper schwer werden. Wandere mit einer Hand zur gegenüberliegende Seite und lege den Rippenbogen an die Oberschenkelinnenseite.

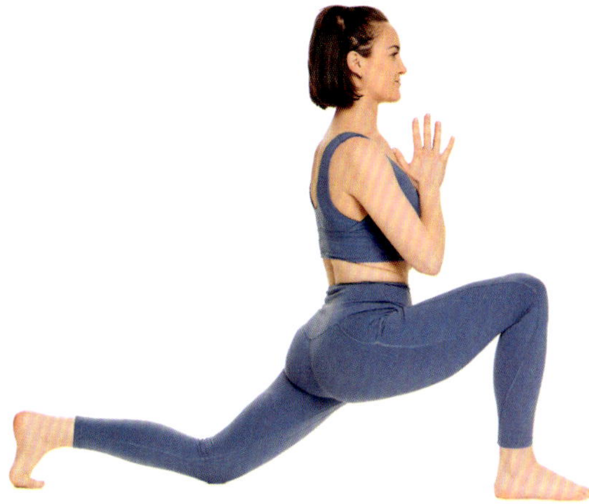

2. Knien im Ausfallschritt (je Seite 30 Sekunden halten)
Setze einen Fuß im Ausfallschritt nach vorne, sodass das Knie um 90 Grad gebeugt ist, und lege das hintere Knie ab. Die Hände kannst du auf die Hüften legen oder in Gebetshaltung bringen.

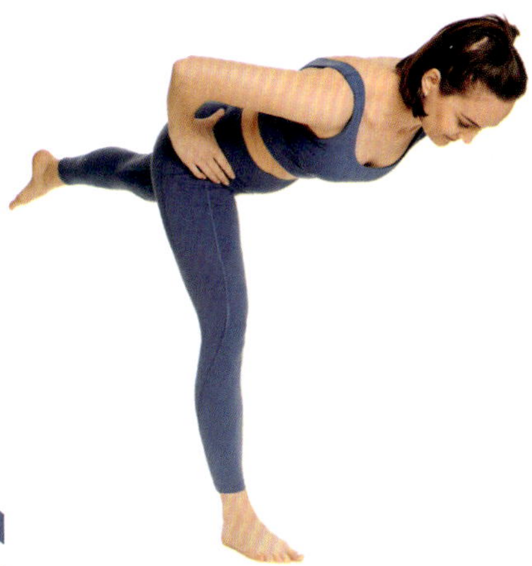

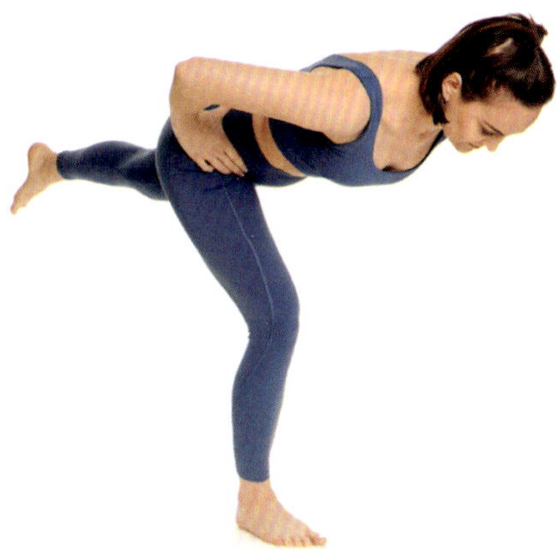

3. Krieger 3 mit Kniebeugen (je Seite 10x) Verlagere im Stand dein Gewicht auf ein Bein und strecke das andere Bein nach hinten. Halte Schultern und Becken parallel zum Boden. Aktiviere den Core sanft und ziehe die unteren Rippen Richtung Hüften. Beuge das Standbein mit dem Einatmen leicht und strecke es mit dem Ausatmen wieder.

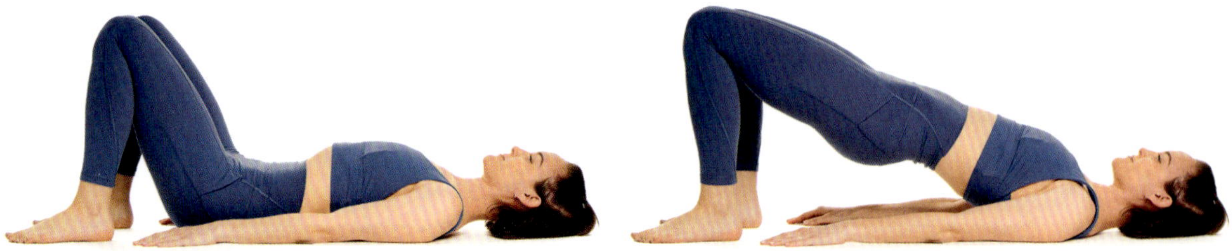

4. Beckenheben (10 x) Stelle die Füße hüftbreit auf und hebe die Hüften mit dem Ausatmen an. Senke sie mit dem Einatmen wieder zum Boden.

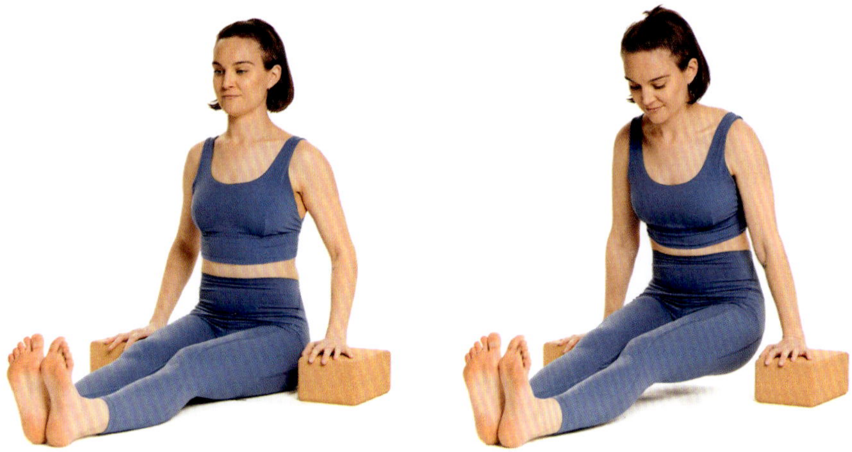

5. Hüftheben im Sitzen mit Händen auf Blöcken (10 x) Lege zwei Yogablöcke oder dicke Bücher etwas mehr als hüftbreit auseinander auf den Boden. Setze dich dazwischen und lege die Hände auf die Blöcke. Drücke dich mit dem Ausatmen von den Blöcken hoch und hebe die Hüften, senke dich mit dem Einatmen ab.

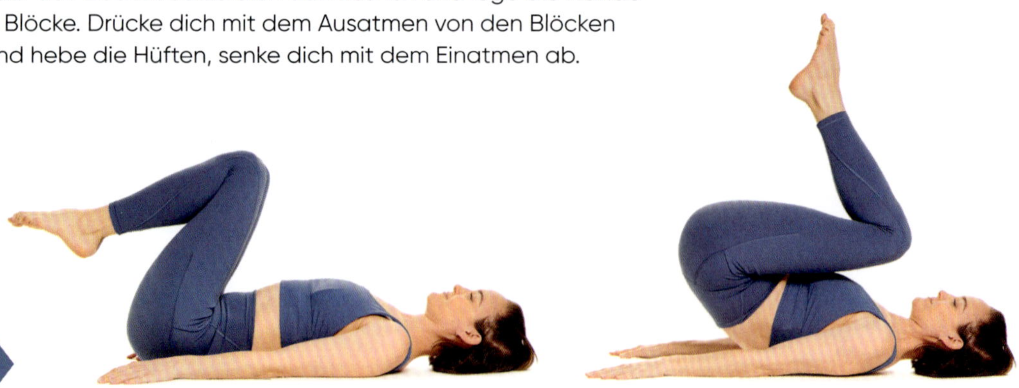

6. Umgekehrte Bauchpressen (10 x) Bring in der Rückenlage beide Beine mit gebeugten Knien über die Hüften. Rolle beim Ausatmen das Becken in Richtung Bauch. Wie hoch, spielt keine Rolle. Die Betonung liegt auf dem Kippen des Beckens, um den Core ohne Schwung aus den Beinen zu aktivieren.

HOHLKREUZ KORREKTUR 2

Übe die Sequenz 3–4x pro Woche für 4–6 Wochen. Diese Haltungskorrektur braucht etwas Zeit, verliere nicht die Geduld.

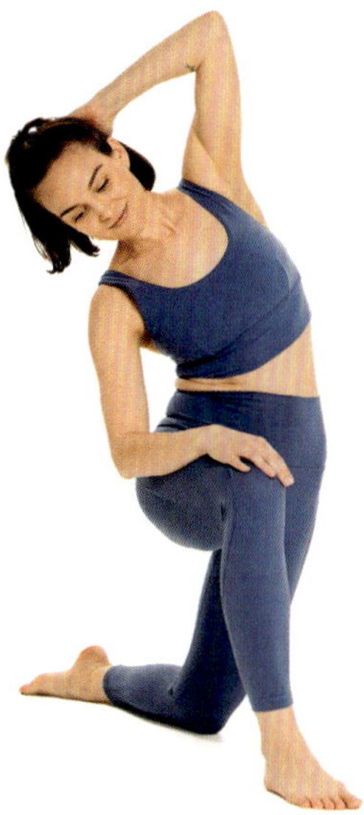

1. 90/90 Ausfallschritt mit Seitbeuge (je Seite 30 Sekunden halten) Positioniere die Knie so, dass du beide im 90-Grad-Winkel beugen kannst. Setze das hintere Knie ab und ziehe das Steißbein nach vorne, sodass der untere Rücken fast flach ist. Beuge dich sanft zur Seite des aufgestellten Beins.

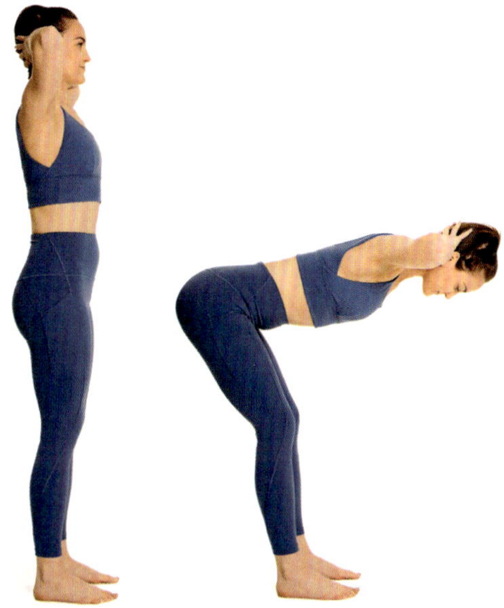

2. Guten Morgen (10x) Beuge dich aus dem Hüftgelenk vor und drücke das Gewicht in die Fersen, während du dich beugst. Bring die Schultern nur bis vor die Hüften. Richte dich mit dem Ausatmen wieder auf.

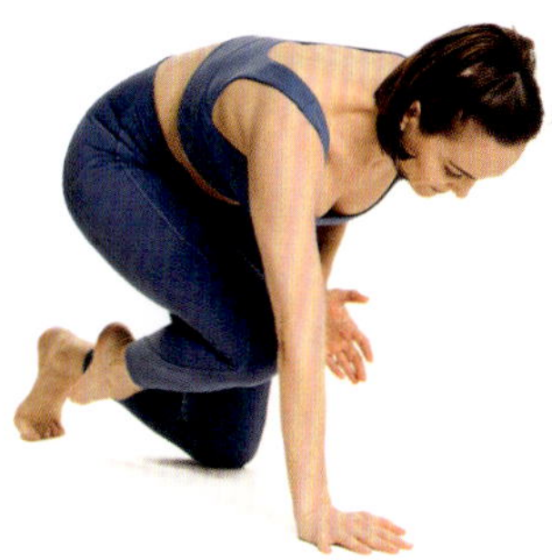

3. Arm-/Beinstrecken im Vierfüßlerstand mit Bauchpressen (je Seite 10x) Strecke einen Arm und das entgegengesetzte Bein und halte sie auf Schulterhöhe, aber nicht höher. Aktiviere sanft den Core und halte die Wirbelsäule neutral. Ziehe mit dem Einatmen das Knie und den Ellbogen zur Mitte.

VARIANTE
Setze die Knie ab.

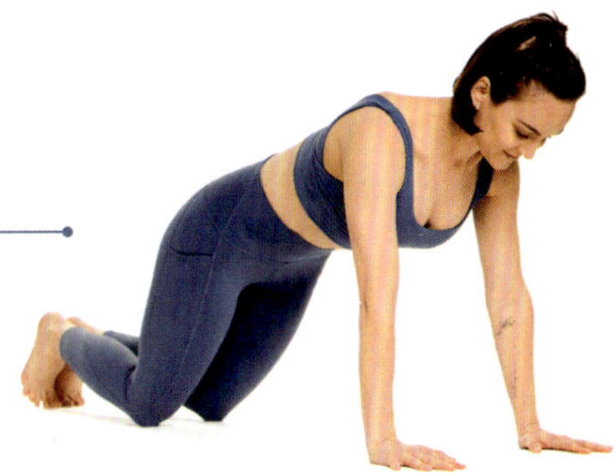

4. Plank (30 Sekunden halten) Die Arme stehen unter den Schultern. Du kannst dich auf die Hände oder die Unterarme stützen. Halte die Wirbelsäule neutral, ziehe den Brustkorb ein und halte die Hüften in einer Linie mit den Schultern. Strecke die Hüften möglichst nicht nach oben.

Bei einem Flachrücken ist das Becken nach hinten gekippt. Der untere Rücken ist dann kaum bis gar nicht natürlich gekrümmt und das Steißbein quasi eingerollt.

TESTE DICH

Sieht dein unterer Rücken von der Seite fast flach aus, weil die Wirbelsäule nur eine sehr geringe Krümmung aufweist?

Sehr wahrscheinlich ist auch der obere Rücken gerundet, weil die Wirbelsäule auf diese Weise die fehlende Krümmung unten ausgleicht, damit man nicht nach hinten kippt. In der Regel ist die hintere Oberschenkelmuskulatur verspannt, und Muskeln auf der Vorderseite des Oberschenkels sowie der untere Rücken sind schwach. Unser Körper ist intelligent und reagiert intuitiv. Wenn ein Teil nicht optimal funktioniert, gleichen andere Teile das aus, sodass wir weiter gehen, stehen und uns bewegen können, wenn auch nicht optimal. Eine leichte Neigung des Beckens nach vorne oder hinten ist unproblematisch, zumal jeder Körper ein wenig anders und selten wie im Lehrbuch aussieht. Bei einem zu stark gekippten Becken führt der Ausgleich jedoch zu muskulären Dysbalancen. Die Korrektur löst Verspannungen in der hinteren Oberschenkelmuskulatur und stärkt die Hüftbeuger sowie die Muskeln des unteren Rückens, um das Becken wieder in die neutrale Position zu bringen.

FLACHRÜCKEN

FLACHRÜCKEN KORREKTUR

Übe für 2 Wochen täglich, reduziere dann auf 3–4 x pro Woche für weitere 2 Wochen. Wenn sich deine Haltung gebessert hat, solltest du weiter gelegentlich üben.

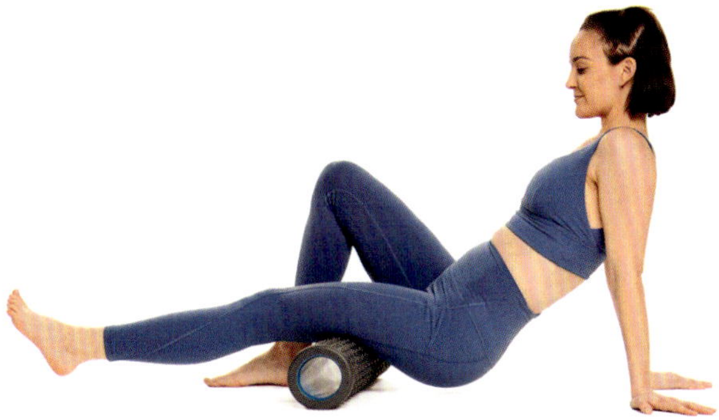

1. Myofasziale Entspannung der hinteren Oberschenkelmuskulatur (je Seite 1 Minute) Platziere einen Ball oder eine Schaumstoffrolle unter einem Oberschenkel und rolle langsam vor und zurück, bis du eine empfindliche Stelle findest. Halte inne und übe Druck aus, bis der Schmerz nachlässt. Rolle dann zur nächsten empfindlichen Stelle.

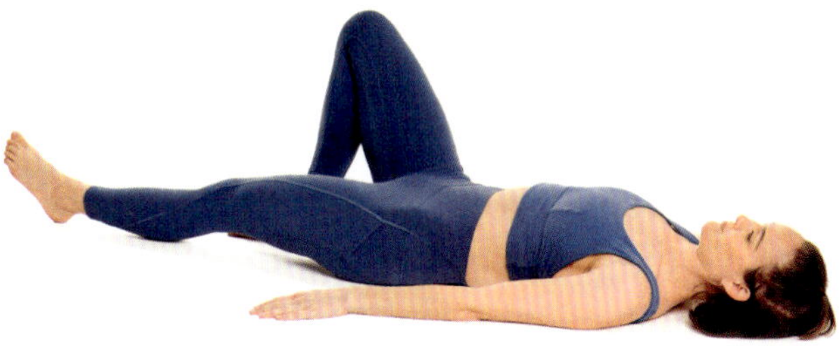

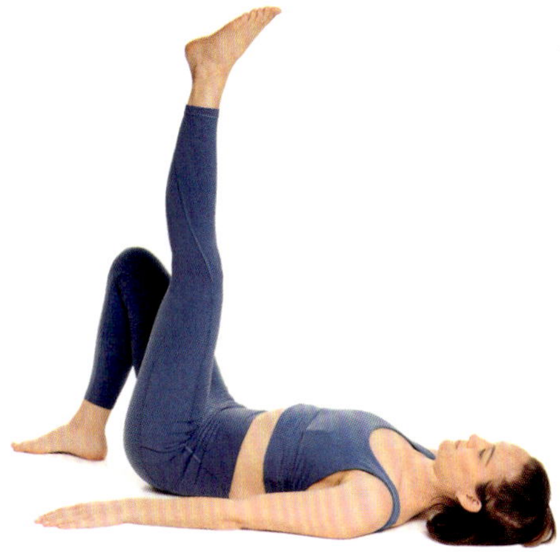

2. Gestrecktes Bein heben (je Seite 10 x) Lege dich auf den Rücken, beuge die Knie und stelle die Füße flach auf. Strecke ein Bein senkrecht nach oben und führe es in die Ausgangsposition zurück. Dies ist eine Wiederholung.

3. Kobra-Liegestütz (10 x) Hebe mit dem Ausatmen die Brust durch Druck auf die Hände an, die Ellbogen bleiben gebeugt. Senke dich mit dem Einatmen wieder auf den Boden ab. Halte die Ellbogen die ganze Übung hindurch gebeugt und nah an den Rippen. Drücke die Fußrücken leicht in den Boden und halte den Core aktiv.

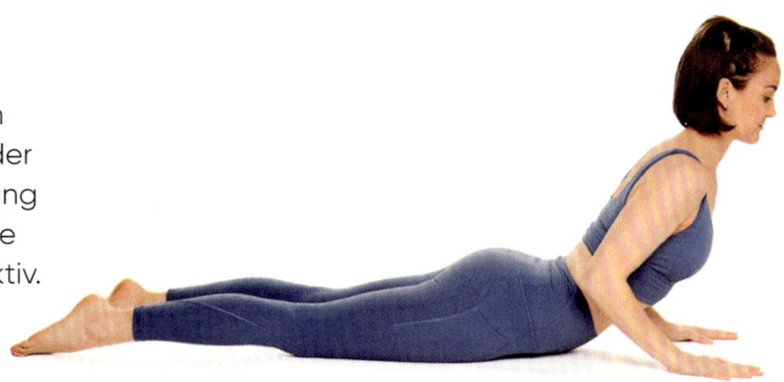

4. Sphinx (1 Minute halten)
Platziere die Ellbogen unter den Schultern und strecke dich sanft von der Brust bis zum Scheitel nach oben. Aktiviere Beine und Oberkörper leicht und richte den Blick geradeaus, damit der Nacken neutral bleibt.

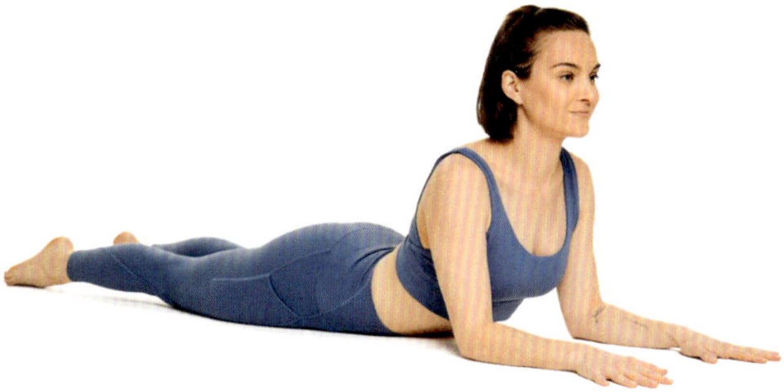

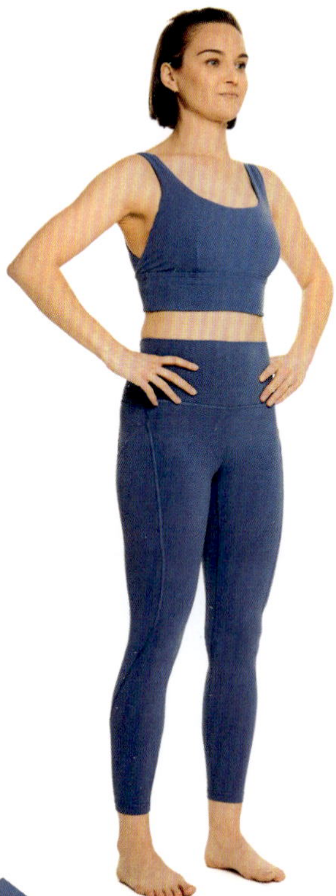

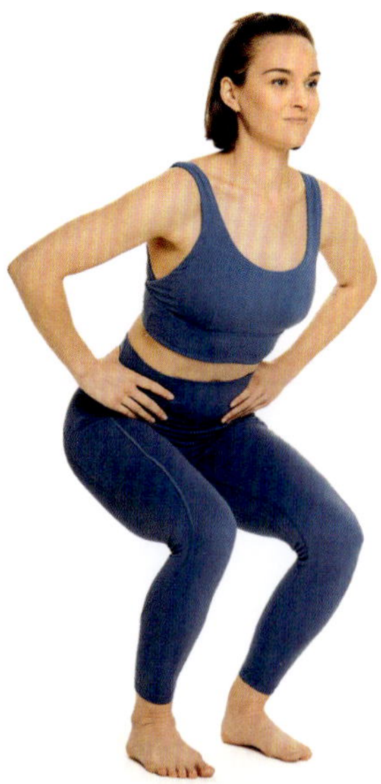

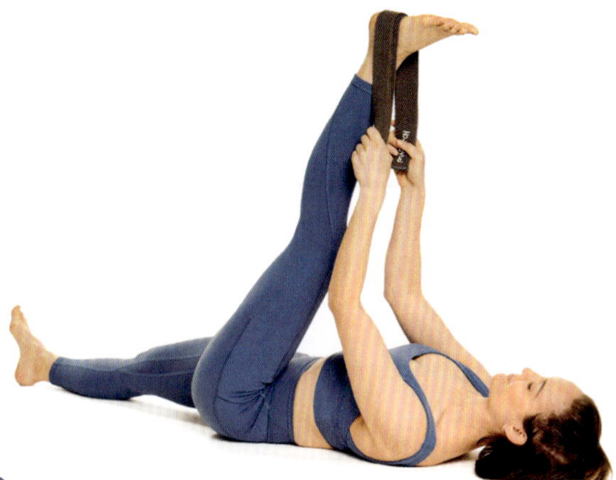

5. Kniebeuge (10 x) Stelle die Füße hüftbreit auf und beuge die Hüften maximal um 90 Grad. Halte den Brustkorb aufrecht und verlagere mehr Gewicht auf die Fersen als auf die Zehen. Stabilisiere dich durch einen sanft aktivierten Core. Senke dich mit dem Einatmen und richte dich mit dem Ausatmen auf.

6. Oberschenkeldehnung in Rückenlage (je Seite 1 Minute halten) Ziehe ein Knie zur Brust und lege ein Handtuch oder ein Band so um den Fuß, dass es nahe der Ferse liegt. Strecke das Knie langsam, bis du eine Dehnung in der hinteren Oberschenkelmuskulatur spürst.

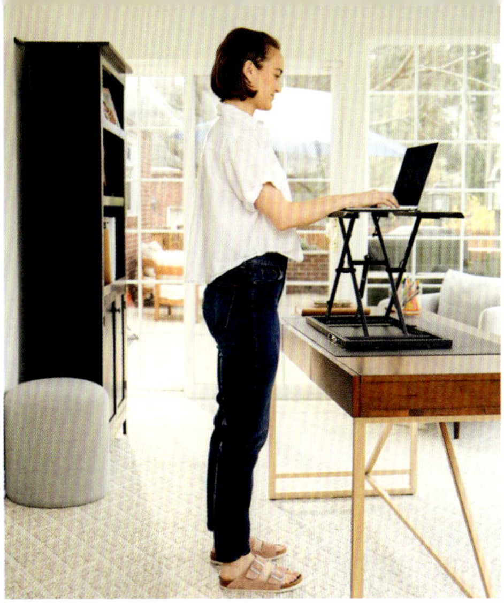

> Halte Hüften und Beinrückseiten kräftig und elastisch. Dein zukünftiges Ich wird es dir danken.

KANNST DU AUF DEM RÜCKEN SCHLAFEN?
Schläft man in Rückenlage, befinden sich Wirbelsäule und Becken in neutraler Position, sodass seltener Schmerzen auftreten, als wenn man auf der Seite oder auf dem Bauch schläft. Das gilt besonders, wenn das Becken nach vorne oder hinten gekippt ist.

Korrektur: Versuche eine Umstellung und schlafe möglichst auf dem Rücken.

TRAINIERST DU DEINE BEINE AUSREICHEND?
Mit dem Alter nimmt die Elastizität ab und ab dem 30. Lebensjahr verlieren wir jedes Jahrzehnt mehr Muskelmasse. Kniebeugen stabilisieren das Becken und halten die Hüften und die hintere Oberschenkelmuskulatur kräftig und elastisch. Ein wichtige Voraussetzung, um schmerzfrei zu leben.

Korrektur: Mache es zur Priorität, die Kraft und Flexibilität dieser Muskeln zu trainieren.

NIMMST DU DIR GENUG ZEIT FÜR WARM-UPS UND COOL-DOWNS?
Vor allem beim Joggen, aber auch in anderen Sportarten sind Aufwärmen vor und Dehnen nach dem Training essenziell. Schon 5 Minuten reichen aus, um Krämpfen, Schmerzen, Verspannungen und Verletzungen vorzubeugen.

Korrektur: Beginne und beende deinen Sport mit einer einfachen Übungssequenz.

SITZE WENIGER!
Ich weiß, dass ich mich wiederhole, aber selbst wenn du alles andere, was in diesem Buch steht, vergisst, merk dir, wie wichtig das ist! Alles, von Nackenschmerzen bis zu steifen Hüften, bessert sich, wenn du weniger sitzt.

Korrektur: Bewege dich – für einen gesunden Stoffwechsel, aber auch für ein gutes Körpergefühl.

FUNKTIONELLE GEWOHNHEITEN

KNIE & QUADRIZEPS

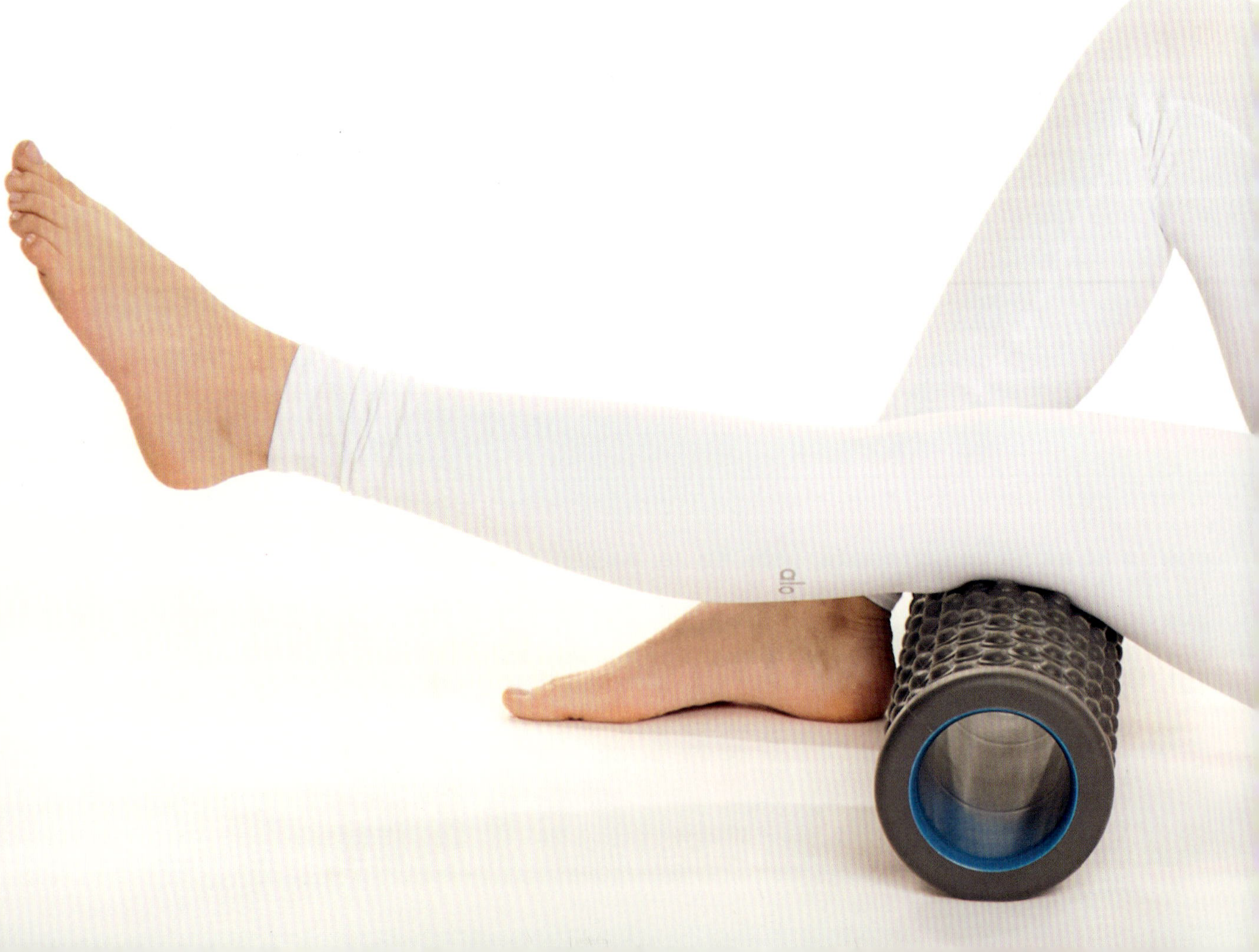

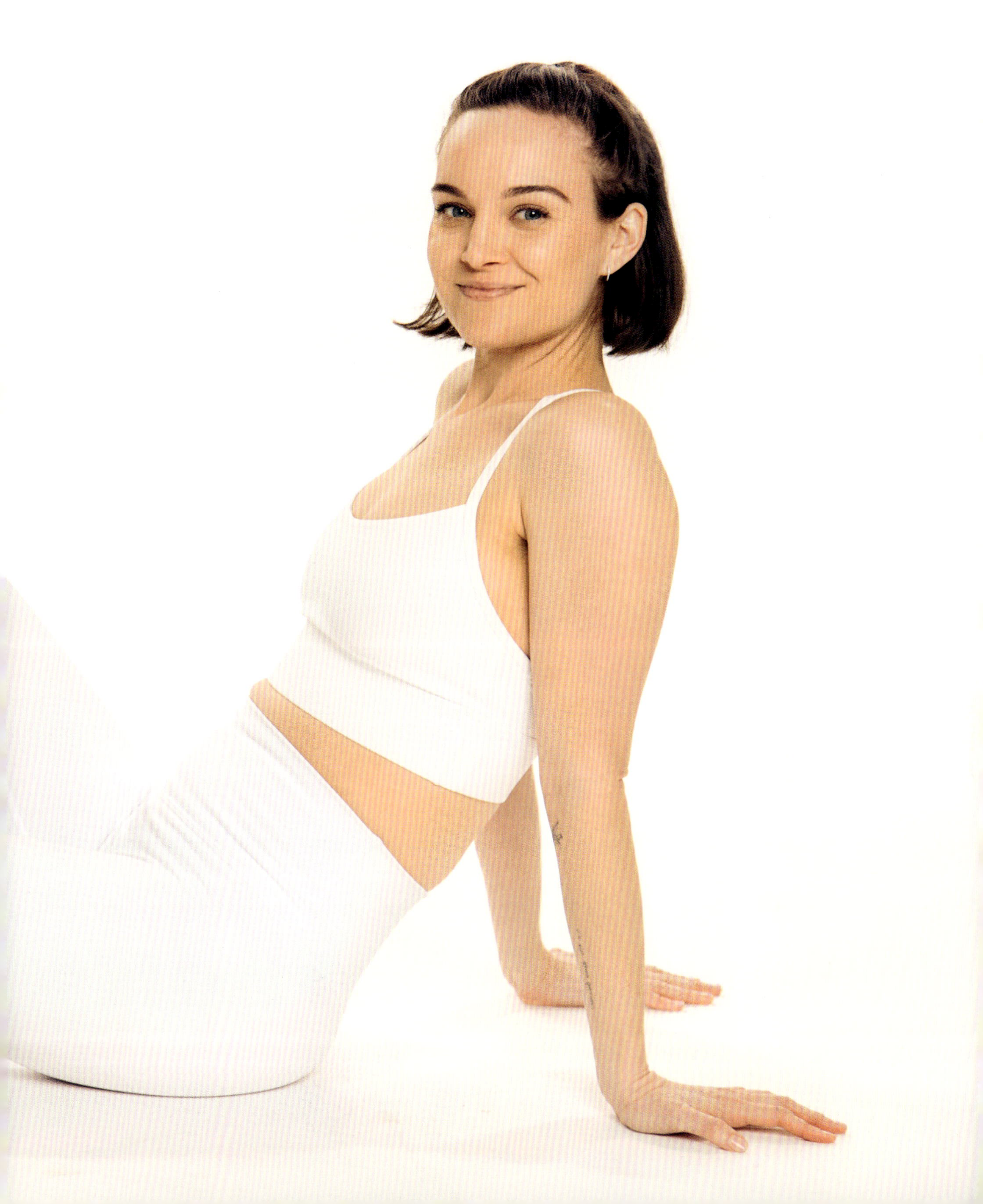

Das Knie ist das größte und auch eines der kräftigsten Gelenke im Körper.

Das Knie ist eine komplexe Struktur. Es besteht aus zwei Einzelgelenken: dem Tibiofemoralgelenk und dem Patellofemoralgelenk. Fast alles über und unter dem Knie kann dessen Funktion beeinträchtigen. Die Außenrotatoren der Hüfte können die Ausrichtung des Oberschenkelknochens verändern, was sich auf die Führung der Kniescheibe auswirkt. Eine starke Fußpronation kann das Schienbein schief stellen. Ist es zu stark nach innen gedreht, reibt die Kniescheibe bei jeder Kniebeugung am Oberschenkelknochen, und das führt zu Entzündungen. Die hintere Oberschenkelmuskulatur ist an der Beugung des Knies beteiligt: Das Iliotibialband und die Adduktoren stabilisieren es, der Quadrizeps streckt es. Du verstehst, was ich sagen will ... Das Knie ist ein Scharnier, das das Bein beugt, streckt, vor und zurück bewegt. Es hat Knorpel, Sehnen, Bänder und Nerven, die seine Funktion unterstützen. Man könnte meinen, dass ein Knie schon bei der kleinsten falschen Bewegung Schaden nimmt, aber so ist es nicht. Unsere Knie sind belastbar und lassen sich durch gezielte Bewegung gesund erhalten. Wir betrachten hier einige der wichtigsten Muskeln und sehen, dass das Knie gut gestützt wird.

ANATOMIE VON KNIE & QUADRIZEPS

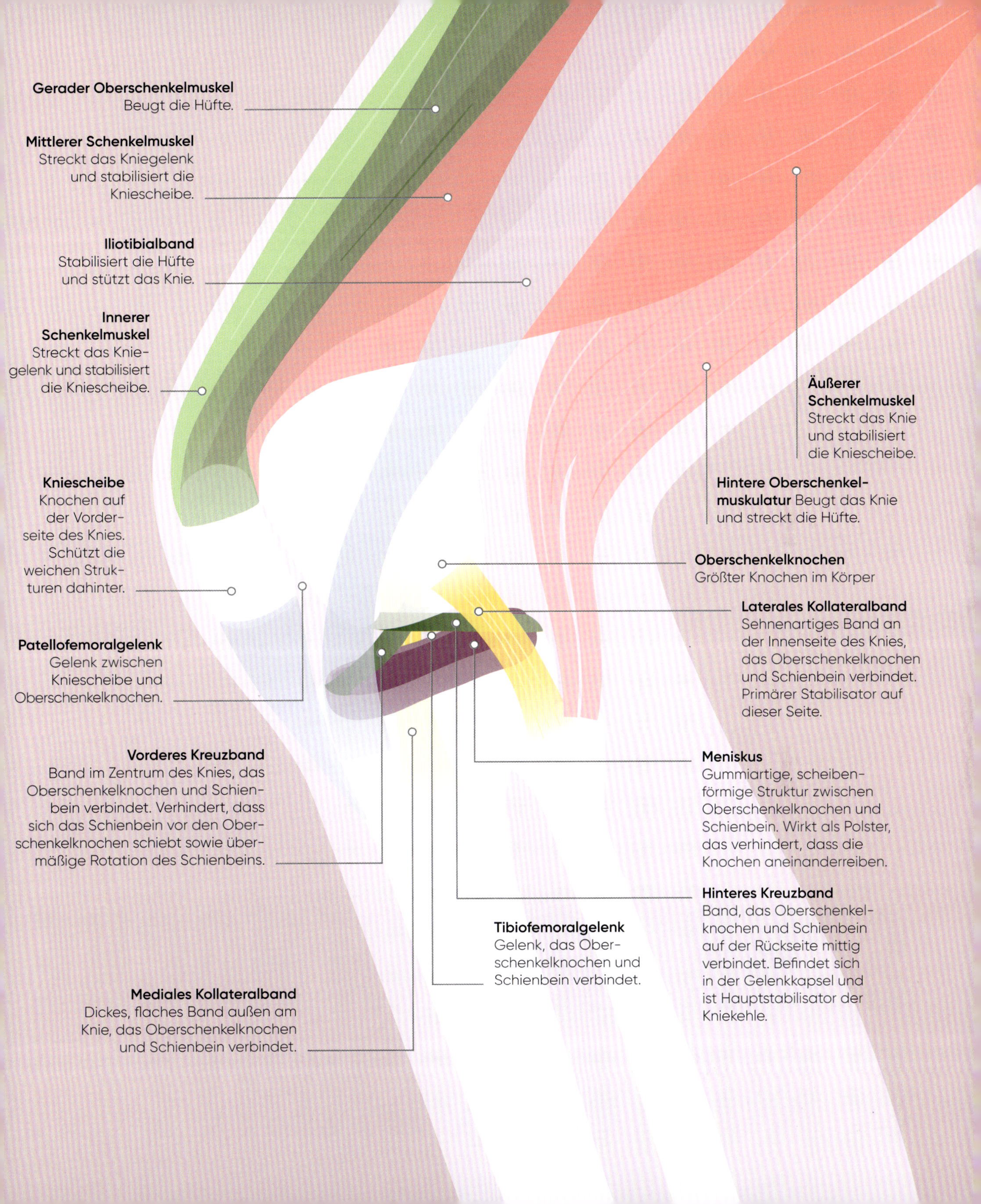
Gerader Oberschenkelmuskel
Beugt die Hüfte.
Mittlerer Schenkelmuskel
Streckt das Kniegelenk und stabilisiert die Kniescheibe.
Iliotibialband
Stabilisiert die Hüfte und stützt das Knie.
Innerer Schenkelmuskel
Streckt das Kniegelenk und stabilisiert die Kniescheibe.
Kniescheibe
Knochen auf der Vorderseite des Knies. Schützt die weichen Strukturen dahinter.
Patellofemoralgelenk
Gelenk zwischen Kniescheibe und Oberschenkelknochen.
Vorderes Kreuzband
Band im Zentrum des Knies, das Oberschenkelknochen und Schienbein verbindet. Verhindert, dass sich das Schienbein vor den Oberschenkelknochen schiebt sowie übermäßige Rotation des Schienbeins.
Mediales Kollateralband
Dickes, flaches Band außen am Knie, das Oberschenkelknochen und Schienbein verbindet.
Tibiofemoralgelenk
Gelenk, das Oberschenkelknochen und Schienbein verbindet.
Äußerer Schenkelmuskel
Streckt das Knie und stabilisiert die Kniescheibe.
Hintere Oberschenkelmuskulatur Beugt das Knie und streckt die Hüfte.
Oberschenkelknochen
Größter Knochen im Körper
Laterales Kollateralband
Sehnenartiges Band an der Innenseite des Knies, das Oberschenkelknochen und Schienbein verbindet. Primärer Stabilisator auf dieser Seite.
Meniskus
Gummiartige, scheibenförmige Struktur zwischen Oberschenkelknochen und Schienbein. Wirkt als Polster, das verhindert, dass die Knochen aneinanderreiben.
Hinteres Kreuzband
Band, das Oberschenkelknochen und Schienbein auf der Rückseite mittig verbindet. Befindet sich in der Gelenkkapsel und ist Hauptstabilisator der Kniekehle.

Schmerzen bei Kniebeugen und Ausfallschritten haben ihre Ursache nicht immer im Knie selbst, sondern oft in Fehlstellungen im Bereich rund um das Knie.

SCHON GEWUSST?

Einige Menschen verspüren bei Kniebeugen und Ausfallschritten Schmerzen im Knie, weil ihre Sprunggelenke begrenzt beweglich sind. Das Knie muss das ausgleichen und stemmt am Ende mehr, als es sollte. Verbessert man die Beweglichkeit der Sprunggelenke, verschwinden die Schmerzen oft. Mehr dazu auf S. 170. Noch ein Hinweis: Viele Schuhe schränken die Aktivierung des Fußgewölbes ein, wodurch es abflacht. Auch das kann zu Knieschmerzen führen. Mache Kniebeugen oder Ausfallschritte barfuß. Wenn wir die Füße tatsächlich auf dem Boden aufsetzen und die Zehen spreizen können, wird das Fußgewölbe aktiviert, und die Kniescheibe kann sich korrekt bewegen.

Bei Schmerzen im Knie (oder jedem anderen Gelenk) sollte man auf Nummer sicher gehen und ärztlichen Rat suchen. Manchmal werden Schmerzen durch einen Riss oder eine andere Verletzung verursacht, die eine individuelle Behandlung erfordert. Wenn eine Verletzung ausgeschlossen werden kann, ist wahrscheinlich eine Entzündung der Grund. Bei normalen Bewegungsabläufen ist der Auslöser meist eine schwache vordere Oberschenkelmuskulatur oder Gesäßmuskulatur, ein steifes Iliotibialgelenk oder eine eingeschränkte Beweglichkeit der Sprunggelenke. Kleine Veränderungen können bereits Linderung bringen. Die folgende Korrektur aktiviert den mittleren Gesäßmuskel, spricht aber auch den Quadrizeps an.

SCHMERZEN IN HOCKE & AUSFALLSCHRITT

KNIESCHMERZEN KORREKTUR

Die Sequenz eignet sich auch als Warm-up vor einem Unterkörper-Workout oder bei Bedarf zum Fithalten 3–4 x wöchentlich.

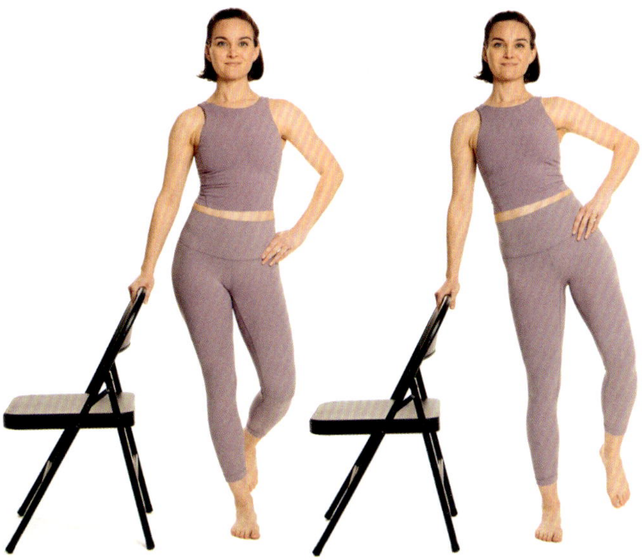

1. Seitliches Hüftheben (je Seite 20 x) Stütze dich mit einer Hand auf eine Stuhllehne oder eine stabile Ablage und löse den gegenüberliegenden Fuß vom Boden. Hebe auf dieser Seite die Hüfte an, sodass sie heraussteht. Spanne dann die Gesäßmuskeln an und bring die Hüfte wieder zurück.

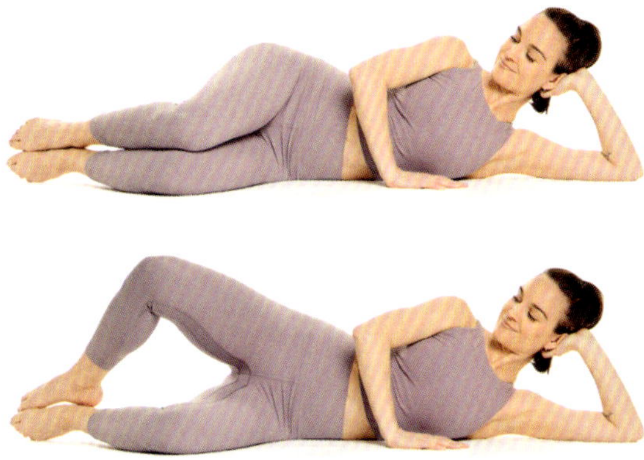

2. Muschelübung (je Seite 20 x) Liege auf der Seite und beuge Knie und Hüften leicht. Hebe die Sprunggelenke etwas an, öffne und schließe das obere Knie wie eine Muschel.

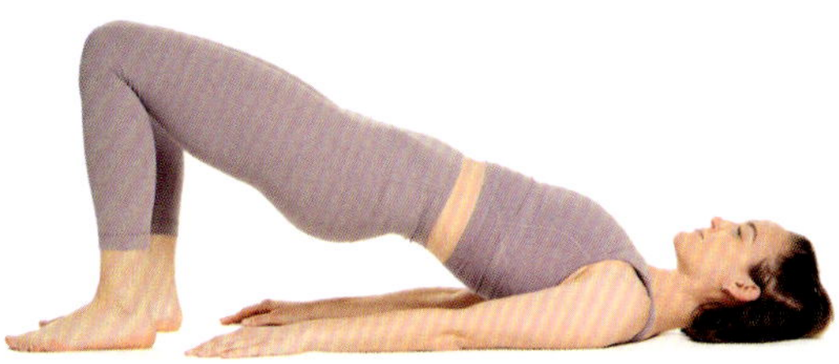

3. Beckenheben (10 x) Stelle die Füße hüftbreit auf und hebe die Hüften mit dem Ausatmen an. Senke sie mit dem Einatmen wieder zum Boden.

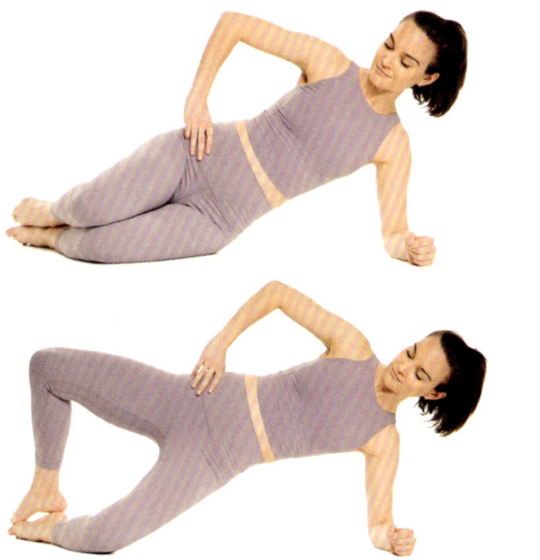

4. Muschelübung im Seitstütz (je Seite 10 x) Stütze dich auf den Unterarm und beuge die Knie, die Füße stehen übereinander. Hebe mit dem Ausatmen die Hüften und das obere Knie an. Kehre mit dem Einatmen zurück.

Als patellofemorales Schmerzsyndrom oder Läuferknie wird ein dumpfer Schmerz hinter der Kniescheibe im Zentrum des Knies bezeichnet.

SCHON GEWUSST?

Gehen und Radfahren sind zwei knieschonende Bewegunsgformen, bei denen nur etwa 45 kg Last auf das Patellofemoralgelenk ausgeübt wird. Im Vergleich dazu belasten wir die Knie, wenn wir eine Treppe hinuntergehen, mit etwa 450 kg und bei tiefen Kniebeugen mit bis zu 1800 kg. Treppensteigen und Kniebeugen sind nicht grundsätzlich gefährlich oder schädlich, aber wenn du verletzt oder im Genesungsprozess bist, bewege dich mit Bedacht und halte dich an ärztlichen Rat.

Du musst nicht joggen, um diese Schmerzen zu kennen! Sie können durch Überlastung, Sturz auf das Knie, einen schwachen oder verspannten Quadrizeps, Plattfüße, schwache Fußgewölbe oder Fehlstellungen oberhalb des Knies verursacht werden. Das patellofemorale Schmerzsyndrom macht sich bemerkbar, wenn man Treppen geht, bergauf läuft oder eben joggt. Die Mechanik dahinter: Der untere vordere Teil des Oberschenkelknochens bewegt sich entlang der Rückseite der Kniescheibe. Der Knorpel dazwischen soll eine reibungslose Bewegung ermöglichen. Er kann aber aus vielerlei Gründen beschädigt oder entzündet sein, büßt dann seine stoßdämpfenden Eigenschaften ein und schmerzt. Dieses Problem kannst du aus zwei Richtungen angehen: Dehnen oder Kräftigen – ich gebe dir Sequenzen für beides. Die erste Korrektur lockert das Iliotibialband, die hintere Oberschenkelmuskulatur, Quadrizeps und Fußsohlen. Die zweite aktiviert die Fußgewölbe, den mittleren Gesäßmuskel und die Hüftadduktoren.

LÄUFERKNIE

LÄUFERKNIE KORREKTUR 1

Übe die Sequenz zum Dehnen 2 Wochen lang täglich, dann 3–4x pro Woche für weitere 2 Wochen. Zum Fithalten kannst du sie weiterhin gelegentlich praktizieren.

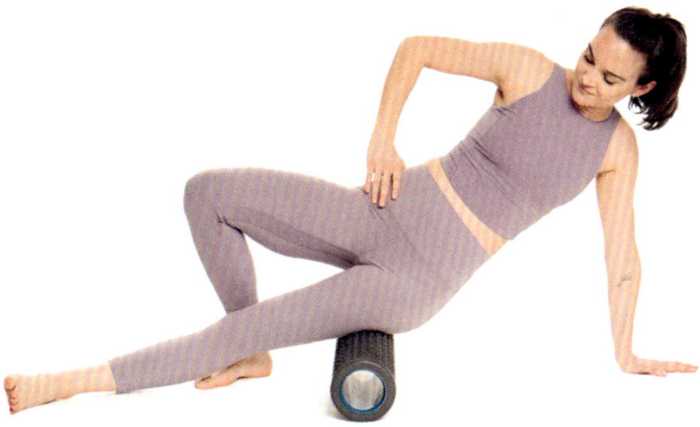

1. Myofasziale Entspannung des Iliotibialbands (je Seite 2 Minuten) Platziere Ball oder Schaumstoffrolle unter dem IT-Band und rolle langsam vor und zurück, bis du eine empfindliche Stelle findest. Übe Druck aus, bis der Schmerz nachlässt. Rolle dann weiter.

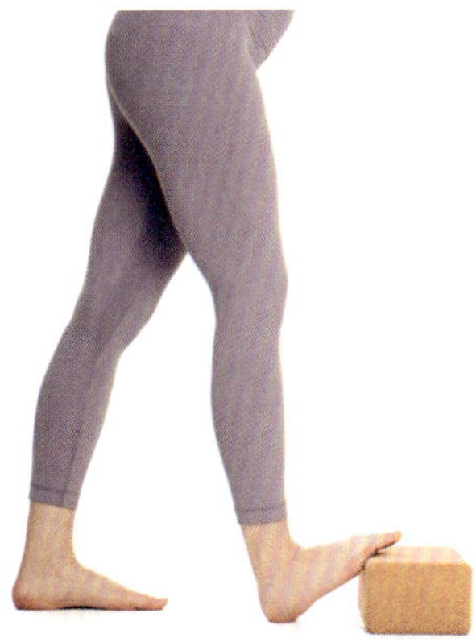

2. Wadendehnen (je Seite 30 Sekunden halten) Stelle eine Fußspitze erhöht auf, z. B. an einem Block, und lehne dich nach vorne, bis du eine Dehnung in der Wade spürst. Das Gewicht ruht gleichmäßig verteilt auf dem anderen Fuß. Lass ihn nicht nach innen knicken.

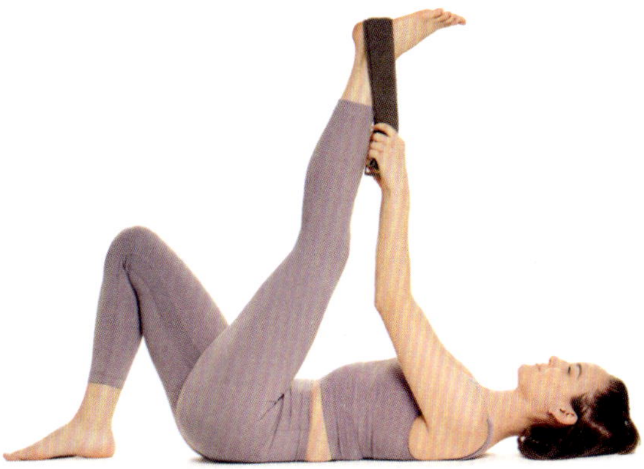

3. Oberschenkeldehnung in Rückenlage (je Seite 1 Minute halten) Ziehe ein Knie zur Brust und lege ein Handtuch oder ein Band so um den Fuß, dass es nahe der Ferse liegt. Strecke das Knie langsam, bis du eine Dehnung in der hinteren Oberschenkelmuskulatur spürst.

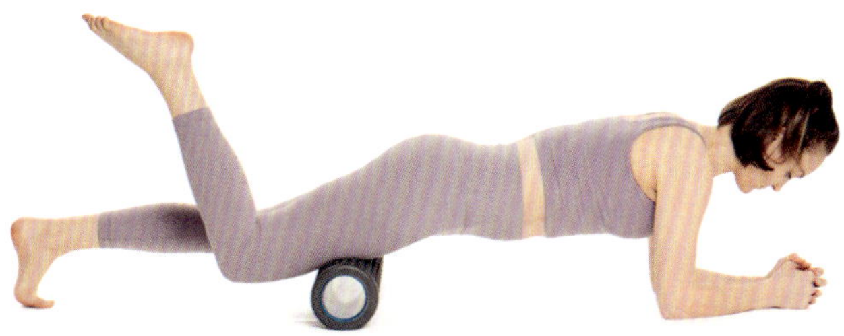

4. Myofasziale Entspannung des Quadrizeps (je Seite 2 Minuten) Platziere einen Ball oder eine Schaumstoffrolle unter dem Quadrizeps und rolle langsam vor und zurück, bis du eine empfindliche Stelle findest. Beuge und strecke das Bein, bis der Schmerz nachlässt. Rolle dann zur nächsten empfindlichen Stelle.

LÄUFERKNIE KORREKTUR 2

Wiederhole die Sequenz zur Kräftigung 3–4x, 3–4x pro Woche. Sobald du dich besser fühlst, kannst du sie 2x pro Woche üben, um dich fit zu halten.

1. Zehenheben (10x)
Stehe neutral, presse die großen Zehen in den Boden, um die Fußgewölbe zu aktivieren, und hebe die anderen Zehen. Kehre in die neutrale Stellung zurück.

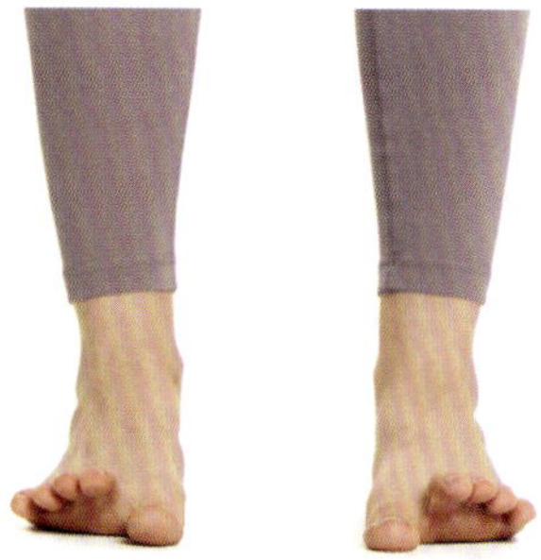

2. Göttinnen-Kniebeuge (30 Sekunden halten)
Beuge die Knie um 90 Grad, Füße und Knie zeigen in eine Richtung. Je tiefer du gehst, desto schwieriger wird es. Du kannst aber auch einen größeren Winkel wählen, wenn es zu schwer ist.

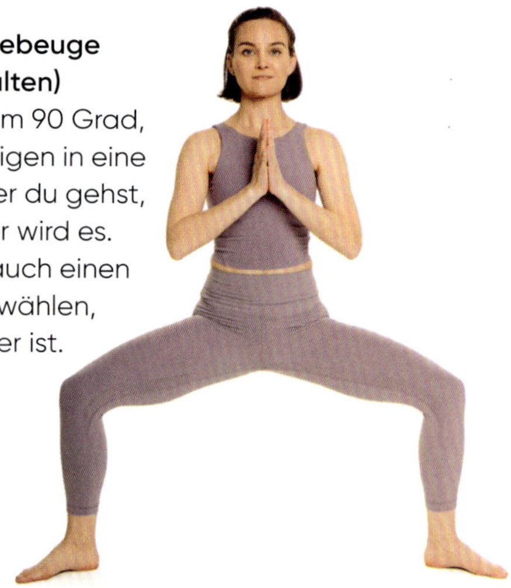

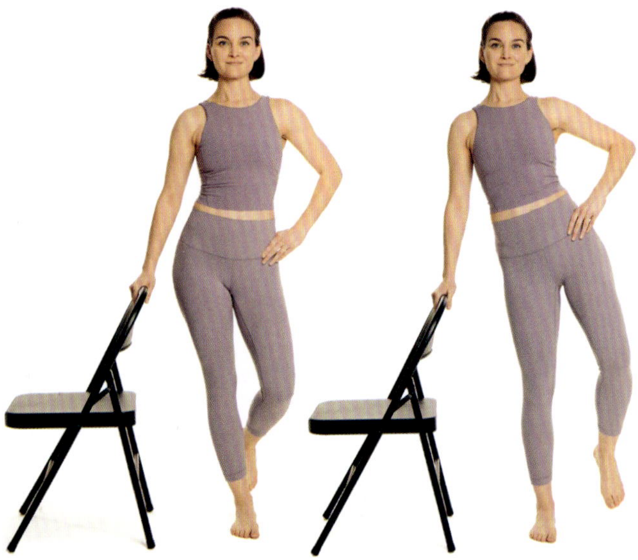

3. Seitliches Hüftheben (je Seite 20x) Stütze dich mit einer Hand auf eine Stuhllehne oder eine stabile Ablage und löse den gegenüberliegenden Fuß vom Boden. Hebe auf dieser Seite die Hüfte an, sodass sie heraussteht. Spanne dann die Gesäßmuskeln an und bring die Hüfte wieder zurück.

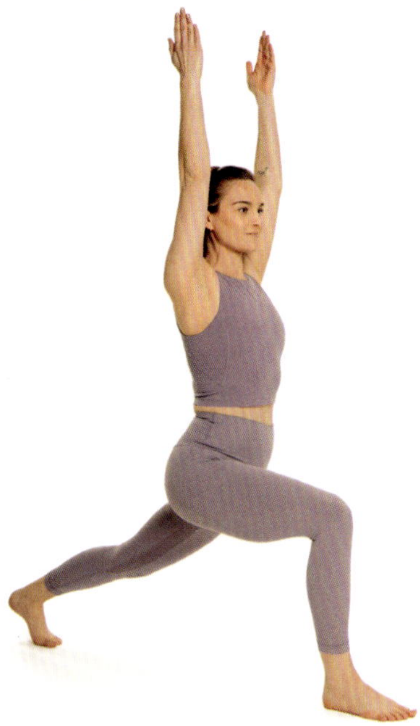

4. Halbmond (je Seite 1 Minute halten) Beuge das vordere Knie um 90 Grad und halte das hintere Knie angehoben. Bring das vordere Knie leicht zur Seite über den kleinen Zeh, um zu verhindern, dass der Fuß nach innen knickt.

Ein schwacher Quadrizeps lässt sich relativ einfach kräftigen, da die vordere Oberschenkelmuskulatur leicht ansprechbar ist.

TESTE DICH

Wandsitz: Stelle dich mit dem Rücken an eine Wand und lehne dich an. Beuge die Knie im 90-Grad-Winkel und drücke den gesamten Rücken vom Steißbein bis zum Hinterkopf gegen die Wand. Du hast den Test bestanden, wenn du die Position 45 Sekunden lang halten kannst.

Fortgeschrittene Quadrizepsschwäche kann sich darin zeigen, dass man sich beim Aufstehen aus einem Stuhl auf die Armlehnen stützen muss, weil Muskelkraft alleine den Körper nicht in den Stand heben kann. Das betrifft vor allem ältere Menschen und Menschen mit Nervenschädigungen oder anderen Verletzungen. Häufiger ist eine leichte funktionelle Schwäche, in deren Folge die Kniescheibe nicht richtig geführt wird, was bei bestimmten Übungen oder beim Gehen zu Knieschmerzen führt. Die erste Korrektur beginnt mit klassischen Yogaposen, die den Quadrizeps aktivieren, auf die anspruchsvollere Haltungen folgen, die auch die Ausdauer fördern. Die zweite Korrektur dient ebenfalls der Kräftigung des Quadrizeps, ist aber etwas dynamischer und schwieriger.

SCHWACHER QUADRIZEPS

SCHWÄCHE KORREKTUR 1

Wiederhole die Sequenz 2–3 x,
3–4 x pro Woche für 4 Wochen.

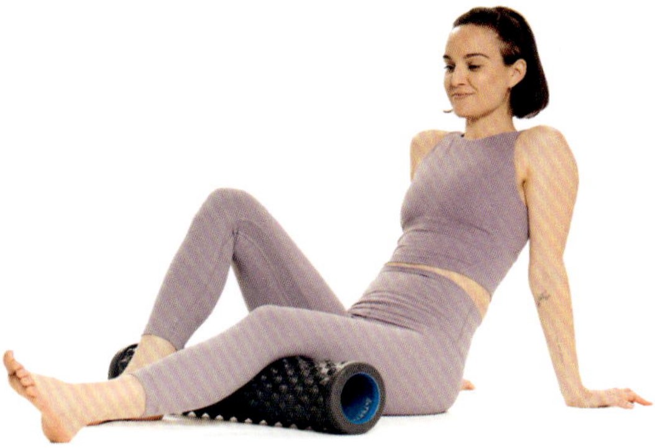

1. Quadrizeps (innerer und äußerer Schenkelmuskel) aktivieren (je Seite 10 x) Lege eine Schaumstoffrolle direkt oberhalb der Kniekehle unter den Oberschenkel. Drehe die Zehen leicht nach außen. Hebe das Bein mit gebeugtem Quadrizeps langsam an und senke es wieder ab auf die Schaumstoffrolle.

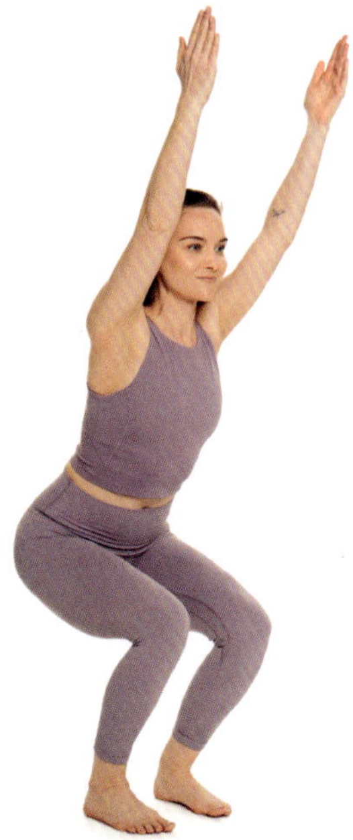

2. Stuhlhaltung (30 Sekunden halten) Stelle die Füße hüftbreit auf, beuge Knie und Hüften und komme in die hohe Hocke. Die Arme kannst du über den Kopf strecken oder auf den Hüften ablegen.

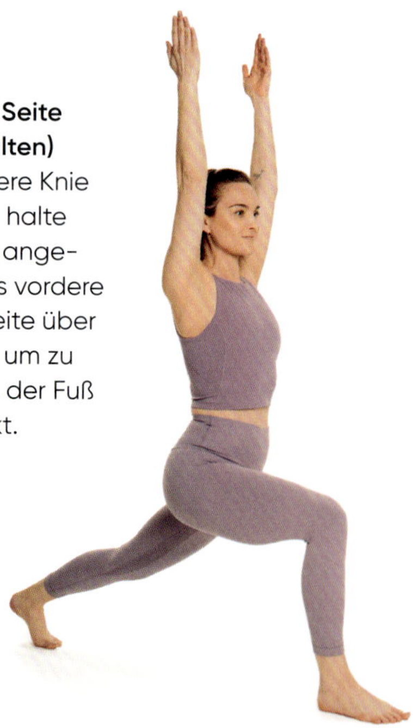

3. Halbmond (je Seite 30 Sekunden halten) Beuge das vordere Knie um 90 Grad und halte das hintere Knie angehoben. Bring das vordere Knie leicht zur Seite über den kleinen Zeh, um zu verhindern, dass der Fuß nach innen knickt.

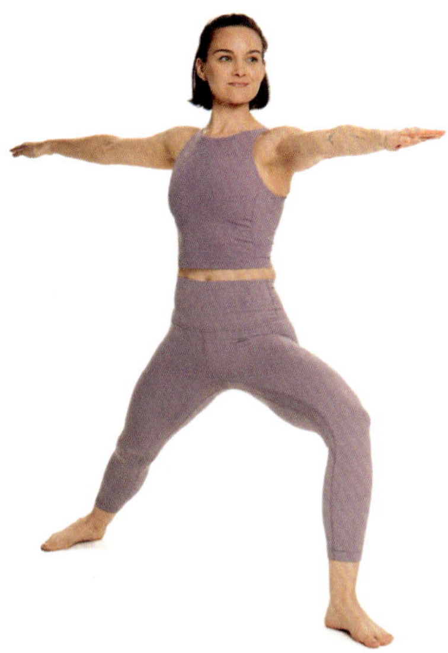

4. Krieger 2 (je Seite 30 Sekunden halten) Setze einen Fuß nach vorne und beuge das Knie um 90 Grad, die Zehen zeigen nach vorne. Strecke das hintere Bein, der Fuß steht parallel zum kurzen Mattenrand. Richte Schultern und Hüften parallel zum langen Mattenrand aus.

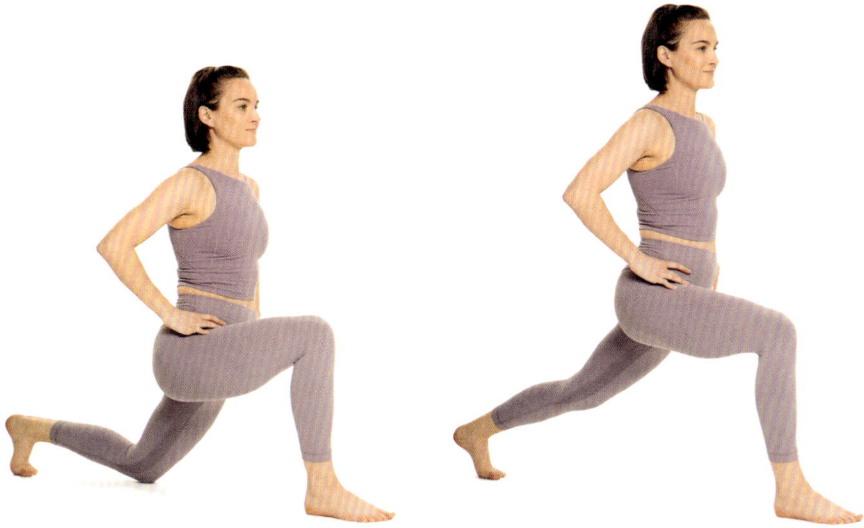

5. Tiefer Ausfallschritt mit Knie aufsetzen (je Seite 10 x) Gehe in einen tiefen Ausfallschritt, beuge das vordere Knie um 90 Grad und setze das hintere Knie auf dem Boden auf. Aktiviere sanft die Oberschenkelrückseite im hinteren Bein, bis sich das Knie vom Boden löst. Führe es dann langsam wieder zurück in die Ausgangsposition.

6. Wandsitz (1–2 Minuten halten) Steh mit dem Rücken zur Wand, lehne dich an und gleite an der Wand hinab, während du mit den Füßen nach vorne wanderst, bis Hüften und Knie um 90 Grad gebeugt sind. Übe über Fersen und Zehenballen gleichmäßigen Druck nach unten aus. Halte Schultern und Kopf an der Wand.

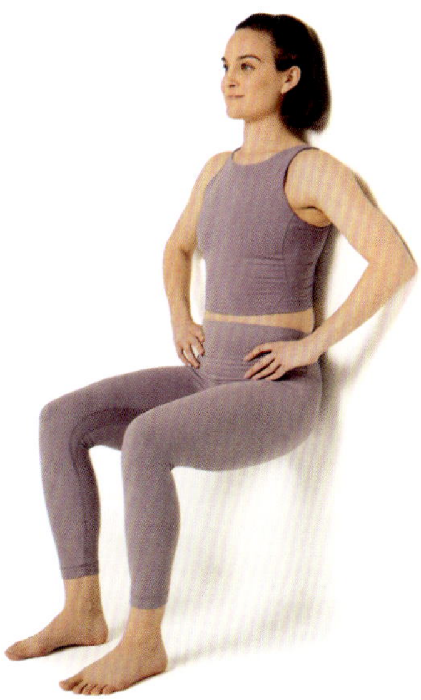

SCHWÄCHE KORREKTUR 2

Wiederhole die Sequenz 3–4 x,
3–4 x pro Woche für 4 Wochen.

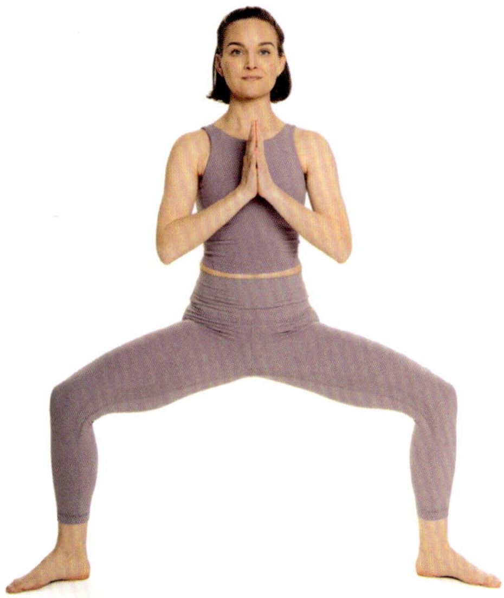

1. Göttinnen-Kniebeuge (1 Minute halten) Beuge die Knie um 90 Grad, Füße und Knie zeigen in eine Richtung. Je tiefer du gehst, desto schwieriger wird es. Du kannst aber auch einen größeren Winkel wählen, wenn es zu schwer ist.

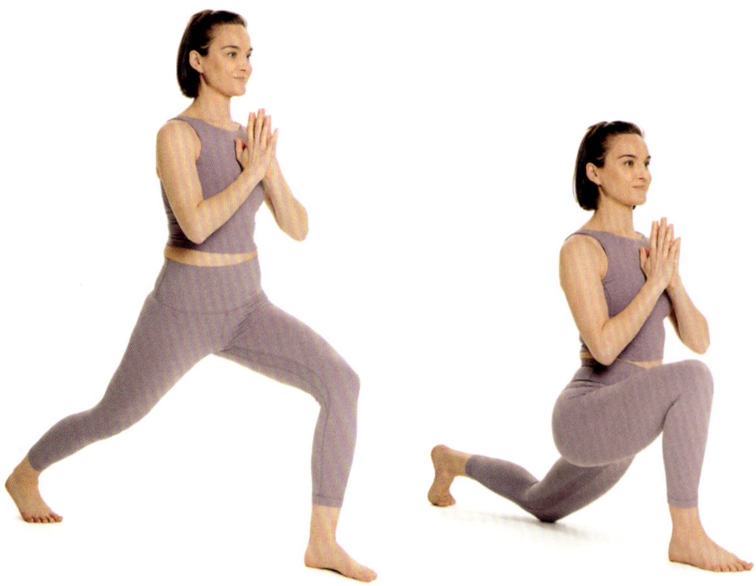

2. Halbmond-Dips (je Seite 10 x) Beuge das vordere Knie um 90 Grad und halte das hintere Knie angehoben. Bring das vordere Knie leicht zur Seite über den kleinen Zeh, um zu verhindern, dass der Fuß nach innen knickt. Beuge das hintere Knie, bis es leicht den Boden berührt, und bring es durch Anspannen des Quadrizeps wieder in die Streckung.

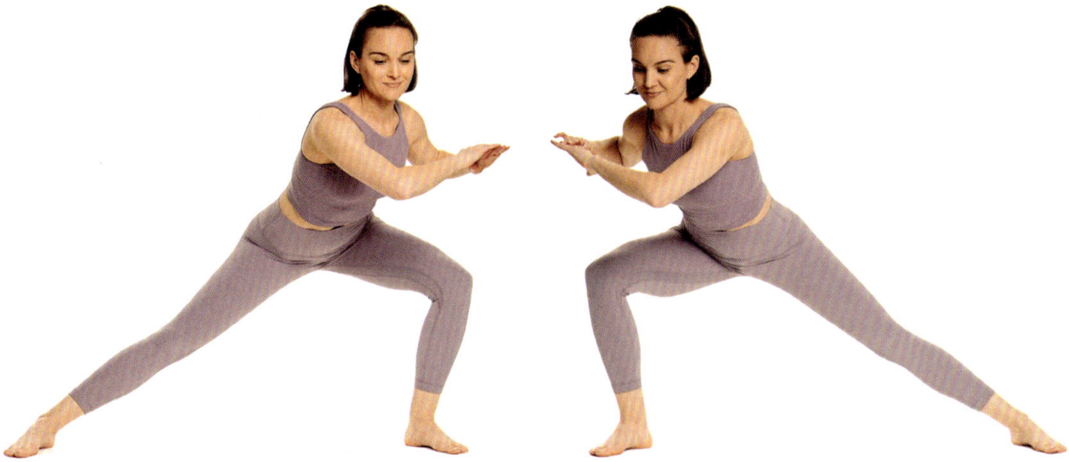

3. Skater (10 x von Seite zu Seite) Öffne im Stand die Beine weit und drehe die Zehen leicht nach außen. Das Gesäß ist tief, der Oberkörper leicht nach vorne gebeugt. »Skate« langsam von einer Seite zur anderen.

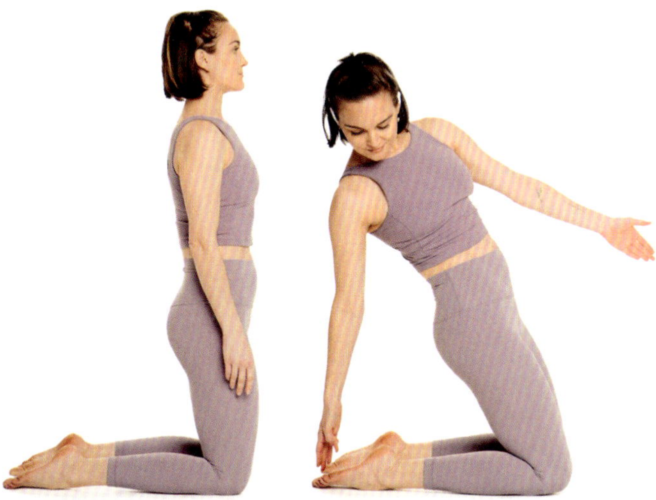

4. Kamel mit Zehentippen (je Seite 10 x) Öffne die Knie hüftbreit. Neige Rumpf und Becken leicht nach hinten, bis du auf einer Seite den Fuß mit der Hand berühren kannst.

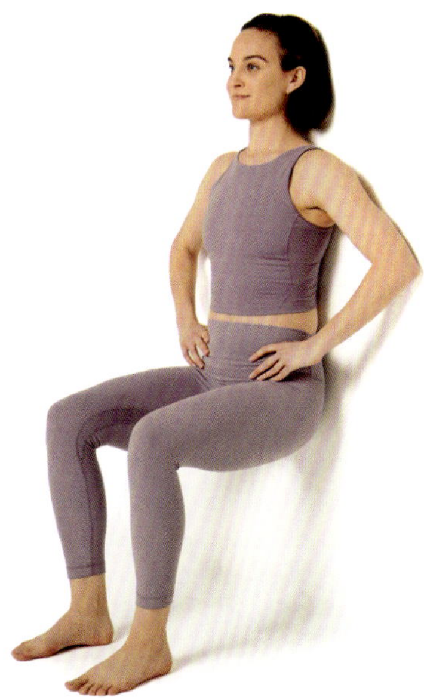

5. Wandsitz (1–2 Minuten halten) Steh mit dem Rücken zur Wand, lehne dich an und gleite an der Wand hinab, während du mit den Füßen nach vorne wanderst, bis Hüften und Knie um 90 Grad gebeugt sind. Übe über Fersen und Zehenballen gleichmäßigen Druck nach unten aus. Halte Schultern und Kopf an der Wand.

VERSPANNTER QUADRIZEPS

Ein verspannter Quadrizeps erfordert ein wenig von beidem: dynamisches und statisches Dehnen, um die Muskeln zu lockern.

Die Standardübung – im Stand das Knie beugen, den Fuß greifen und zum Gesäß ziehen – könnte dir etwas Linderung verschaffen, aber es gibt effektivere Übungen. Muskeln durch Dehnen zu verlängern ist gut, aber vor allem die Oberschenkelmuskulatur sollte man auch kräftigen, da sie für die Stabilität des Knies sehr wichtig ist. Außerdem kann die beschriebene Dehnung die Kniescheibe überlasten. Wenn du ein Zwicken nahe der Kniescheibe verspürst, verringere die Intensität. Nun zu den besseren Möglichkeiten! Ich zeige dir eine Korrektur, die aktiv dehnt und den gesamten Bewegungsumfang abdeckt, und eine zweite mit statischen Dehnungen. Beide sind auf ihre Weise hilfreich, besonders, weil die Kniestruktur gleichmäßig belastet wird. Die erste ist eine leichte Aktivierungs- und Kräftigungssequenz mit sehr einfachen Bewegungen, um eine Überdehnung zu vermeiden. Bei der zweiten wird der Quadrizeps sanft gedehnt, ohne die gesunde Ausrichtung des Knies zu verändern.

TESTE DICH

Versuche, in Bauchlage die Fersen nacheinander mit den Händen zum Gesäß zu ziehen. Wenn sich beim Heben der Beine die Hüften vom Boden lösen oder du Schmerzen oder ein Kribbeln im Bein spürst, ist vermutlich der Quadrizeps verspannt. Du hast den Test bestanden, wenn du relativ leicht und ohne Schmerzen das Gesäß mit den Fersen berühren kannst.

VERSPANNUNG KORREKTUR 1

Übe die Sequenz 4–5 x pro Woche, bis du Linderung und funktionelle Besserung verspürst. Das kann 3–4 Wochen dauern.

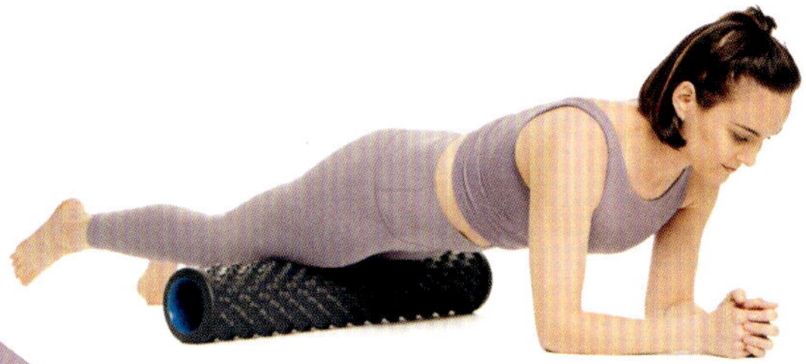

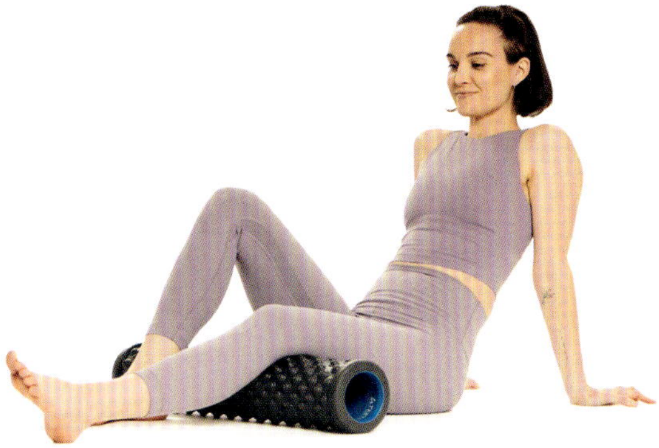

1. Myofasziale Entspannung des Quadrizeps (je Seite 2 Minuten) Platziere einen Ball oder eine Schaumstoffrolle unter dem Quadrizeps und rolle langsam vor und zurück, bis du eine empfindliche Stelle findest. Halte inne und übe Druck aus, bis der Schmerz nachlässt. Rolle dann zur nächsten empfindlichen Stelle.

2. Quadrizeps (innerer und äußerer Schenkelmuskel) aktivieren (je Seite 10 x) Lege eine Schaumstoffrolle direkt oberhalb der Kniekehle unter den Oberschenkel. Drehe die Zehen leicht nach außen. Hebe das Bein mit gebeugtem Quadrizeps langsam an und senke es wieder ab auf die Schaumstoffrolle.

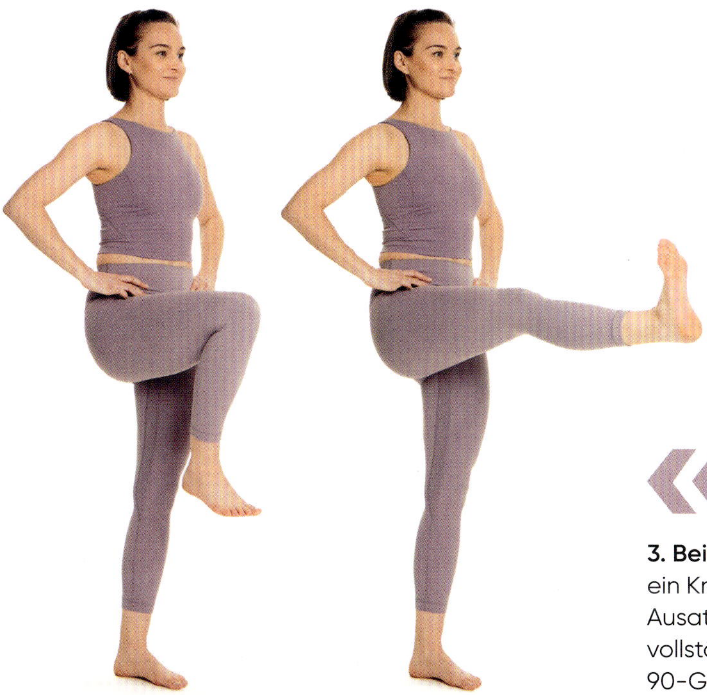

3. Beinstrecken im Stand (je Seite 10 x) Hebe im Stand ein Knie an, bis es um 90 Grad gebeugt ist. Kicke beim Ausatmen den Fuß nach vorne und strecke das Knie vollständig. Bring das Bein mit dem Einatmen in die 90-Grad-Beugung zurück.

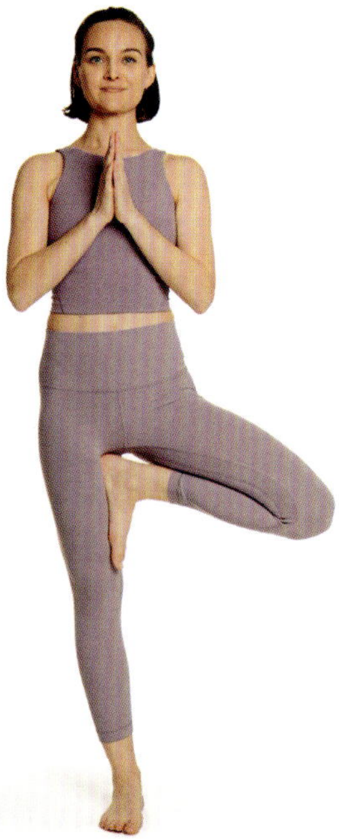

4. Baumhaltung (je Seite 20 Sekunden halten) Lege im einbeinigen Stand den Fuß des freien Beins innen an die Wade oder den Oberschenkel des Standbeins. Aktiviere den Quadrizeps im Standbein. Lege die Hände auf die Hüften oder halte sie in Gebetshaltung vor dem Herzzentrum.

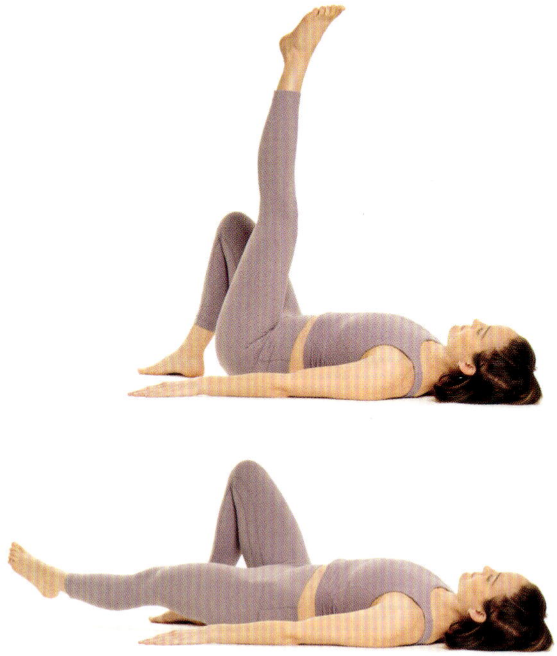

5. Gestrecktes Bein heben (je Seite 10 x) Lege dich auf den Rücken, beuge die Knie und stelle die Füße flach auf. Strecke ein Bein senkrecht nach oben und führe es in die Ausgangsposition zurück. Dies ist eine Wiederholung.

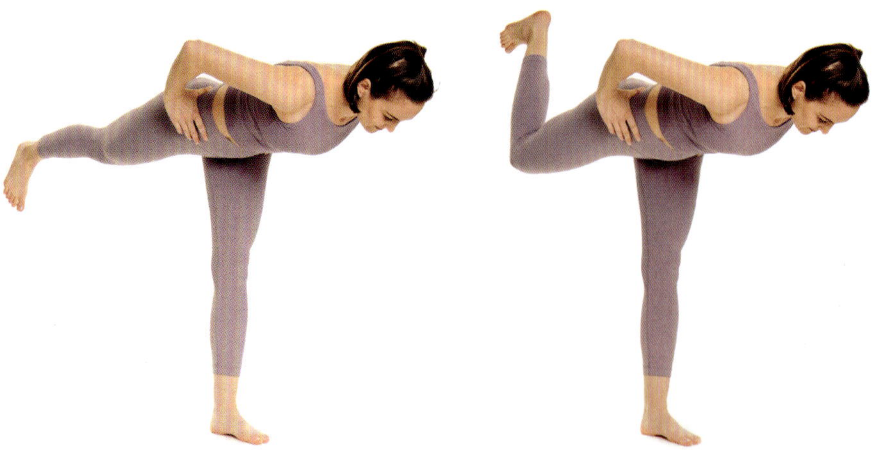

6. Krieger 3 mit Oberschenkel-Curls (je Seite 10 x) Neige dich aus dem Hüftgelenk nach vorne und strecke ein Bein nach hinten. Aktiviere den Core und beuge das Standbein leicht, um das Gleichgewicht leichter zu halten. Bring das Knie in einen 90-Grad-Winkel und strecke es wieder.

VERSPANNUNG KORREKTUR 2

Wiederhole die Sequenz 3x. Du kannst sie an jedem Morgen durchführen, an dem du mit Verspannungen aufwachst.

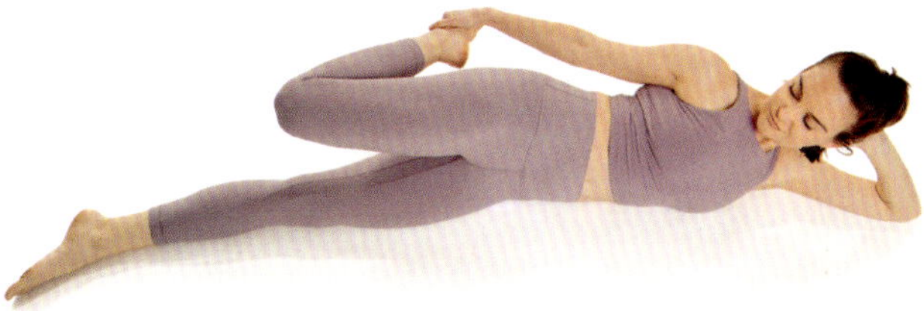

1. Quadrizeps in Seitlage dehnen (je Seite 30 Sekunden halten) Liege auf der Seite und beuge das obere Knie, bis du den Fuß greifen kannst. Ziehe den Fuß zur Hüfte, bis du eine Dehnung im Quadrizeps spürst.

2. Knien im Ausfallschritt (je Seite 30 Sekunden halten) Setze einen Fuß im Ausfallschritt nach vorne, das Knie um 90 Grad gebeugt, und lege das hintere Knie ab. Die Hände können auf den Hüften, über dem Kopf oder in Gebetshaltung sein.

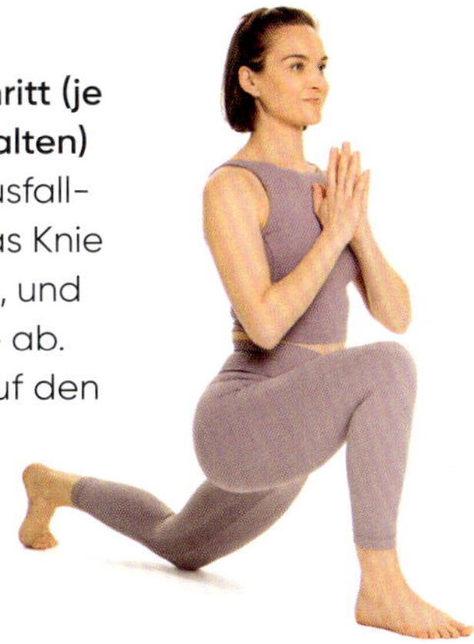

3. Halbmond/Knie zur Brust (je Seite 10x) Setze einen Fuß im Ausfallschritt nach vorne, beuge das vordere Knie um 90 Grad und halte das hintere Knie angehoben. Ziehe das hintere Knie mit dem Ausatmen in Richtung Brust und kehre dann zurück in den Ausfallschritt.

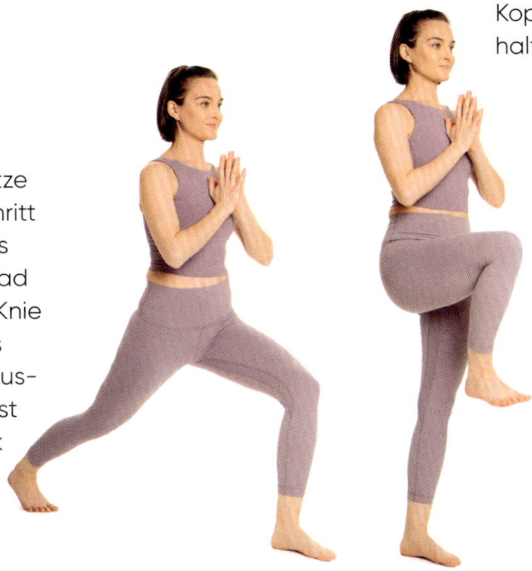

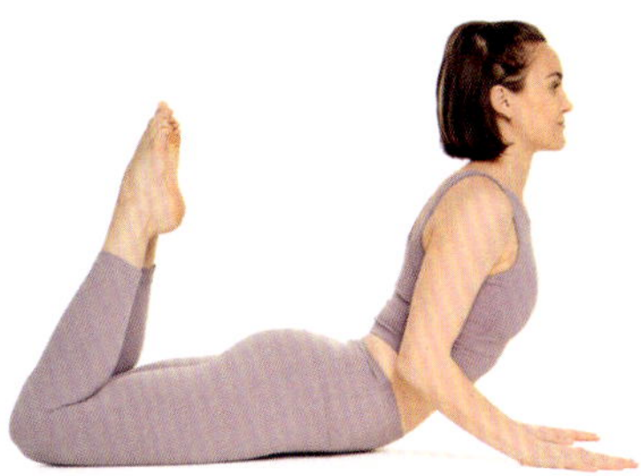

4. Kobra mit gebeugten Knien (15–30 Sekunden halten) Hebe die Brust durch Druck auf die Hände an. Die Ellbogen bleiben auch am höchsten Punkt gebeugt. Beuge die hüftbreit geöffneten Knie so weit, wie es angenehm ist.

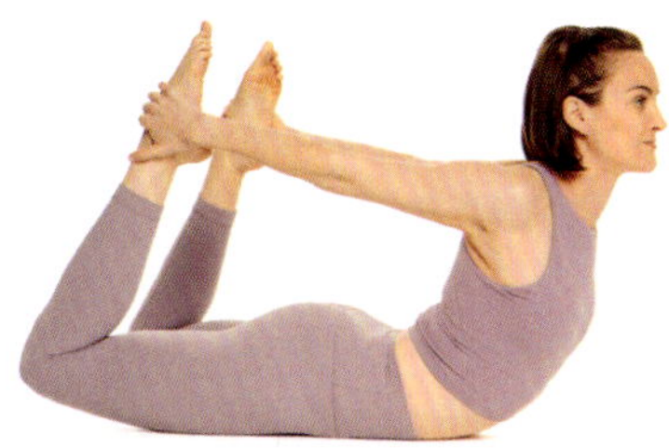

5. Bogen (10-20 Sekunden halten) Beuge in Bauchlage beide Knie und umfasse die Fußaußenkanten. Drücke die Füße nach hinten und oben und hebe dabei den Brustkorb an. Halte die Position und atme normal weiter.

SCHMERZEN BEIM KNIEN

Schmerzen beim Knien müssen nicht unbedingt ein Knieproblem sein. Sie können auch durch die Art des Kniens verursacht werden und sind dann leicht zu beheben.

Ich habe im Laufe der Jahre bei meinen Kursen festgestellt, dass sich Schmerzen beim Knien in den meisten Fällen auf eine Sache zurückführen lassen: eine falsche Haltung. Wenn du in einem Ausfallschritt knien willst, wende folgende Korrektur an und richte damit deinen Körper so aus, dass der Druck beim Knien nicht direkt auf der Kniescheibe, sondern etwas darüber lastet. Für eine Haltung oder Bewegung, bei der beide Knie den Boden berühren, legst du dir ein gefaltetes Handtuch unter die Knie, um sie zu polstern. Auf hartem Boden ohne Polsterung zu knien, ist nichts, was man unbedingt können muss.

TIPP

Stelle dir diese Gewichtsverlagerung so vor, als würdest du dein Körpergewicht nach vorne ziehen, sodass es leicht über dem vorderen Fuß schwebt, statt schwer auf dem hinteren Bein zu lasten. Im Normalfall versuchen wir beim Ausfallschritt, das Gewicht gleichmäßig auf das vordere und das hintere Bein zu verteilen, aber wenn der Druck auf dem hinteren Knie zu groß ist, ist diese Verlagerung sinnvoll.

SCHMERZEN BEIM KNIEN KORREKTUR

Achte immer darauf, wenn du kniest, ob beim Training oder bei Alltagsaktivitäten.

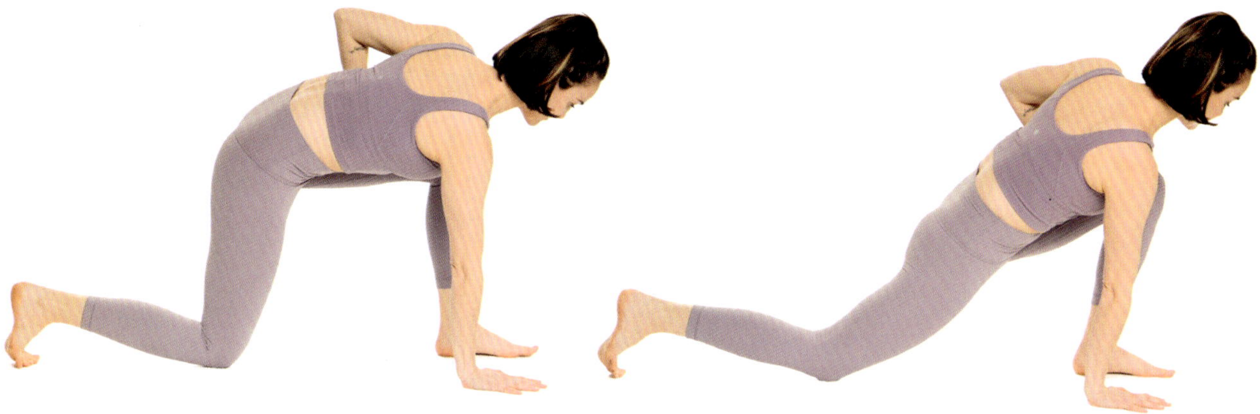

Wenn du direkt auf der Kniescheibe kniest, übt das Druck auf einen Schleimbeutel vor und unterhalb der Kniescheibe aus, was Entzündungen und Schmerzen verursachen kann. Verlagere dein Gewicht ein wenig, sodass der Druck nicht direkt auf der Mitte der Kniescheibe, sondern knapp darüber lastet. Das fühlt sich beinahe so an, als würde man das Gewicht auf einen Punkt oberhalb der Kniescheibe verlagern. Auch durch Aufstellen der Zehen kannst du den Druck auf das Knie verringern.

TIPP

Solche Beschwerden können verschwinden, wenn dein Körper an Kraft und Beweglichkeit gewonnen hat. Dann bemerkst du vielleicht plötzlich, dass das kurze Knien im Ausfallschritt ein Kinderspiel ist, weil die Oberschenkelmuskulatur kräftiger und die Hüften beweglicher geworden sind.

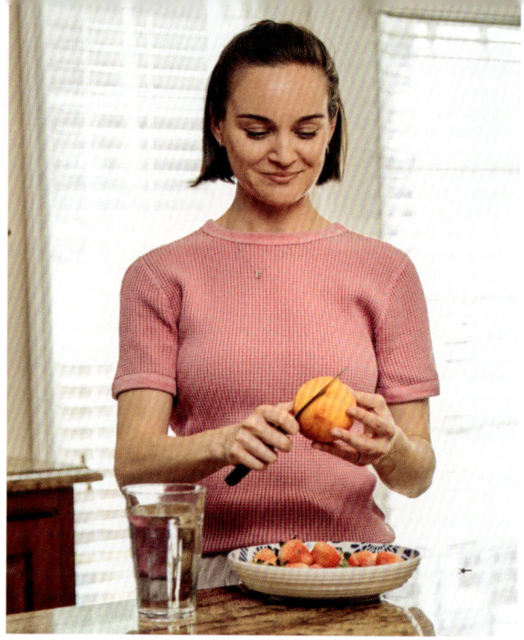

ACHTE AUF EIN GESUNDES KÖRPERGEWICHT
Ich habe es bereits angesprochen: Unter einem »gesunden« Gewicht versteht jeder ein bisschen etwas anderes, und nicht jeder muss Gewicht reduzieren. Wahrscheinlich kennst du den Bereich, in dem du dich wohl fühlst. Das hat nichts mit Äußerlichkeiten zu tun. Wenn du mehr Gewicht auf den Rippen hast, als für deine Statur gut ist, kann das Gelenkschmerzen und Knieschäden verursachen. Viele Teilnehmende in meinen Kursen wissen intuitiv, unter welchem Maximalgewicht sie bleiben müssen, damit ihre Gelenke gesund und stabil bleiben.

Korrektur: Überlege, mit welchem Gewicht du dich in der Vergangenheit am besten gefühlt hast. Das ist ein idealer Anhaltspunkt.

HOFFST DU, DASS VERLETZUNGEN MIT DER ZEIT VON ALLEINE AUSHEILEN?
Es ist erstaunlich, was wir als Jugendliche und sogar noch in unseren Zwanzigern weggesteckt haben. Wir konnten von Süßigkeiten und einem Fingerhut Wasser leben und spontan an einem Basketballspiel teilnehmen. Eine Knieverstauchung war nach zwei Tagen mit einem Kompressionsverband ausgestanden. Selbst in den besten Jahren ist das zwar eine sträfliche Vernachlässigung des Körpers, aber wenn man jung ist, geht das. In unseren Dreißigern, Vierzigern, Fünfzigern und erst recht danach müssen wir sorgsamer mit Verletzungen umgehen, da die Selbstheilungskräfte des menschlichen Körpers mit zunehmendem Alter abnehmen. Es gibt sie, aber wir müssen bewusst damit umgehen. Wenn du eine Verstauchung oder Zerrung vermutest, die nach ein bis zwei Tagen immer noch stört, suche lieber früher als später ärztliche Hilfe. Je eher du dich behandeln lässt, desto

FUNKTIONELLE GEWOHNHEITEN

wahrscheinlicher ist es, dass du dich vollständig erholst und deine Lieblingsaktivitäten bald wieder aufnehmen kannst. Behebst du ein Problem gar nicht, wird Kompensation zur neuen Norm, was in einem Dominoeffekt weitere Probleme hervorruft, da eine muskuläre Dysbalance die nächste hervorruft.

Korrektur: Gehe proaktiv mit Verletzungen um.

MACHST DU WIDERSTANDSTRAINING?
Gesunde, stabile Gelenke beugen Verletzungen vor, und eine gute Körperspannung wirkt sich von der Knochendichte über die Herz-Kreislauf-Gesundheit bis hin zum Stoffwechsel positiv aus. Die Beinmuskeln gehören zu den größten Muskeln im Körper. Wenn deine Beine stark sind, fühlst du dich auch stark.

Korrektur: Widerstandstraining ist sehr wichtig für gesunde Gelenke und eine ausreichende Muskelmasse, insbesondere wenn wir älter werden.

Kuriere Verletzungen aus, um die Lebensdauer deiner Gelenke zu verlängern.

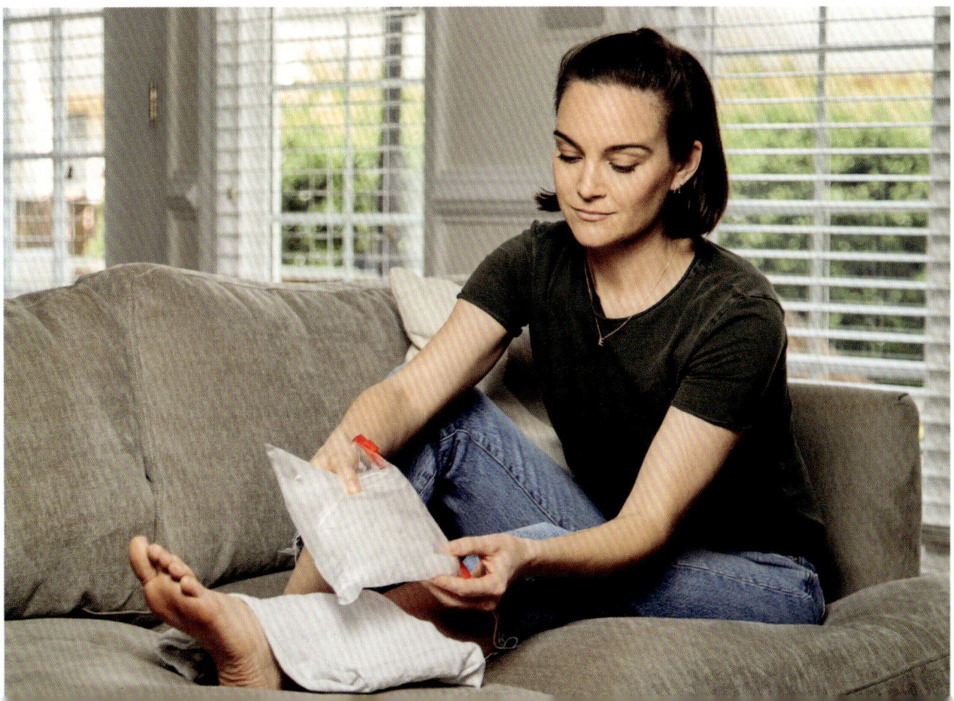

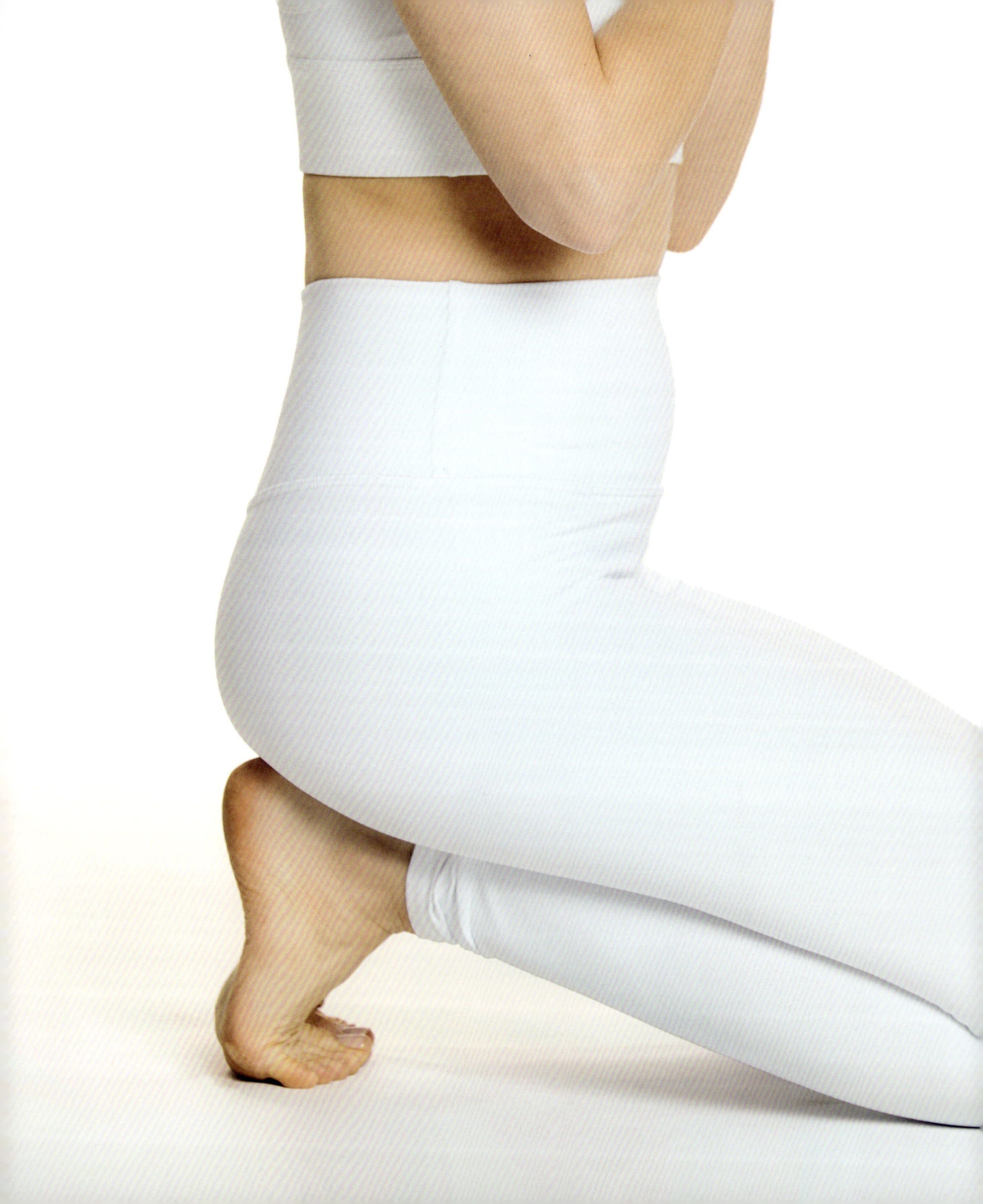

SPRUNG-GELENKE & FÜSSE

Füße und Sprunggelenke bilden das Fundament des Körpers und aller Bewegungen.

Ich richte in meinen Kursen die Aufmerksamkeit der Teilnehmenden gerne auf Körperteile, die man leicht übergeht, selbst wenn sie zu den am meisten beanspruchten gehören. So ist dir wahrscheinlich gar nicht bewusst, wie viel Füße und Sprunggelenke leisten. Sie bilden buchstäblich das Fundament des Körpers und aller Bewegungen. Je mehr man sich damit beschäftigt, desto faszinierender sind ihre Beweglichkeit und die Koordination zwischen beiden. Das Sprunggelenk kann sich auf sechs verschiedene Arten bewegen: Dorsalflexion, Plantarflexion, Eversion, Inversion, Abduktion und Adduktion. Das verschafft uns enorme Bewegungsfreiheit beim Gehen, Laufen und Springen. Die Grafik zeigt, wo welche Bewegung erfolgt und welche Muskeln das Sprunggelenk und weitere Gelenke im Fuß bewegen. Wenn wir uns dann einigen typischen Beschwerden in Sprunggelenken und Füßen widmen, wirst du feststellen, wie bedeutsam dieser Bereich des Körpers ist.

ANATOMIE VON SPRUNGGELENK & FUSS

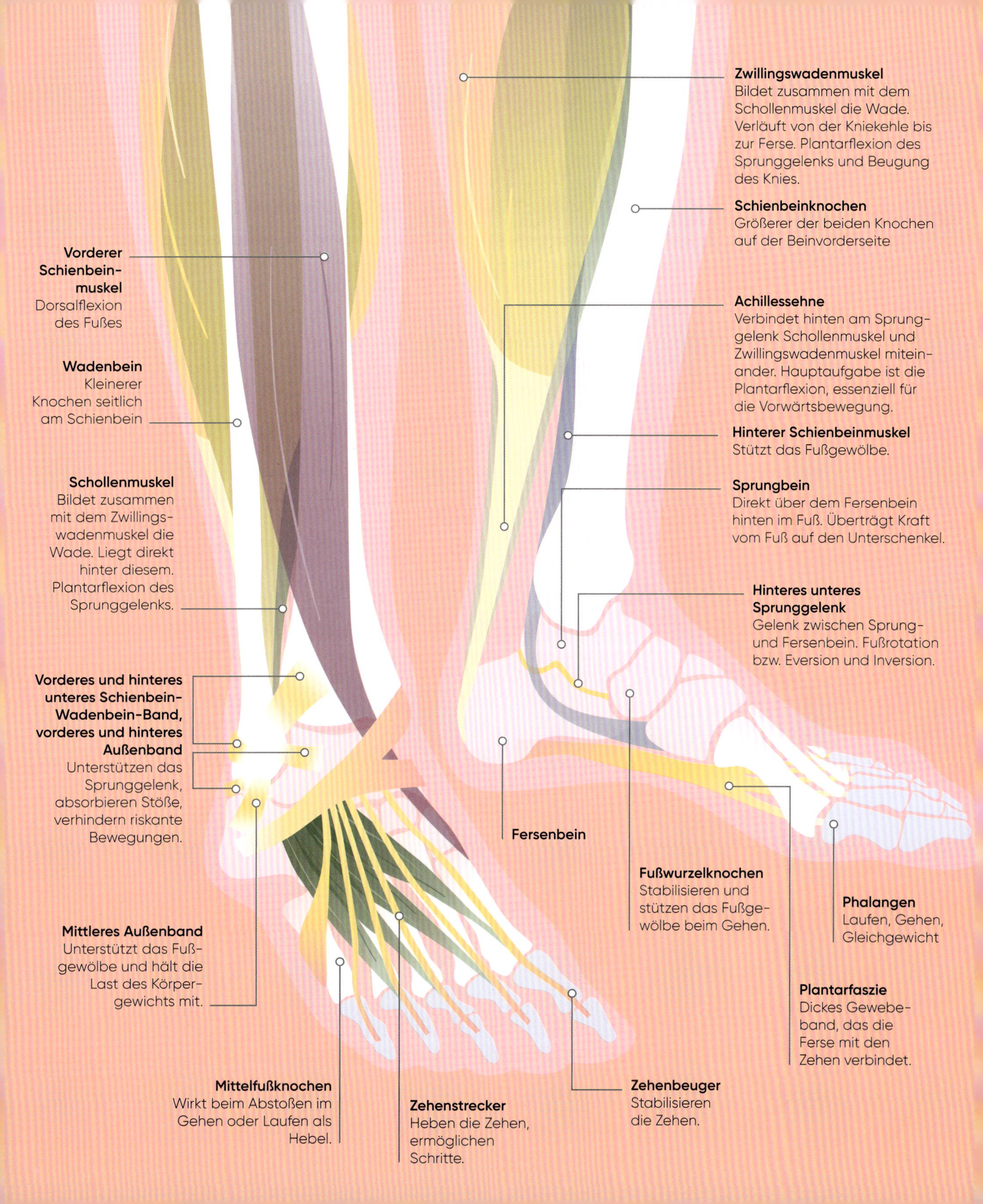

Zwillingswadenmuskel
Bildet zusammen mit dem Schollenmuskel die Wade. Verläuft von der Kniekehle bis zur Ferse. Plantarflexion des Sprunggelenks und Beugung des Knies.
Schienbeinknochen
Größerer der beiden Knochen auf der Beinvorderseite
Vorderer Schienbein-muskel
Dorsalflexion des Fußes
Achillessehne
Verbindet hinten am Sprung-gelenk Schollenmuskel und Zwillingswadenmuskel mitein-ander. Hauptaufgabe ist die Plantarflexion, essenziell für die Vorwärtsbewegung.
Wadenbein
Kleinerer Knochen seitlich am Schienbein
Hinterer Schienbeinmuskel
Stützt das Fußgewölbe.
Schollenmuskel
Bildet zusammen mit dem Zwillings-wadenmuskel die Wade. Liegt direkt hinter diesem. Plantarflexion des Sprunggelenks.
Sprungbein
Direkt über dem Fersenbein hinten im Fuß. Überträgt Kraft vom Fuß auf den Unterschenkel.
Hinteres unteres Sprunggelenk
Gelenk zwischen Sprung- und Fersenbein. Fußrotation bzw. Eversion und Inversion.
Vorderes und hinteres unteres Schienbein-Wadenbein-Band, vorderes und hinteres Außenband
Unterstützen das Sprunggelenk, absorbieren Stöße, verhindern riskante Bewegungen.
Fersenbein
Fußwurzelknochen
Stabilisieren und stützen das Fußge-wölbe beim Gehen.
Phalangen
Laufen, Gehen, Gleichgewicht
Mittleres Außenband
Unterstützt das Fuß-gewölbe und hält die Last des Körper-gewichts mit.
Plantarfaszie
Dickes Gewebe-band, das die Ferse mit den Zehen verbindet.
Mittelfußknochen
Wirkt beim Abstoßen im Gehen oder Laufen als Hebel.
Zehenstrecker
Heben die Zehen, ermöglichen Schritte.
Zehenbeuger
Stabilisieren die Zehen.

Mit steifem Sprunggelenk ist meistens eine eingeschränkte Dorsalflexion gemeint, das heißt, die Zehen lassen sich nicht mehr in Richtung Schienbein bewegen.

TESTE DICH

Stelle dich vor eine Wand, die Zehen etwa 10 cm entfernt. Versuche, ein Knie zu beugen, bis es die Wand berührt, ohne die Ferse zu heben. Wenn du es schaffst oder nur wenige Millimeter entfernt bist, hast du bestanden! Wenn nicht, solltest du an der Beweglichkeit deiner Sprunggelenke arbeiten. Zieht es in der Wade oder in der Achillessehne, ist wahrscheinlich das Weichgewebe verspannt, und Dehnen bringt Verbesserung. Spürst du einen Schmerz oder eine Blockade vorne im Sprunggelenk, liegt vermutlich eine anatomische Einschränkung vor, die du hinnehmen musst.

Wie oft machst du diese Bewegung bewusst? Wahrscheinlich nie! Schuhe verstärken die Einschränkung in der Regel noch – schau dir deine Schuhe einmal an: Selbst Sneaker haben oft einen erhöhten Absatzbereich, der den Fuß in die Plantarflexion bringt. Und da unser Körper so anpassungsfähig ist, verlernt er in diesem Fall mit der Zeit, den Fußrücken Richtung Schienbein zu beugen, und die Sprunggelenke werden steif. Die erste Korrektur macht ein wenig von allem: Sie verlängert die Wadenmuskeln, mobilisiert die großen Zehen und aktiviert die Fußgewölbe, um auf diese Weise die Beweglichkeit der Sprunggelenke zurückzugewinnen. Die zweite Korrektur ist auch ein optimales Aufwärmtraining für die Sprunggelenke, damit dir der volle Bewegungsumfang zur Verfügung steht.

STEIFE SPRUNGGELENKE

SPRUNGGELENKE KORREKTUR 1

Übe die Sequenz 2–3 x pro Woche für 3–4 Wochen, bis sich die Funktion verbessert.

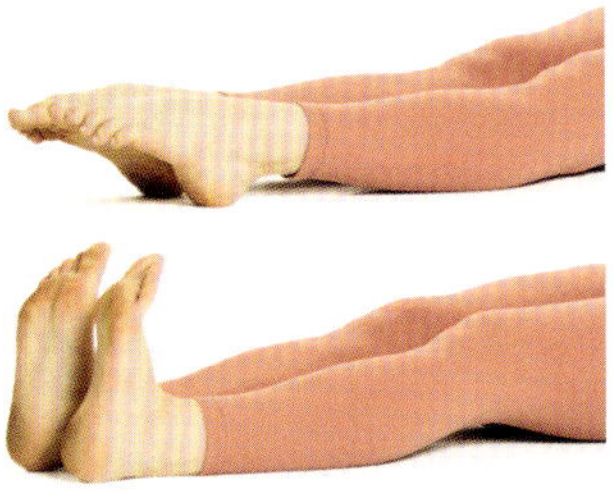

1. Plantarflexion und Dorsalflexion im Sitzen (10 x in jede Richtung) Sitze bequem und wechsle zwischen Plantar- und Dorsalflexion der Sprunggelenke. Bewege langsam und kontrolliert beide Füße.

2. Fersensitz mit aufgestellten Zehen (mindestens 10 Sekunden, wenn möglich, bis zu 1 Minute halten) Sitze auf den Fersen, Zehen aufgestellt. Wenn das im Knie schmerzt, lege ein gerolltes Handtuch in die Kniekehlen. Bleibe nur so lange in dieser Position, wie du es gut aushältst.

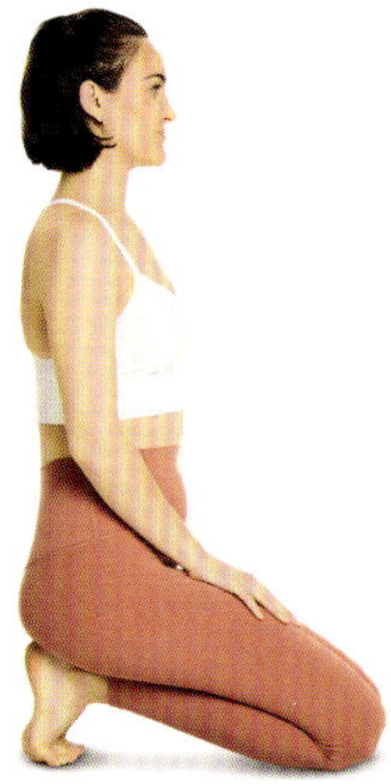

3. Zehen-Fersen-Gang rückwärts (10 Schritte je Seite) Gehe in einem großen Raum oder im Freien langsam rückwärts: Setze erst die Zehen, zum Schluss die Ferse auf. Gehe jeden Schritt langsam und achtsam und spüre den vollen Bewegungsumfang.

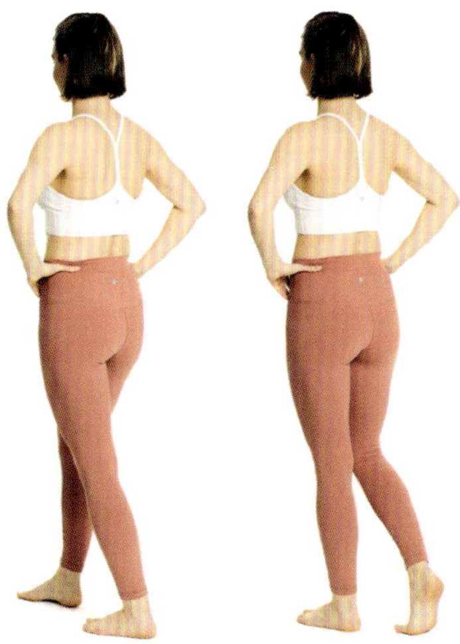

4. Knien im Ausfallschritt (je Seite 30 Sekunden halten) Setze einen Fuß im Ausfallschritt nach vorne, das Knie um 90 Grad gebeugt, das hintere Knie abgelegt. Die Hände können auf den Hüften, über dem Kopf oder in Gebetshaltung sein.

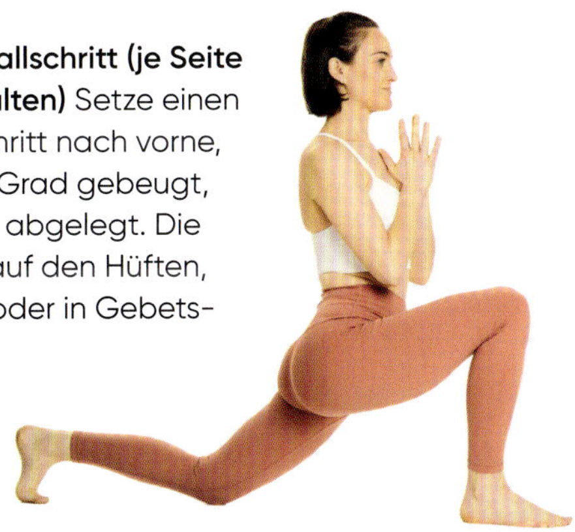

5. Knie über die Zehen beugen (je Seite 10 Sekunden halten) Schiebe Knie und Schienbein über die Zehen oder ein wenig weiter nach vorne, ohne die Ferse vom Boden zu lösen. Bring das vordere Knie leicht zur Seite über den kleinen Zeh, um zu verhindern, dass der Fuß nach innen knickt.

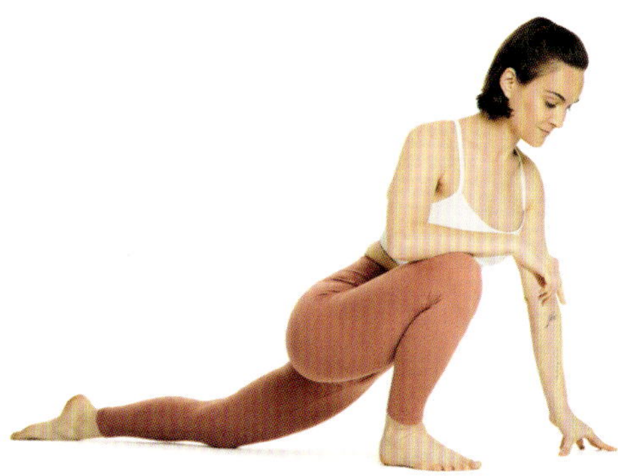

SPRUNGGELENKE KORREKTUR 2

Übe die Sequenz 2–3 x pro Woche für 3–4 Wochen, bis sich die Funktion verbessert.

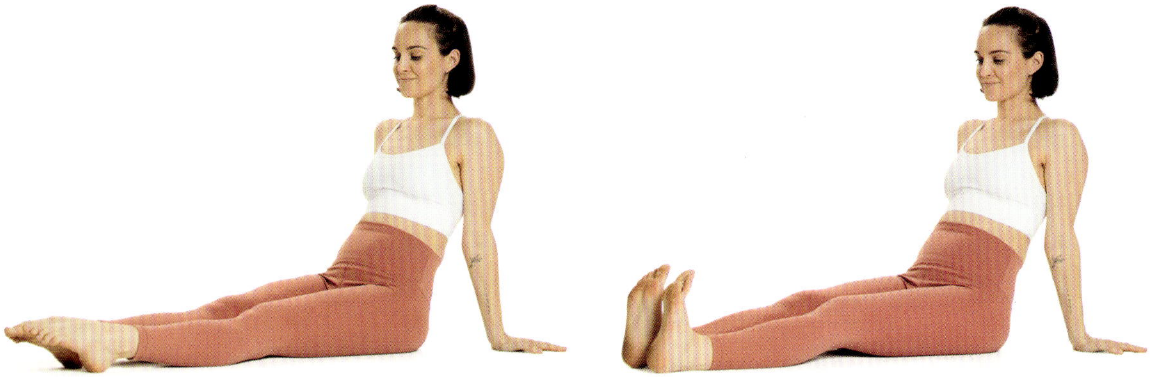

1. Plantarflexion und Dorsalflexion im Sitzen (10 x in jede Richtung) Sitze bequem und wechsle zwischen Plantar- und Dorsalflexion der Sprunggelenke. Bewege langsam und kontrolliert beide Füße.

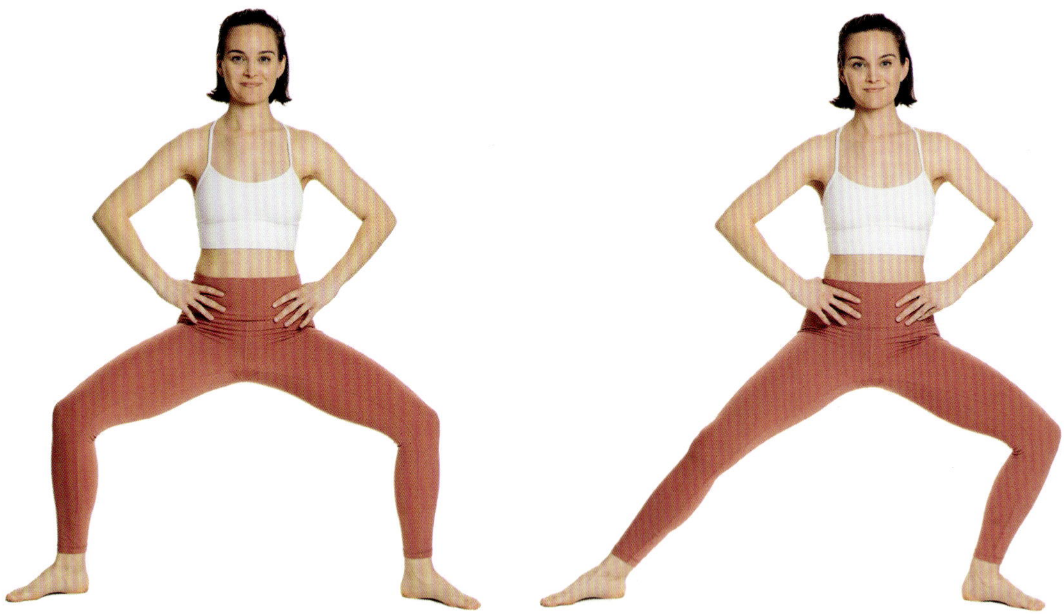

2. Göttinnen-Kniebeuge mit Gewichtsverlagerung (je Seite 10 x) Beuge die Knie um 90 Grad, Füße und Knie zeigen in die gleiche Richtung. Halte die Hüften gleich hoch und gleite mit dem Becken nach rechts und links, indem du das Gewicht zur Seite verlagerst.

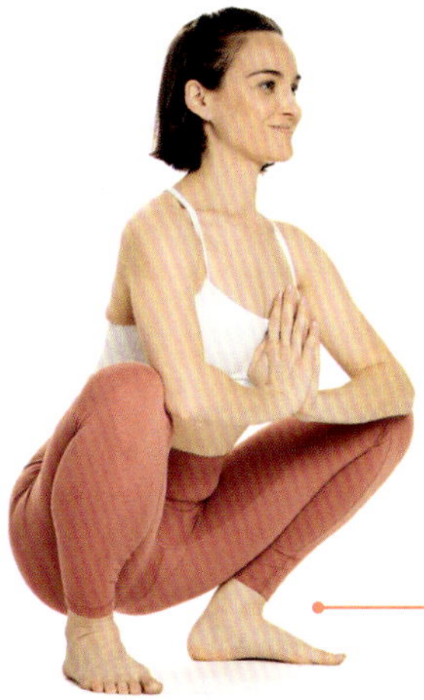

VARIANTE
Setze dich auf einen Block oder ein Polster, wenn du die Hüften nicht so tief senken kannst oder nach hinten kippst.

3. Tiefe Hocke (30–60 Sekunden halten) Stelle die Füße etwas mehr als hüftbreit auf und drehe die Beine leicht nach außen. Achte darauf, dass die Knie in der tiefen Hocke nicht über die Zehen ragen. Halte die Brust aufrecht und den Core leicht aktiv.

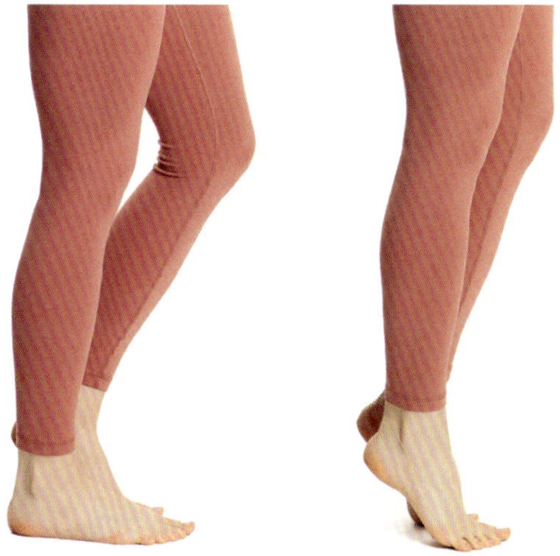

4. Eine Wade heben (je Seite 10 x) Verlagere das Gewicht auf ein Bein, hebe die Ferse, bis du auf den Zehen stehst, und senke den Fuß wieder. Stütze dich an einer Wand oder einem Stuhl ab, um das Gleichgewicht zu halten.

TIPP

Laufe zu Hause barfuß. Dadurch regeneriert sich die Funktion der Sprunggelenke und der Füße, und unangenehme Verspannungen können sich lösen oder sogar verschwinden.

Verspannte Wadenmuskeln können die gesamte kinetische Kette beeinträchtigen – Beschwerden in den Knien, Sprunggelenken oder Füßen rühren möglicherweise von dort her.

TIPP

Wenn deine Sprunggelenke in ihrer Beweglichkeit eingeschränkt sind, wirkt sich das auch auf die Waden aus. Vermutest du die Ursache dort, lohnt es sich, ihnen etwas Aufmerksamkeit zu widmen (siehe S. 170).

Steife Wadenmuskeln können durch Zerrungen oder Muskelrisse verursacht werden. Liegt jedoch keine derartige Verletzung vor, sind sie in den meisten Fällen auf Über- oder Unterbeanspruchung, schlecht sitzende oder hohe Schuhe zurückzuführen. Nicht nur High Heels, auch Schuhe mit weniger Absatz halten die Füße permanent in der Plantarflexion, was die Waden unnatürlich anspannt. Das Gute ist, dass eine derartige Verspannung selten medizinische Hilfe erfordert und du in der Regel zu Hause mit ein paar einfachen Übungen und regelmäßigem Üben Abhilfe schaffen kannst. Die folgende Korrektur besteht aus myofaszialer Entspannung und einer klassischen Dehnung. Du aktivierst die Wade leicht und hältst dann die Dehnung statisch im Herabschauenden Hund. So festigst du erzielte Fortschritte.

VERSPANNTE WADEN

WADEN KORREKTUR

Übe die Sequenz 3–4 x pro Woche für 2–3 Wochen oder bis du Besserung spürst. Danach kannst du sie nach Bedarf mehrmals pro Woche ausführen.

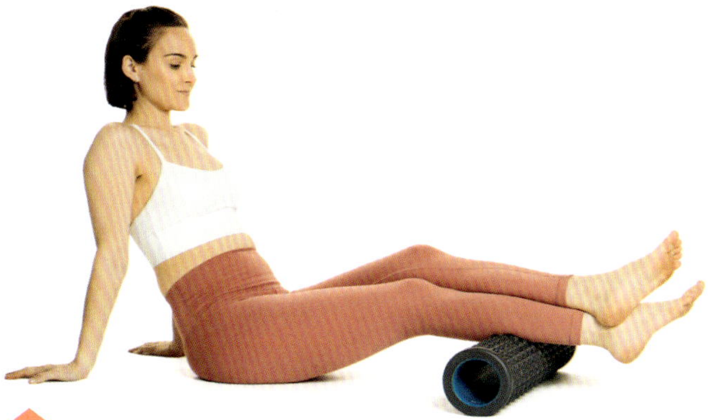

1. Myofasziale Entspannung (je Seite 1 Minute) Platziere Ball oder Schaumstoffrolle unter der Wade und rolle langsam vor und zurück, bis du eine empfindliche Stelle findest. Übe Druck aus, bis der Schmerz nachlässt. Rolle dann weiter.

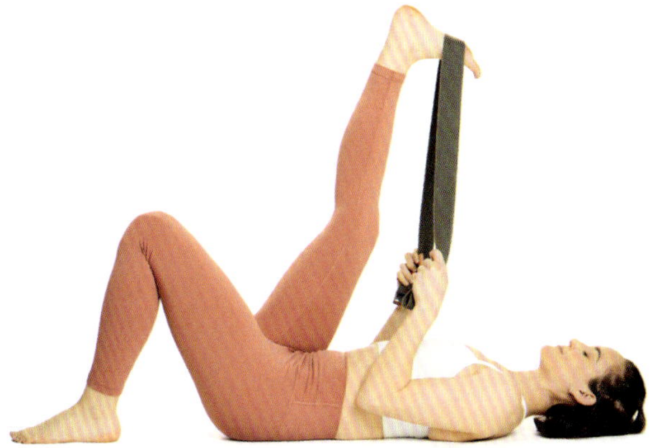

2. Wadendehnung in Rückenlage (je Seite 1 Minute halten) Ziehe ein Knie Richtung Brust und lege ein Handtuch oder ein Band nahe beim Ballen um den Fuß. Strecke das Knie langsam und beuge die Zehen Richtung Schienbein, bis du eine Dehnung in der Wade spürst.

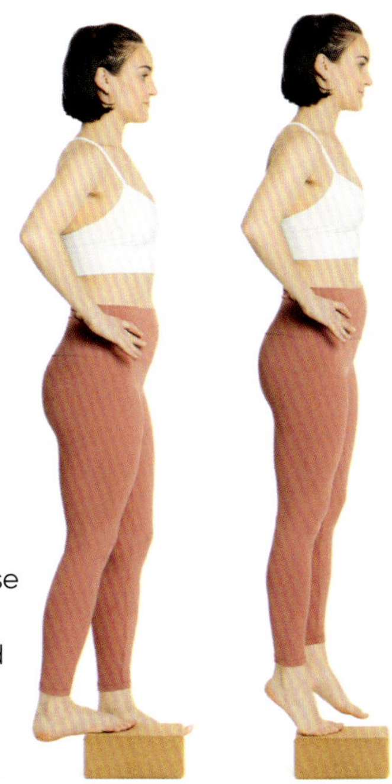

3. Ferse senken (je Seite 10 x) Stelle den Fuß mit dem Ballen auf die Kante einer Stufe, senke die Ferse kontrolliert durch Druck auf den Fußballen ab und drücke dich dann in den Zehenstand. Kehre in die Ausgangsposition zurück.

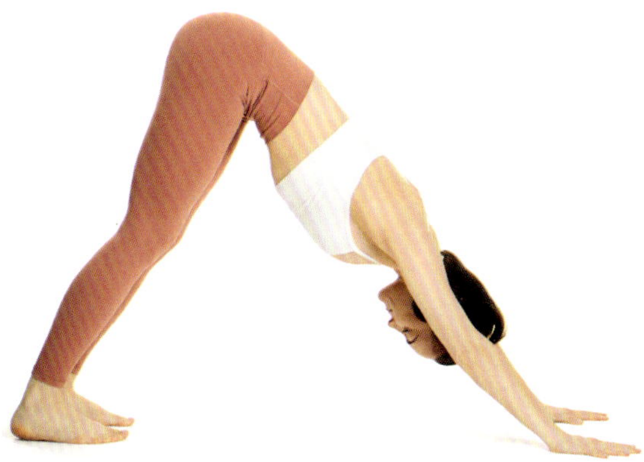

4. Herabschauender Hund (30 Sekunden halten) Stelle die Hände schulterbreit und die Füße hüftbreit auf. Beuge die Knie so weit wie nötig, um die Wirbelsäule neutral zu halten. Ziehe die unteren Rippen sanft ein, damit sie nicht vorstehen. Die Ohren sollten sich etwa auf Höhe der Ellbogen befinden.

Quetschen wir unsere Zehen regelmäßig in schlecht sitzende Schuhe mit zu wenig Zehenfreiheit, verändert sich unsere Fußform.

Denn auf diese Weise werden alle Strukturen, die das Fußgewölbe stützen, mit der Zeit »abgeschaltet«. Wenn die Bänder schwächer werden und ihre gesunde Spannung verlieren, sinkt das Fußgewölbe ein. Weitaus seltener sind Knochendeformationen die Ursache. Plattfüße erhöhen das Risiko für Hallux valgus, Arthritis und Knochensporne. Daher sollte man alles tun, um die gesunde Funktion und Kraft des Fußgewölbes wiederherzustellen. Die erste Korrektur aktiviert und kräftigt die Fußgewölbe, mobilisiert die Zehen und verlängert die Wadenmuskeln. Auch die zweite Korrektur verlängert die Wadenmuskeln, konzentriert sich aber vor allem auf eine Mobilisierung der großen Zehen, die sich häufig in Richtung Fußmitte schieben, wenn der Fuß abflacht.

WAHR ODER FALSCH?

Plattfüße sind grundsätzlich ein Problem.

FALSCH. Wissenschaftler haben die Füße von Menschen untersucht, die indigenen Völkern angehören und üblicherweise barfuß laufen, wobei sie den gesamten Fuß aufsetzen, um sensorische Informationen vom Boden aufzunehmen. Ihre Füße sind dennoch ausreichend stabil und flexibel für die Vorwärtsbewegung, und die Beweglichkeit der Sprunggelenke und Zehen ist intakt. Plattfüße sind also nicht immer ein Problem, verspannte oder schwache Fußgewölbe jedoch fast immer.

PLATTFÜSSE

PLATTFÜSSE KORREKTUR 1

Übe die Sequenz 4–6x pro Woche für 4–6 Wochen und dann 2–3x pro Woche zur Pflege des Fußgewölbes.

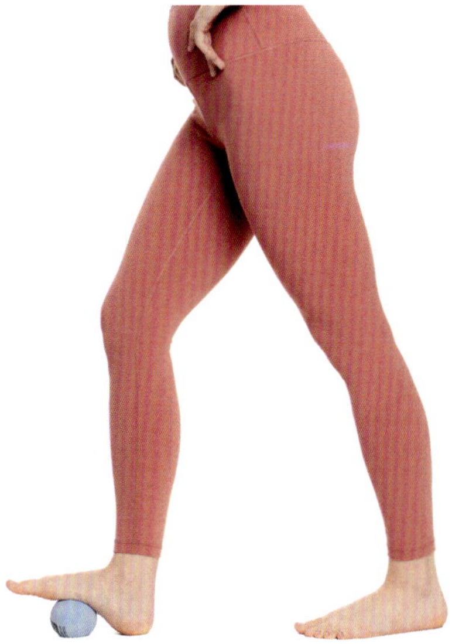

1. Fußsohlenmassage (je Seite 1-2 Minuten)
Setze einen Fuß auf einen Massage- oder Tennisball und rolle langsam um das Fußgewölbe herum. Finde eine empfindliche Stelle. Halte inne. Wenn der Schmerz nachlässt, suche den nächsten Punkt.

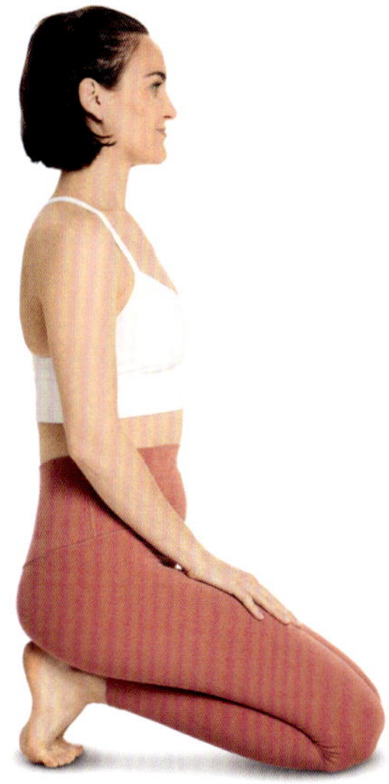

2. Fersensitz mit aufgestellten Zehen (mindestens 10 Sekunden, wenn möglich, bis zu 1 Minute halten)
Sitze auf den Fersen, Zehen aufgestellt. Wenn das im Knie schmerzt, lege ein gerolltes Handtuch in die Kniekehlen. Bleibe nur so lange in dieser Position, wie du es gut aushältst.

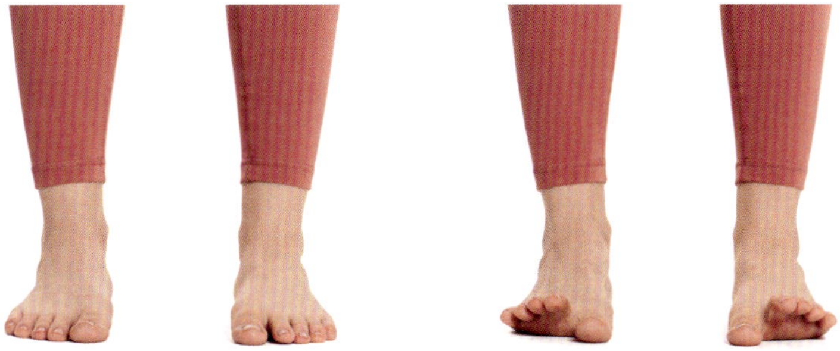

3. Zehenheben (10x) Stehe neutral, presse die großen Zehen in den Boden, um die Fußgewölbe zu aktivieren, und hebe die anderen Zehen. Kehre in die neutrale Stellung zurück.

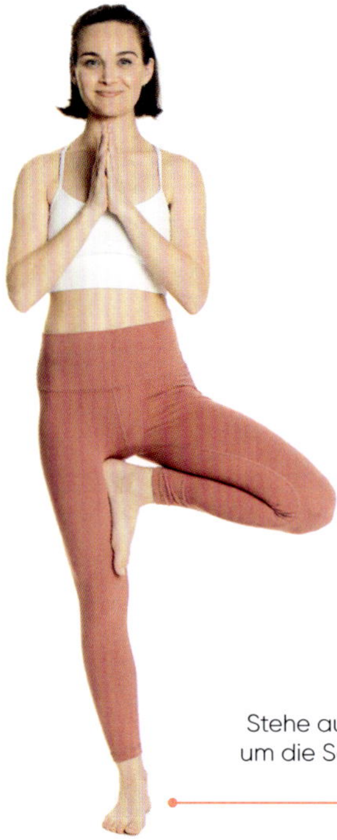

VARIANTE
Stehe auf einem Block, um die Schwierigkeit zu steigern.

4. Baumhaltung (30–60 Sekunden halten) Lege im einbeinigen Stand den Fuß des freien Beins innen an die Wade oder den Oberschenkel des Standbeins. Lege die Hände auf die Hüften oder halte sie in Gebetshaltung vor dem Herzzentrum.

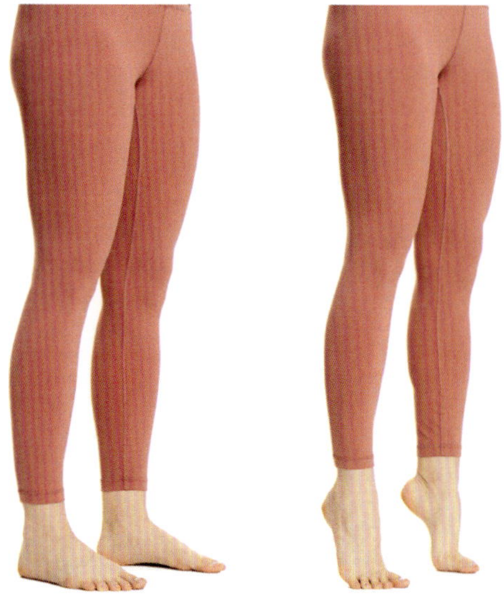

5. Wadenheben (10 x) Spreize im Stand die Zehen und presse die Ballen in den Boden, um die Fersen zu heben. Senke sie in einer kontrollierten Bewegung langsam ab. Lass sie möglichst nicht zu Boden fallen.

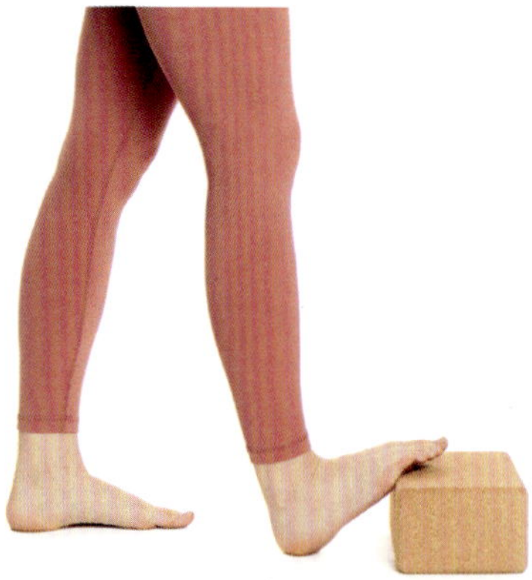

6. Wadendehnen (je Seite 30 Sekunden halten) Stelle eine Fußspitze erhöht auf, z. B. an einem Block, und lehne dich nach vorne, bis du eine Dehnung in der Wade spürst. Das Gewicht ruht gleichmäßig verteilt auf dem anderen Fuß. Lass ihn nicht nach innen knicken.

PLATTFÜSSE KORREKTUR 2

Übe die Sequenz täglich für 6 Wochen und dann 2–3 x pro Woche zur Gesunderhaltung der Füße.

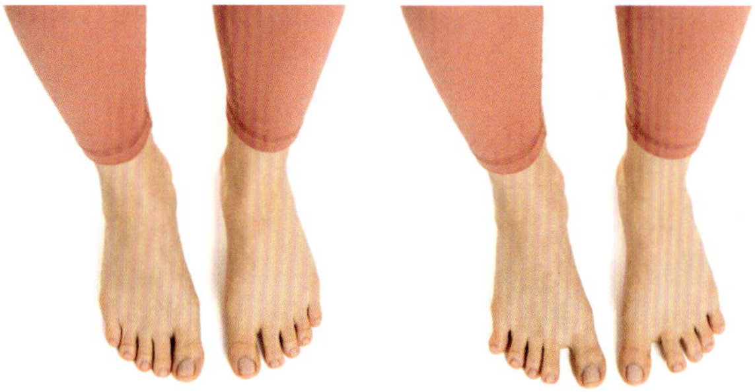

1. Zehen spreizen (10 x tippen) Versuche, im Stand mit dem großen und dem kleinen Zeh von der Mitte weg auf den Boden zu tippen, sodass sie sich in die entgegengesetzte Richtung bewegen. Du kannst beide Füße gleichzeitig trainieren.

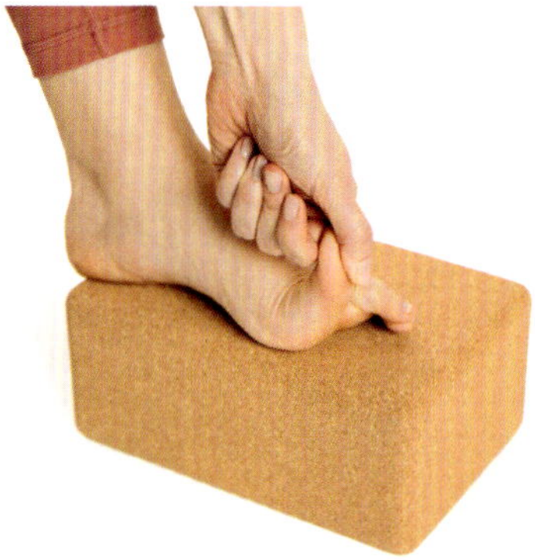

2. Großen Zeh beugen (je Seite 3x) Sitze bequem und ziehe den großen Zeh in Richtung Schienbein. Halte die Position 10 Sekunden, lass dann los, entspanne den Zeh für 10 Sekunden und ziehe ihn erneut 10 Sekunden an.

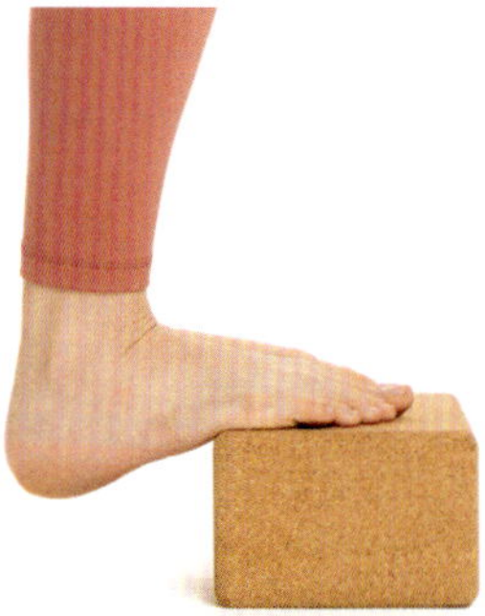

3. Ferse statisch senken (je Seite 30 Sekunden halten) Stelle den Fuß mit dem Ballen auf die Kante einer Stufe. Senke die Ferse ab, sodass sich das Sprunggelenk beugt, und kehre langsam und kontrolliert in die Ausgangsposition zurück. Du kannst beide Füße nacheinander trainieren oder auch gleichzeitig, wenn du das Gleichgewicht halten kannst.

Ein Hallux valgus ist eine knöcherne Auswölbung am Innenrand des Fußes in der Nähe des großen Zehs. Er kann leicht bis stark ausgeprägt sein und vernachlässigbare bis quälende Schmerzen verursachen.

SCHON GEWUSST?

Viele von uns tragen ständig Laufschuhe, auch ohne zu laufen. Der Grund dafür liegt auf der Hand: Sie sind gut gepolstert und bequem. Aber es gibt ein Problem: Die meisten haben einen leicht erhöhten Zehenbereich, was die Zehen um etwa 15 Grad beugt. Die Fußmuskeln gewöhnen sich an die Beugung und behalten diese bei, auch wenn wir keine Schuhe tragen.

Ein Hallux valgus bildet sich allmählich. Der große Zeh schiebt sich nach innen, und der Ballen wölbt sich vor, häufig ausgelöst durch das dauerhafte Tragen von Schuhen, die die Zehen einengen. Die meisten Podologen sind sich einig, dass ein Hallux valgus nur operativ zu beheben ist. Doch es gibt Möglichkeiten, die Beschwerden zu lindern, und eine wachsende Anzahl von Bewegungsspezialisten ist der Ansicht, dass sich ein Hallux valgus sogar korrigieren lässt. Die Korrektur dient in erster Linie der Schmerzlinderung, ist aber ergänzt um einige Maßnahmen aus der neuen Schule, derzufolge das Problem auch ohne Operation behandelt werden kann. Die Sequenz fördert die korrekte Ausrichtung des großen Zehs, aktiviert das Fußgewölbe und entlastet den Großzehenanzieher.

HALLUX VALGUS

HALLUX VALGUS KORREKTUR

Übe die Sequenz täglich für 4–6 Wochen und dann 2–3x pro Woche. Es beseitigt den Hallux valgus nicht, verringert aber die Beschwerden.

1. Großen Zeh dehnen (je Seite 15–30 Sekunden halten) Greife den großen Zeh und ziehe ihn sanft vom zweiten Zeh weg, sodass er seitlich über den Ballen hinausragt. Das streckt den Großzehenanzieher und richtet den Zeh korrekt aus.

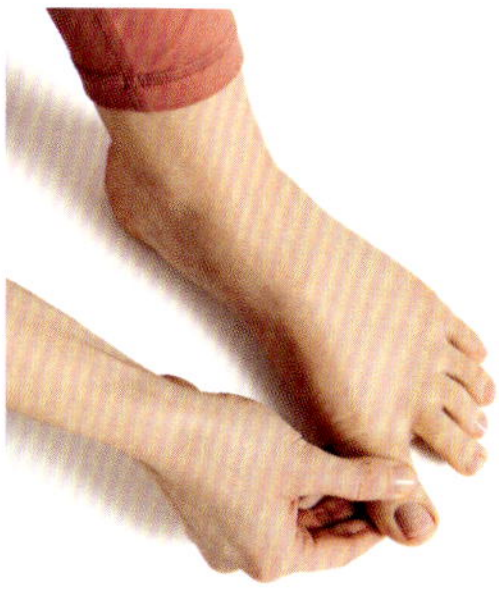

2. Massage des Großzehenanziehers (je Seite 1 Minute) Beginne am Punkt direkt unterhalb der Lücke zwischen großem und zweitem Zeh und gleite mit dem Daumen zur Fußmitte, bis du auf eine knöcherne Struktur triffst. Wenn du einen Triggerpunkt findest, halte dort mehrere Atemzüge lang inne. Gehe dann weiter zur nächsten empfindlichen Stelle.

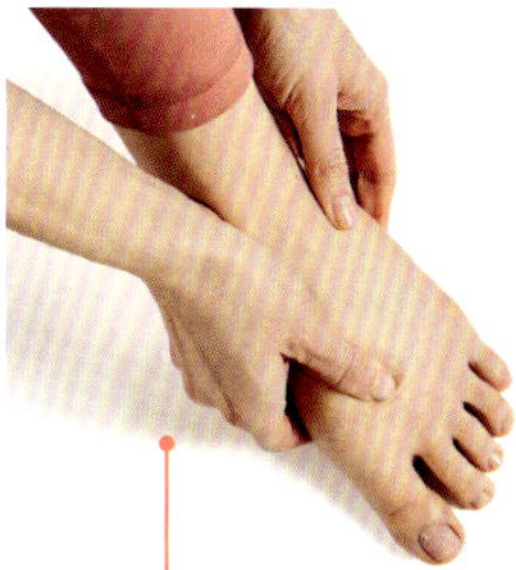

VARIANTE
Etwas Lotion oder Öl lässt den Daumen besser gleiten.

3. Großen Zeh ziehen (je Seite 30 Sekunden halten) Greife den großen Zeh und ziehe ihn gerade von der Fußmitte weg. Es soll nicht knacken – ziehe nur, bis du eine leichte bis mäßige Dehnung spürst, und halte.

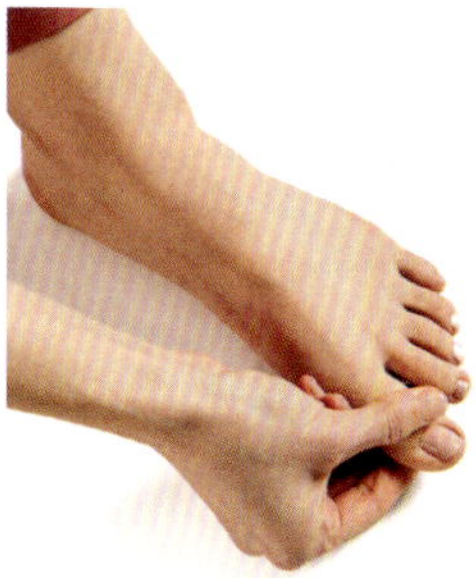

4. Die großen Zehen gerade ausrichten (1–2 Minuten halten) Wickle ein Gummiband um die großen Zehen und ziehe sie in die korrekte Ausrichtung. Halte die Füße flach auf dem Boden und die Sprunggelenke neutral.

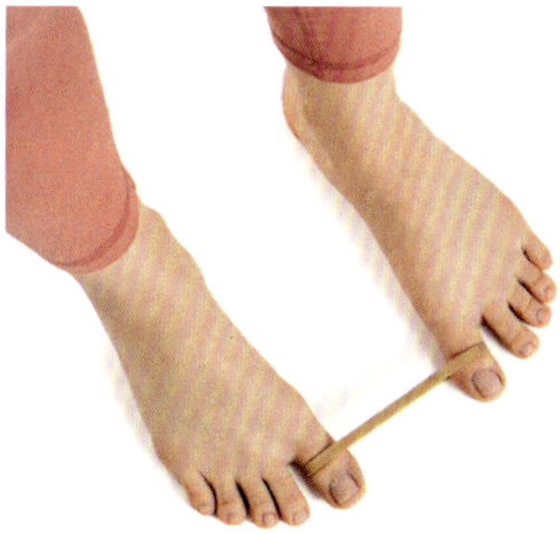

5. Großen Zeh nach unten ziehen (je Seite 30 Sekunden halten) Greife den großen Zeh und ziehe ihn sanft gleichzeitig nach unten und weg vom zweiten Zeh. Es soll nicht knacken – ziehe nur, bis du eine leichte bis mäßige Dehnung spürst, und halte.

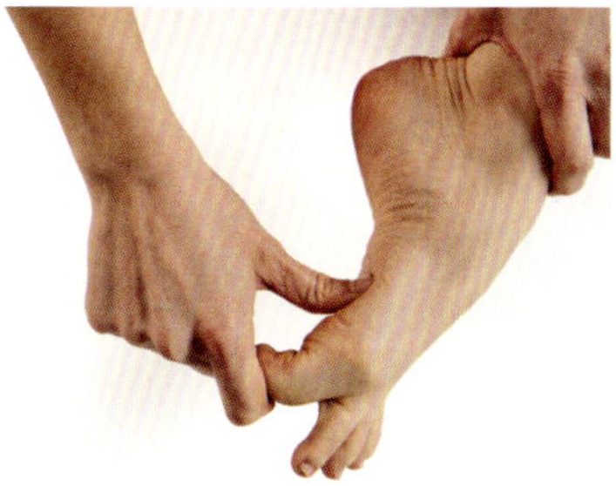

Früher hielt man eine Plantarfasziitis für eine entzündliche Erkrankung, aber neuere Forschungen zeigen, dass es sich um eine Degeneration der Kollagenfasern im Bindegewebe auf der Unterseite der Ferse handelt.

TATSACHE!

Wusstest du, dass die Füße unserer Spezies immer größer werden? Tatsächlich werden wir insgesamt größer und schwerer. Wenn die Füße nicht mitwachsen würden, könnten sie das zusätzliche Gewicht nicht tragen.

Dies kann äußerst schmerzhaft sein. In der Regel sind die Schmerzen morgens am schlimmsten – ein stechender Schmerz macht die ersten Schritte nach dem Aufstehen zur Herausforderung. Schwer Tragen und Gehen verschlimmert die Beschwerden, und Ausruhen lindert sie nicht. Aber wenn sowohl Ruhe als auch Bewegung die Schmerzen verschlimmern, was bleibt dann? Die Plantarfaszie ist nicht dafür ausgelegt, den Aufprall beim Schritt abzufangen, doch wenn die Mechanik des Sprunggelenks beeinträchtigt ist, wird sie zur Hauptstütze – was zu den beschriebenen Schmerzen führt. Das Problem lässt sich durch gezieltes Training anderer Bereiche beheben: Stelle sicher, dass deine Waden ausreichend flexibel sind, um die Sprunggelenke zu beugen, und dass deine Füße die für die Vorwärtsbewegung erforderliche Beweglichkeit haben. Die Korrektur löst Verspannungen in der Plantarfaszie und aktiviert die Gesäßmuskulatur für einen normalen Gang.

PLANTAR-FASZIITIS

PLANTARFASZIITIS KORREKTUR

Über die Sequenz
4x pro Woche für 4–6 Wochen.

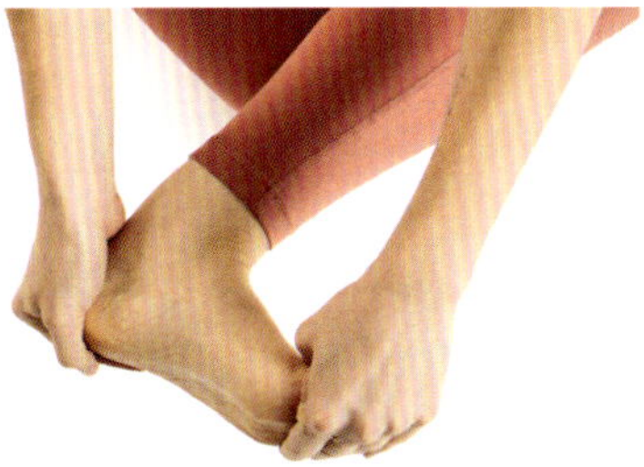

1. Plantarfaszie dehnen (je Seite 30 Sekunden halten) Greife im Sitzen eine Ferse und beuge den Fuß. Greife mit der anderen Hand den großen Zeh und bewege ihn nach oben in Richtung Schienbein.

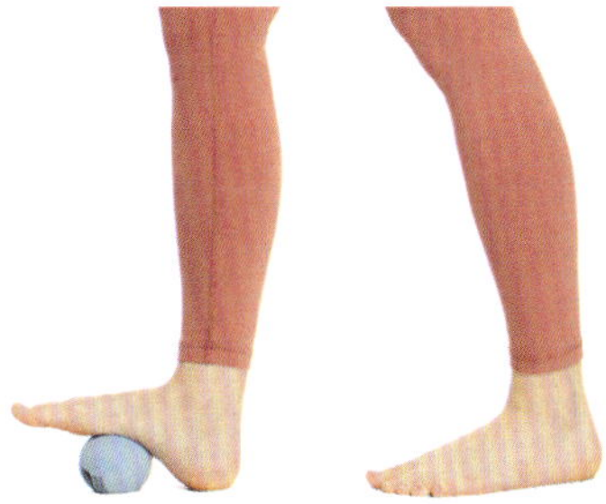

2. Fußsohlenmassage (je Seite 1-2 Minuten) Setze einen Fuß auf einen Massage- oder Tennisball und rolle langsam um das Fußgewölbe herum. Finde eine empfindliche Stelle. Halte inne. Wenn der Schmerz nachlässt, suche den nächsten Punkt.

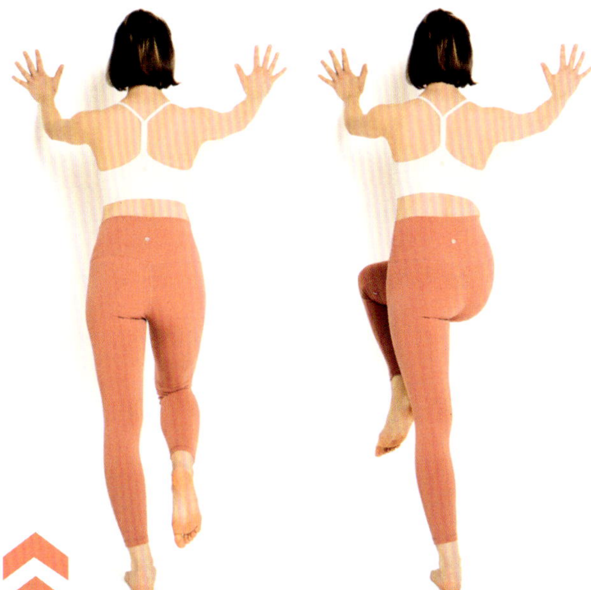

3. Diagonales Wadendehnen an der Wand (je Seite 30 Sekunden halten) Stehe im Ausfallschritt vor einer Wand, die hintere Ferse am Boden, die Wade gestreckt, die Hände an der Wand. Bringe das gebeugte Knie diagonal vor den Körper. Es sollte sich anfühlen, als würde sich das Fußgewölbe im stehenden Fuß leicht anheben.

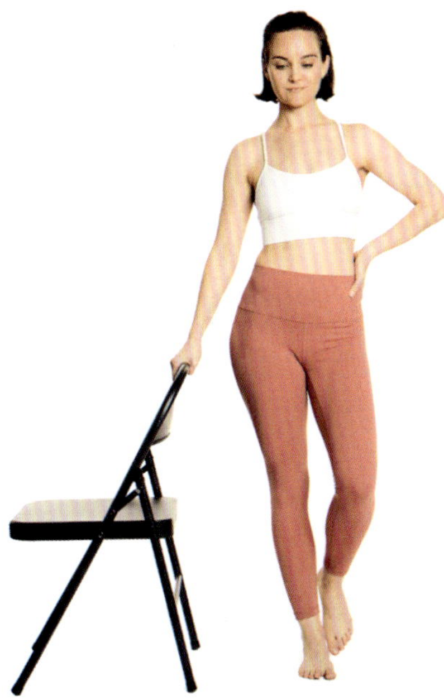

4. Seitliches Hüftheben (je Seite 20x) Stütze dich mit einer Hand auf eine Stuhllehne oder eine stabile Ablage und löse den gegenüberliegenden Fuß vom Boden. Hebe auf dieser Seite die Hüfte an, sodass sie heraussteht. Spanne dann auf dieser Seite die Gesäßmuskeln an und bring die Hüfte wieder zurück.

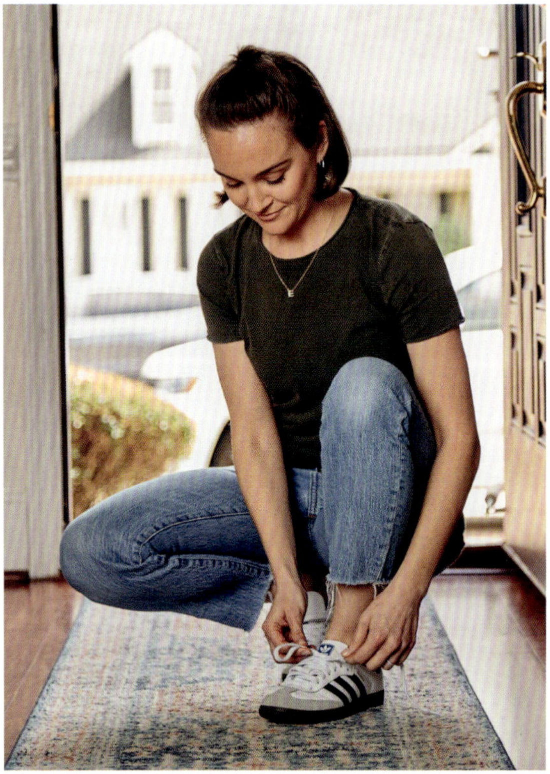

DEFORMIEREN DEINE SCHUHE DEINE FÜSSE?
Ist dir schon einmal aufgefallen, dass die meisten Schuhe deine Füße einengen? Halte deinen Fuß einmal von unten an eine Schuhsohle. Die Ferse sieht wahrscheinlich noch einigermaßen passend aus, dann wird der Schuh am Fußgewölbe schmaler, am Ballen wieder breiter (aber nicht breit genug) und verjüngt sich vorne stark. Das ist keine gesunde oder natürliche Form. Aber unsere Füße passen sich den Schuhen an. Das schwächt das Fußgewölbe, verspannt die Sprunggelenke und begünstigt einen Hallux valgus, um einige weit verbreitete Beschwerden zu nennen.

Korrektur: Trage zu Hause keine Schuhe, um deinen Zehen den Platz zu geben, den sie brauchen.

KENNST DU ANDERE SCHUHMODELLE?
Barfußschuhe haben in der Regel eine sehr flache, aber schützende Sohle und bieten den Zehen und dem Rest des Fußes genug Platz, um sich bewegen zu können. Zehenspreizer korrigieren zum Teil die Schäden, die schlechtes Schuhwerk verursachen kann. Am Anfang fühlen sie sich noch sehr unbequem an, aber mit der Zeit werden die Füße kräftiger, und es fühlt sich viel normaler an, als es in zu engen Schuhen jemals der Fall war.

FUNKTIONELLE GEWOHNHEITEN

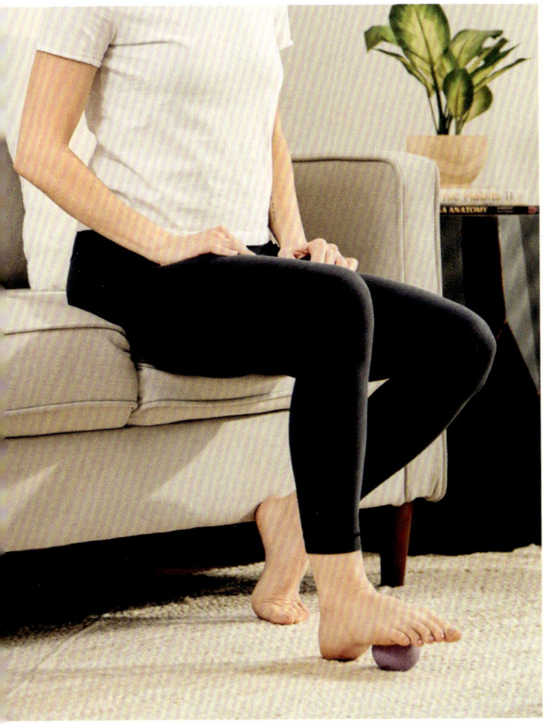

> Deine Füße sind buchstäblich dein Fundament – ignoriere sie nicht.

Korrektur: Nach Barfußgehen ist die nächstbeste Maßnahme die Anschaffung von Barfußschuhen, Zehenspreizern oder Zehensocken.

GÖNNE DIR TÄGLICH EINE MASSAGE

Verspannte oder eingeengte Füße gleichen wir oft unbemerkt aus. Sie beeinträchtigen den Gang, was zu steifen Sprunggelenken, Knieschmerzen und verspannten Hüften führt, vor allem, wenn du viel auf den Beinen bist. Verspannte oder müde Füße lassen sich mit einer Fußsohlenmassage in nur wenigen Minuten lockern (siehe S. 177). Deine Füße sind buchstäblich das Fundament deines Körpers – ignoriere sie nicht.

Korrektur: Eine Massage mit Ball ist sehr wohltuend für die Fußmuskeln und fördert bewegliche Sprunggelenke.

STRECKE DIE FÜSSE HOCH.

Setze dich vor eine Wand, schiebe die Hüften nah heran, lege dich hin und bringe die Beine in die halbe Kerze. Diese sehr einfache Yogapose ist ideal, um nach einem langen Tag auf den Beinen Entzündungen in den Füßen und den Sprunggelenken zu lindern. Sie reduziert das Schweregefühl und wirkt zudem hervorragend gegen Stress.

Korrektur: Bleibe in dieser Haltung so lange, wie du dich wohlfühlst – mindestens 1 Minute, 10 Minuten sind hervorragend.

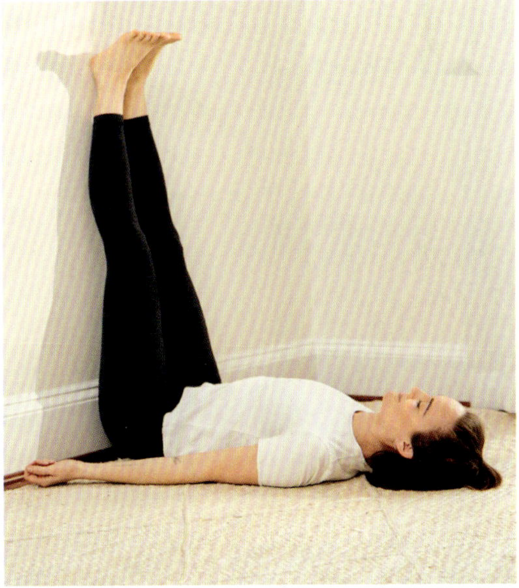

Dieses Buch hätte leicht hundert Seiten mehr haben können, wäre ich auf jede Beeinträchtigung eingegangen, die je in meinen Kursen angesprochen wurde. Im Folgenden werden noch einige Fragen beantwortet, die nicht behandelt wurden, aber Erwähnung verdienen.

SIND FORTGESCHRITTENE YOGAPOSEN BESSER ALS EINE EINFACHERE VARIANTE?
Nein. Eine Haltung oder Übung soll ein bestimmtes Körpergefühl erzeugen, und wenn das eintritt, ist das Ziel erreicht, egal mit welcher Variante. Manchmal ist vielleicht etwas mehr Intensität erforderlich, dann ist eine Modifizierung sinnvoll. Aber keine Variante (ob anspruchsvoll oder einfach) ist »besser« als eine andere. Wir passen die Haltungen an unseren Körper an, nicht umgekehrt.

WAS HILFT BEI EINER REKTUSDIASTASE?
Bei einer Rektusdiastase weichen der rechte und der linke Muskelstrang des geraden Bauchmuskels auseinander. Dies ist eine normale Anpassung an den wachsenden Bauch während der Schwangerschaft, wird aber problematisch, wenn die Muskeln nach der Geburt nicht in ihre normale Lage zurückkehren. Einige erste Maßnahmen sind: Zwerchfellatmung (siehe S. 97), um den queren Bauchmuskel sanft zu stärken, Druck im Bauchraum reduzieren (beim Stuhlgang, im Gehen, Laufen oder Ausfallschritt nicht pressen) und Gesäßmuskeln stärken (Krieger 3, halbe Brücke und Kreuzheben mit dem eigenen Körpergewicht sind ein Einstieg). Oft deutet eine Rektusdiastase darauf hin, dass andere Bereiche der kinetischen Kette beeinträchtigt sind. Wenn wir ganzheitlich an das Problem herangehen, lässt es sich schneller lösen.

WIE BEHANDELE UND VERHINDERE ICH DAS SCHIENBEINKANTEN-SYNDROM?
Der Fuß besteht aus drei Teilen: Vorfuß, Mittelfuß und Rückfuß. Der Mittelfuß soll den Aufprall beim Schritt absorbieren, aber bei Fersenläufern (die mit der Ferse auftreten) gelangt die Kraft durch den Rückfuß, der Stöße weniger gut absorbiert, direkt ins Schienbein, was zum Schienbeinkanten-Syndrom (und auch zur Plantarfasziitis) führt. Trage geeignete Schuhe und verbessere deinen Gang eventuell mit einer Ganganalyse und physiotherapeutischer oder orthopädischer Hilfe.

FRAGEN & ANTWORTEN

HILFT YOGA BEIM ABNEHMEN?

Die Frage kann ich nur mit »Ja« beantworten, wenn du anstrengende Yoga-Flows übst, die die Herzfrequenz steigern und schwerpunktmäßig größere Muskeln aktivieren, wie Ausfallschritte und Kriegerhaltungen. Und du müsstest 40–60 Minuten am Stück mehrmals pro Woche üben. Es ist möglich, dass Yoga dich beim Abnehmen unterstützt, aber wenn Abnehmen deine Priorität ist, lege ich dir Kraft- und Cardiotraining ans Herz.

WELCHE YOGAPOSEN SOLLTE ICH WÄHREND DER SCHWANGERSCHAFT VERMEIDEN?

Solange du dich gut fühlst und von ärztlicher Seite grünes Licht hast, kannst du im ersten Trimester alles tun, was du normalerweise machst. Wenn sich irgendetwas »komisch« anfühlt, folge deinem Instinkt und höre sofort auf. Im zweiten und dritten Trimester solltest du Drehungen und Rotationen, Liegestütze und Bauchpressen (eigentlich das gesamte traditionelle Coretraining), flaches Liegen auf dem Rücken oder dem Bauch, tiefe Rückbeugen, Umkehrhaltungen und Atemtechniken, bei denen der Atem angehalten wird, vermeiden. Core-Übungen, die den Körper während der Schwangerschaft unterstützen, sind Arm- und Beinstrecken im Vierfüßlerstand, Liegestütz mit aufgestellten Knien, Zwerchfellatmung, halbe Brücke, Katze/Kuh und Seitstütz. Achte bei Drehungen auf leichte, offene Bewegungen, bei denen der Bauch nicht zusammengedrückt wird. Gute und sichere Alternativen zu vollständigen Umkehrhaltungen sind der Herabschauende Hund und der Delfin. Wenn du dich nach hinten lehnst, stütze den Oberkörper mit einem Polster oder Kissen ab, damit der Kopf oberhalb des Herzens bleibt.

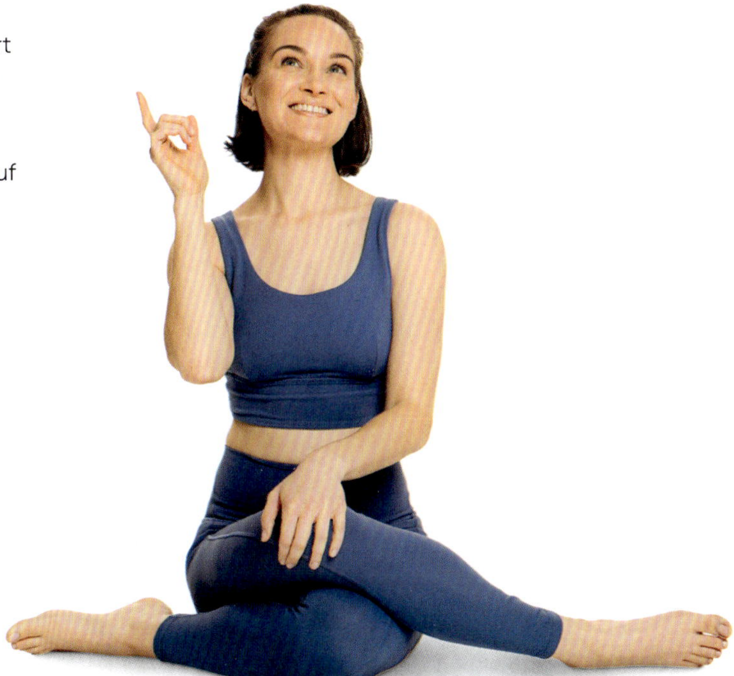

WARUM SPRICHST DU ÜBERHAUPT NICHT ÜBER DIE SPIRITUELLE SEITE DES YOGA?
Da Spiritualität etwas Persönliches ist, habe ich mich entschieden, meine Spiritualität nicht in den Unterricht einzubringen. Ich habe durch Yoga tatsächlich eine Veränderung erlebt, ich spürte, wie mich der körperliche Aspekt dieser Praxis stärkte. Das war der Teil, den ich mit anderen teilen wollte. Wenn dich die philosophischen und spirituellen Aspekte des Yoga interessieren, solltest du dich unbedingt damit beschäftigen!

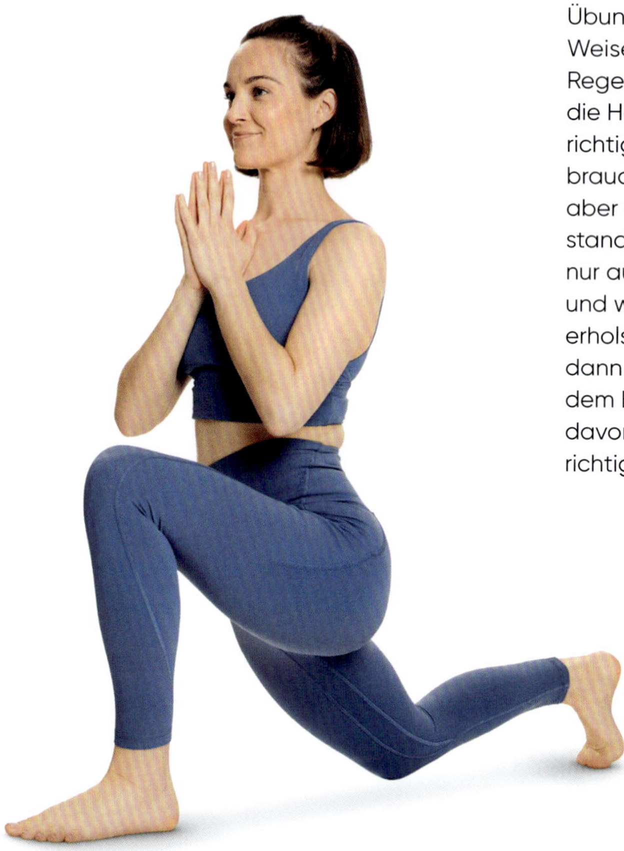

WIE VIEL YOGA IST OPTIMAL?
Das hängt von deinen Zielen ab. Wenn du dich in deinem Körper wohlfühlen möchtest und deine Gelenke beweglicher und stabiler werden sollen, musst du dem nicht dein ganzes Leben widmen. Am wichtigsten ist Regelmäßigkeit! Wenn du ein paar Minuten am Tag an mehreren Tagen in der Woche übst, werden sich garantiert Fortschritte einstellen.

IST YOGA ALLEIN AUSREICHEND?
Ich würde nie sagen, dass eine Art von Bewegung »ausreichend« ist. Unser Körper braucht Abwechslung, um optimal zu funktionieren. Die Übungen in diesem Buch dienen in gewisser Weise vor allem der Lockerung und der Regeneration. Sie sind nicht dazu gedacht, die Herzfrequenz zu erhöhen oder den Körper richtig herauszufordern – aber genau das brauchen wir! Yoga kann anstrengend sein, aber du brauchst auch ein gezieltes Widerstands- und Herz-Kreislauf-Training. Du bist nur auf das vorbereitet, wofür du trainierst, und wenn der Großteil deines Trainings aus erholsamem, entspannendem Yoga besteht, dann bist du, nun ja, darauf vorbereitet auf dem Boden zu liegen. Habe keine Angst davor, schwere Gewichte zu heben und dich richtig anzustrengen!

Danke an meinen Mann Thibaud. Mit dir ist jeder Aspekt meines Lebens besser. Ohne dich hätte dieses Buch nie die Klarheit bekommen, die es nun hat. Danke für deine Weisheit, deine Ermutigung, deinen Glauben an mich und dafür, dass du nie zulässt, dass ich mir selbst im Weg stehe.

Theo, mit allem, was ich tue, zwinkere ich dir zu. Deine Mutter zu sein, ist für mich die beste Arbeit aller Zeiten. Deine Mutter zu werden hat mir geholfen, Disziplin und Konzentration zu entwickeln, die nützlich waren, um auch andere Anteile in mir zu realisieren. Und Hugo, während des Fotoshootings für dieses Buch in der 9. Woche mit dir schwanger zu sein, war etwas ganz Besonderes. Dass du bei diesem großen Projekt dabei warst, fühlte sich an, als wären zwei Träume zugleich wahr geworden.

An meine besten Freundinnen: Ich habe aufgehört zu zählen, wie oft ihr mich angespornt und aufgemuntert habt, gefragt habt »Was brauchst du?« oder mir Essen gebracht habt. Danke, dass ihr euch meine ganzen Ausführungen über Körperteile angehört habt und ich euch über eure Beschwerden, Probleme und Fragen ausquetschen durfte.

Danke an das DK-Team, das mir geholfen hat, meine Vorstellungen zu realisieren, und an Stephanie, die meinen Texten den letzten Schliff gab: Danke, dass ihr mir geholfen habt, in diesem Medium besser zu kommunizieren.

Elyse und Marica, ich danke euch für euren Input, eure Ideen und dafür, dass ihr immer danach strebt, alles, was Bad Yogi tut, so gut wie möglich zu machen.

Jennifer Wilder, Michael Cloyd und Joseph Joeb, danke, dass ihr die ersten und einzigen Lehrenden wart, die gesehen haben, worin ich wirklich gut bin. Niemand hätte gedacht, dass es *das* sein würde, aber ich bin mir sicher, dass ich nicht hier stünde, wenn das Schicksal mich nicht in eure Kurse geführt hätte.

Zum Schluss möchte ich mich bei der großartigen Bad-Yogi-Community bedanken – ich könnte ein weiteres Buch schreiben, wie viel ihr mir bedeutet. Egal, ob ihr von Anfang an dabei wart oder neu seid, danke, dass ihr da seid. Ich bekomme oft E-Mails, in denen ihr mir für meine Kurse oder Programme dankt, aber glaubt mir, die Dankbarkeit ist gegenseitig; ich fühle mich geehrt, zu eurem Leben beizutragen.

DANK

REGISTER

DK UK dankt Julia Presern für ihre fotografische Unterstützung; Creative Camp, North Carolina für ihre Gastfreundschaft, Ateve Crozier, Pankaj Sharma und Jagtar Singh für ihre Repro-Arbeit, Clare Joyce für ihre Unterstützung bei den Illustrationen, Kathy Steer für das Korrekturlesen und Hilary Bird für das Register.

HINWEIS

Die Informationen und Ratschläge in diesem Buch sind von der Autorin und vom Verlag sorgfältig erwogen und geprüft, dennoch kann eine Garantie nicht übernommen werden. Eine Haftung der Autorin bzw. des Verlags und seiner Beauftragten für Personen-, Sach- und Vermögensschäden ist ausgeschlossen. Bei Fitnessübungen muss jeder Verantwortung für die eigene Sicherheit übernehmen. Falls Sie gesundheitliche Probleme haben, konsultieren Sie einen Arzt, bevor Sie die in diesem Buch vorgestellten Übungen ausführen. Die Ideen, Vorgehensweisen und Vorschläge in diesem Buch können keine ärztliche Beratung ersetzen. Weder die Autorin noch der Verlag sind verantwortlich oder haftbar für jeglichen wie auch immer gearteten Verlust oder Schaden, die mit einer Information oder Empfehlung in diesem Buch in Zusammenhang gebracht werden.

EIN HINWEIS ZU GESCHLECHTLICHEN IDENTITÄTEN

DK erkennt alle geschlechtlichen Identitäten an. Nach Möglichkeit wird im Buch eine geschlechtergerechte Sprache berücksichtigt, sofern dies inhaltlich sinnvoll ist bzw. den historischen Fakten entspricht; stellenweise musste aus Platzgründen oder Gründen der besseren Lesbarkeit jedoch das generische Maskulinum verwendet werden.

DK | Penguin Random House

DK London

Lektorat Katie Cowan, Zara Anvari, Jasmin Lennie, Stephanie Fletcher
Gestaltung und Bildredaktion Maxine Pedliham, Jordan Lambley, Nikki Ellis
Herstellung Tony Phipps, Luca Bazzoli
Illustrationen Kari Modén
Fotos David Cummings

Für die deutsche Ausgabe:
Projektbetreuung Doreen Wolff
Herstellungskoordination Claudia Rode
Herstellung Jenny Kolbe

Titel der englischen Originalausgabe:
Yoga fix. Functional movement for a pain-free body.

Übersetzung Anke Wellner-Kempf
Lektorat Julia Niehaus

ISBN 978-3-8310-5101-4
5902-341885-23638-01

Druck und Bindung C&C Offset Printing, China

FSC www.fsc.org MIX Papier | Fördert gute Waldnutzung FSC® C018179

www.dk-verlag.de